W0223659

10 Minuten Pilates

FÜR GESUNDHEIT & HARMONIE

Joyce Gavin & Walter McKone

Parragon

Bath · New York · Singapore · Hong Kong · Cologne · Delhi · Melbourne

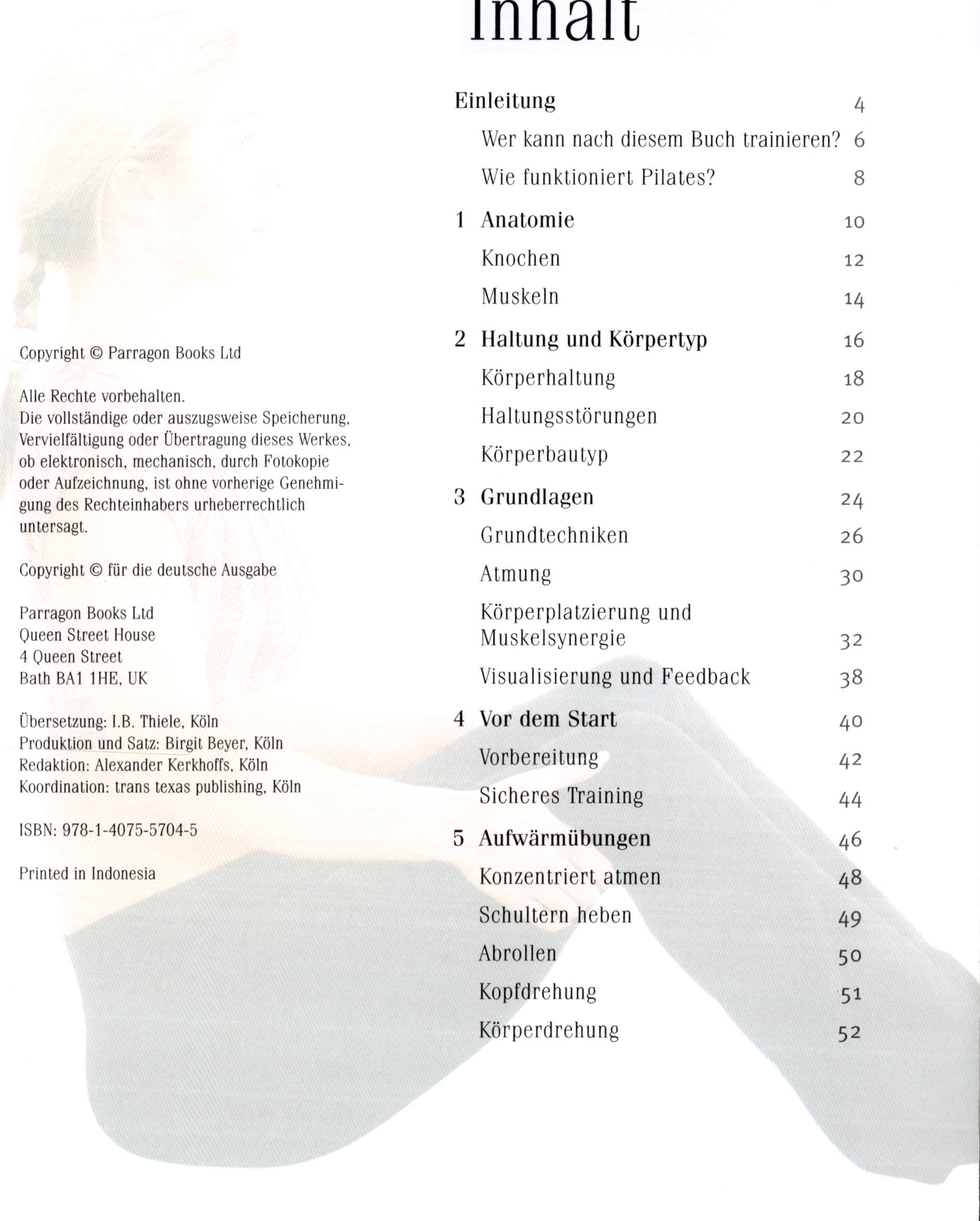

Inhalt

Parragon Books Ltd
Queen Street House
4 Queen Street
Bath BA1 1HE, UK

Übersetzung: I.B. Thiele, Köln
Produktion und Satz: Birgit Beyer, Köln
Redaktion: Alexander Kerkhoffs, Köln
Koordination: trans texas publishing, Köln

ISBN: 978-1-4075-5704-5

Printed in Indonesia

Einleitung

Die im frühen 20. Jahrhundert entwickelte Pilates-Methode erfreut sich heute zunehmender Beliebtheit, da sie ein sanfter, aber zugleich sehr effektiver Weg ist, unser natürliches Potenzial an Kraft, Elastizität und Ausdauer optimal zu entfalten. Sie kann auch Ihnen zu mehr Kraft und Beweglichkeit, zu einer besseren Haltung und allgemeinem Wohlbefinden verhelfen.

Die Pilates-Übungen, ob als einstündige oder zehnminütige Trainingseinheiten absolviert, kombinieren die Arbeit an wichtigen Muskelgruppen mit fließenden Bewegungen, einer kraftvollen, zentrierten Haltung, bewusster Atmung und geistiger Konzentration.

Entwickelt wurde das System von dem Deutschen Joseph H. Pilates. Pilates war als Kind kränklich, doch gelang es ihm, seine Gesundheit und Konstitution durch körperliches Training erheblich zu verbessern. 1912 wanderte Pilates nach England aus, wo er sich als Boxer regelrecht durchschlug. Nach Ausbruch des Ersten Weltkriegs wurde er als Immigrant auf der Isle of Wight interniert. Dort brachte er anderen Internierten bei, ihre körperliche Fitness zu steigern. Aus den Federn eines Krankenbetts baute er sein erstes Trainingsgerät, an dem auch bettlägerige Patienten trainieren konnten. Er stellte fest, dass Patienten mit Wirbelsäulenverletzungen sich durch das Training mit seinen Geräten schneller erholten. So begann seine lebenslange Beschäftigung mit dem Rehabilitationstraining.

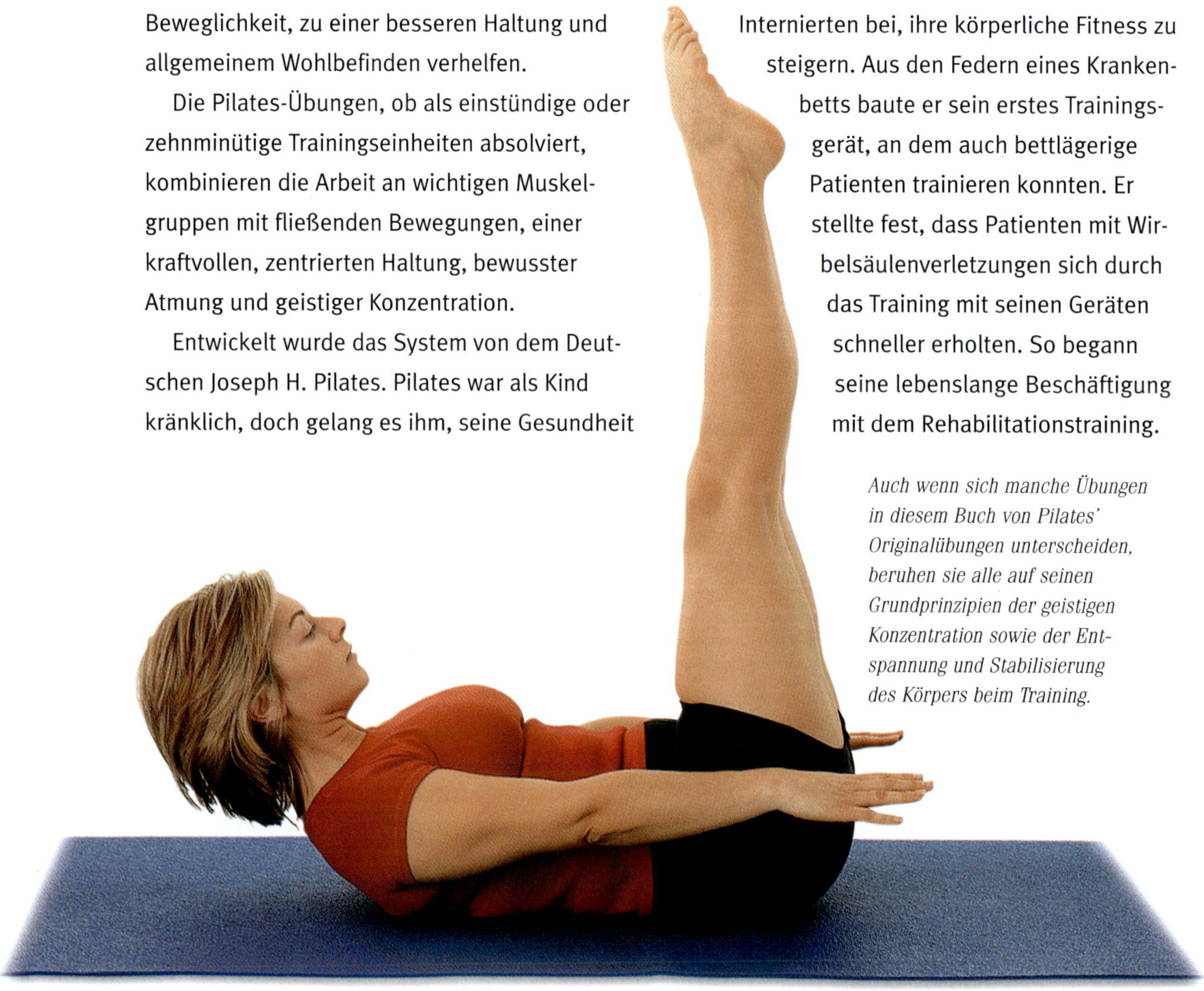

Auch wenn sich manche Übungen in diesem Buch von Pilates' Originalübungen unterscheiden, beruhen sie alle auf seinen Grundprinzipien der geistigen Konzentration sowie der Entspannung und Stabilisierung des Körpers beim Training.

Körper und Geist

Nach dem Krieg ging Pilates in die USA und eröffnete ein Fitness-Studio in New York. Sein Unterricht war besonders bei Tänzerinnen und Tänzern gefragt, die ebenso wie er größten Wert auf fließende Bewegungen und geistige Konzentration legten. Lebenslang entwickelte Pilates sein System weiter. Er studierte verschiedene Sportarten, Yoga und die Tierwelt, um sein Verständnis des Körpers zu vertiefen, und passte seine Übungen an die besonderen Bedürfnisse einzelner Schüler an. Seit seinem Tod haben seine Schüler das Übungsprogramm weiterentwickelt. Es gibt nicht das einzig verbindliche Verfahren, Pilates zu unterrichten, doch ist die bewusste Interaktion zwischen Körper und Geist stets ein Schlüsselelement der Pilates-Methode.

Pilates-Training

Durch regelmäßiges Pilates-Training von nur je zehn Minuten Dauer können Sie Ihre Kernstabilität und Kraft aufbauen, Ihre Körperbeherrschung verbessern und zu einer entspannten, aber kraftvollen Haltung gelangen.

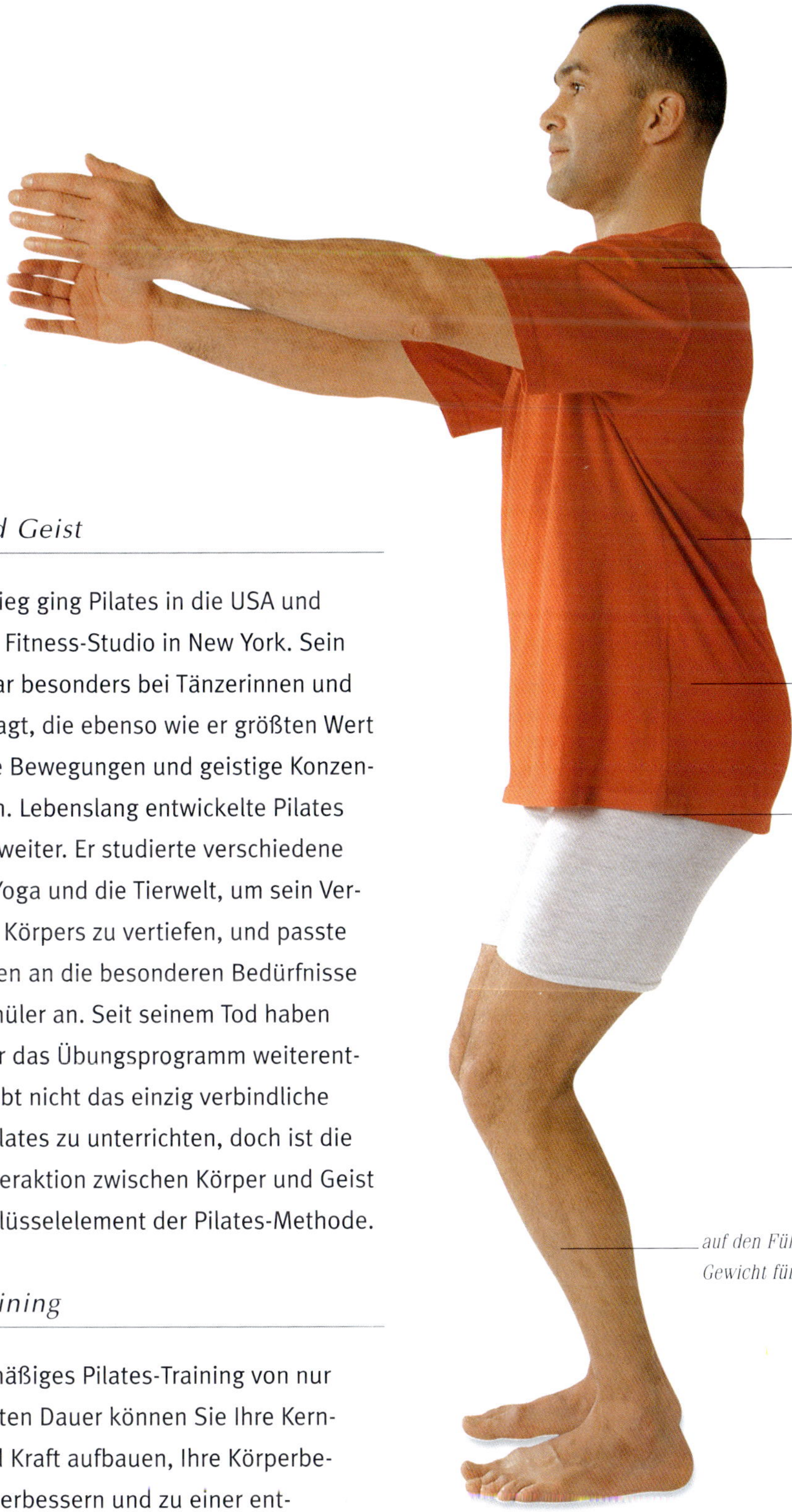

Wer kann nach diesem *Buch* trainieren?

Die hier beschriebene Pilates-Trainingsmethode ist für fast jeden geeignet, ganz gleich, ob Jung oder Alt. Da die Übungen sanft und die Trainingsabschnitte kurz sind, ist die Körperbelastung minimal, wodurch das Verletzungsrisiko bei und nach dem Training sehr gering ist. Die Pilates-Bewegungen regen durch ihre Tiefenwirkung Muskelentwicklung und Durchblutung an.

Weil Sie bei Pilates ohnehin langsam und im eigenen Rhythmus arbeiten sollen, kann fast jeder nach Pilates trainieren. Die meisten fangen mit einfachen Übungen an und steigern sich je nach Kondition und Können allmählich zu fortgeschrittenen Techniken. Selbst wenn Sie keine zehn Minuten Trainingszeit übrig haben, können Sie die Pilates-Methode in Ihre Alltagsaktivitäten und andere Trainingsformen integrieren.

Die Übungen in diesem Buch sind relativ einfach und dazu gedacht, verhältnismäßig gesunden Menschen einen Einstieg in Pilates zu bieten.

Richtig und regelmäßig durchgeführt, können diese Übungen Ihr körperliches und geistiges Wohl auf verschiedene Weise verbessern. So führen z. B. lange Schreibtätigkeit, Computerarbeit oder Autofahrten leicht zu Muskelermüdung, was der Haltung schadet. Die Übungen kräftigen Muskeln und Gewebe, um Ihnen mehr Unterstützung und Stabilität zu geben.

Die Arbeit mit diesem Buch

Wir empfehlen Ihnen, das Buch erst durchzulesen, bevor Sie die Übungen ausprobieren. So können Sie die Grundlagen von Pilates und wichtige Sicherheitsaspekte richtig verstehen und die Übungen korrekt ausführen.

Machen Sie immer nur wenige Übungen auf einmal, um sich die Pilates-Methode langsam und systematisch anzueignen. Wenn Sie zu viele Übungen auf einmal ausprobieren, lassen Konzentration und Wirkung nach. Ideal wären je zehn Minuten Trainig morgens und abends; wenn das nicht möglich ist, sollten Sie wenigstens zwei- oder dreimal pro Woche Pilates-Übungen machen.

Dieses Buch ersetzt nicht den Unterricht bei einem kompetenten Pilates-Trainer, der Ihnen hilft, die Grundprinzipien noch besser zu verstehen.

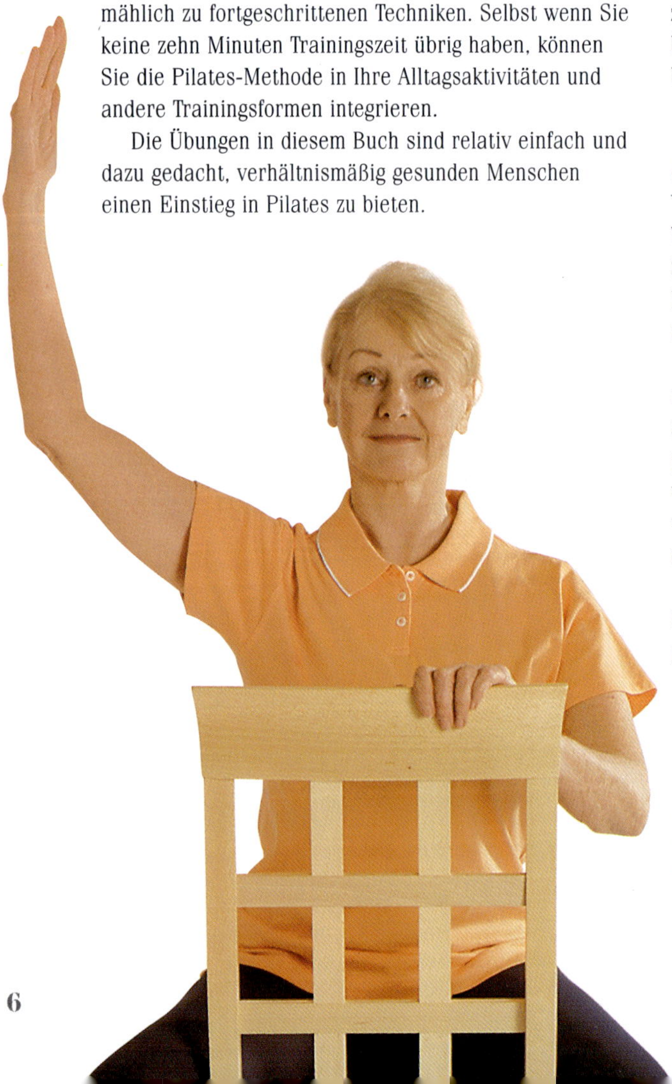

Sie können in jedem Alter mit Pilates anfangen. Die geistige Konzentration hilft Ihnen, Ihr Körperbefinden jederzeit bewusst wahrzunehmen und somit gefahrlos zu trainieren.

Positive Effekte durch täglich *10 Minuten Pilates*

Bessere Beweglichkeit Pilates hilft Ihnen, geschmeidiger zu werden, was wiederum Ihre Beweglichkeit und die Abfederung Ihres Körpers verbessert. Mit der Zeit werden Ihre Bewegungsabläufe fließender: Sie bewegen sich müheloser und anmutiger.

Mehr Kraft Ihre Kraft nimmt in dem Maße zu, in dem sich die Straffheit Ihrer Muskeln und Beweglichkeit Ihrer Gelenke verbessert, denn Sie lernen, sich richtig zu bewegen und Ihren Körper effektiver und effizienter einzusetzen.

Gesteigerter Muskeltonus Die Pilates-Dehnübungen verbessern den Muskeltonus (die Grundspannung), ohne übermäßigen Muskelzuwachs anzuregen. Ein guter Tonus garantiert Ihrem Körper jederzeit strukturelle Unterstützung – auch in Ruhe.

Verbesserte Durchblutung Die Koordination langsamer Bewegungen mit der Atmung verbessert die Durchblutung einzelner Körperzonen. Einige Übungen sind speziell darauf ausgerichtet, die Durchblutung bestimmter Körperbereiche zu verbessern. Dies kommt dem gesunden Befinden insgesamt zugute.

Tiefere, effizientere Atmung Ein zentrales Element von Pilates ist die Verbesserung Ihrer Atemtechnik. Das steigert die Sauerstoffzufuhr und hilft, Kohlendioxid-Ansammlungen aus Ihren Muskeln auszuschwemmen.

Bessere Sauerstoffversorgung des Bluts Durch die verbesserte Atmung wird der Sauerstoff vom Blut effizienter in alle Körpersysteme transportiert. Dadurch können die Muskeln effektiver arbeiten, was der Ausdauer wie auch der dauerhaften Gesunderhaltung der Muskulatur zugute kommt.

Stressabbau Der Stressabbau gehört zu den Hauptwirkungen von Pilates. Muskelverspannungen verstärken den Stress, während Dehnung mit Tiefenatmung die Entspannung fördert.

Bessere Verdauung Magen und Därme sind Muskeln. Pilates hilft, diese Muskeln zu kräftigen und zu entspannen, um ihre optimale Funktion zu gewährleisten. Dadurch werden wiederum die Verdauungsprozesse verbessert. Da Pilates Stress abbaut, wirkt es auch positiv gegen erhöhte Magensäureproduktion und senkt so das Risiko von Magengeschwüren und sonstigen Magenbeschwerden.

Schönere Haut Durch die effizientere Durchblutung kann der Körper Abfallprodukte besser abtransportieren und ausscheiden. So kann das Pilates-Training auch Hautunreinheiten vorbeugen.

Schlankere Taille, flacherer Bauch, strafferer Po und Oberschenkel Die stetigen, kontrollierten Pilates-Bewegungen trainieren die Muskeln langsam und gründlich und verbessern so den Muskeltonus. Effizienter arbeitende Muskeln verbrennen das Körperfett schneller, insbesondere im Bereich von Taille und Hüften.

Stärkung des Immunsystems Ein kräftiger, entspannter Körper fördert die Leistungsfähigkeit des Immunsystems, da die Zirkulation der Lymphe (Flüssigkeit, die weiße Blutkörperchen enthält) durch Muskeltätigkeit angeregt wird. Auch die verbesserte Durchblutung trägt zu diesem Effekt bei.

Wie funktioniert *Pilates?*

Die Pilates-Methode ist dafür bekannt, dass sie erfolgreich helfen kann, den menschlichen Körper zu modellieren und in seine optimale Form zu bringen. Dies erreicht sie, indem sie als besonders effiziente Form des Körpertrainings auf verschiedene Körpersysteme einwirkt, u. a. auf das Nervensystem, die Muskulatur, die Faszien (Muskelhaut) und das Knochengerüst.

Die vier Hauptbereiche des Körpers, auf die Pilates aktiv einwirkt, sind:

- das Nervensystem
- die Muskulatur
- die Faszien (Muskelhaut)
- das Knochengerüst

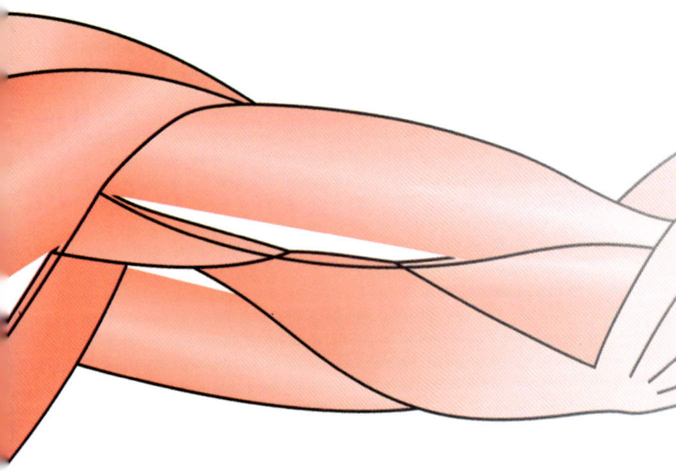

Pilates hilft Ihnen, Ihre Muskulatur auf einen effektiven Bewegungsablauf zu trainieren. Wenn Ihre Muskeln dauernde Anspannung oder Schlaffheit gewöhnt sind, kann dies einige Zeit dauern. Doch je öfter Sie Ihre Muskeln in den optimalen Entspannungszustand bringen, desto wohler fühlen sie sich.

Das Nervensystem

Das Nervensystem ist von zentraler Bedeutung für die Steuerung und Koordination unserer Bewegungen. Es gliedert sich in das Zentralnervensystem, das aus Gehirn und Rückenmark besteht, und das periphere Nervensystem, das den ganzen Körper durchzieht. Die peripheren Nerven leiten Signale des Zentralnervensystems an den Körper weiter und übermitteln Signale und „Rückmeldungen“ (Feedback) der äußeren Körperbereiche an das zentrale System. Pilates verhilft Ihnen zu einer besseren Wahrnehmung des Nervensystems und zu einem gesteigerten Bewusstsein dafür, in welchem Zustand sich Ihre Gliedmaßen, Muskeln und Organe befinden. Das hilft, die Balance zwischen Anspannung und Entspannung zu finden – ein Grundpfeiler des Pilates-Trainings.

Die Muskulatur

Den meisten Menschen ist nicht klar, dass die richtige und effektive Muskelkontraktion von einem Zustand der Entspannung ausgeht. Indem Sie diesen vor der Bewegung herstellen, gewinnen Sie mehr Kraft und Kontrolle. Zugleich vermindern sich die Belastung der Gelenke und das Verletzungsrisiko. Eine entspanntere und kräftigere Muskulatur stabilisiert Sie, sorgt für effizientere Fettverbrennung und damit für einen straffen Körper, flachen Bauch und strammen Po.
Die Muskelkontraktion geht von drei Zuständen aus:

- von optimaler Entspannung
- von Verspannung
- von Überdehnung

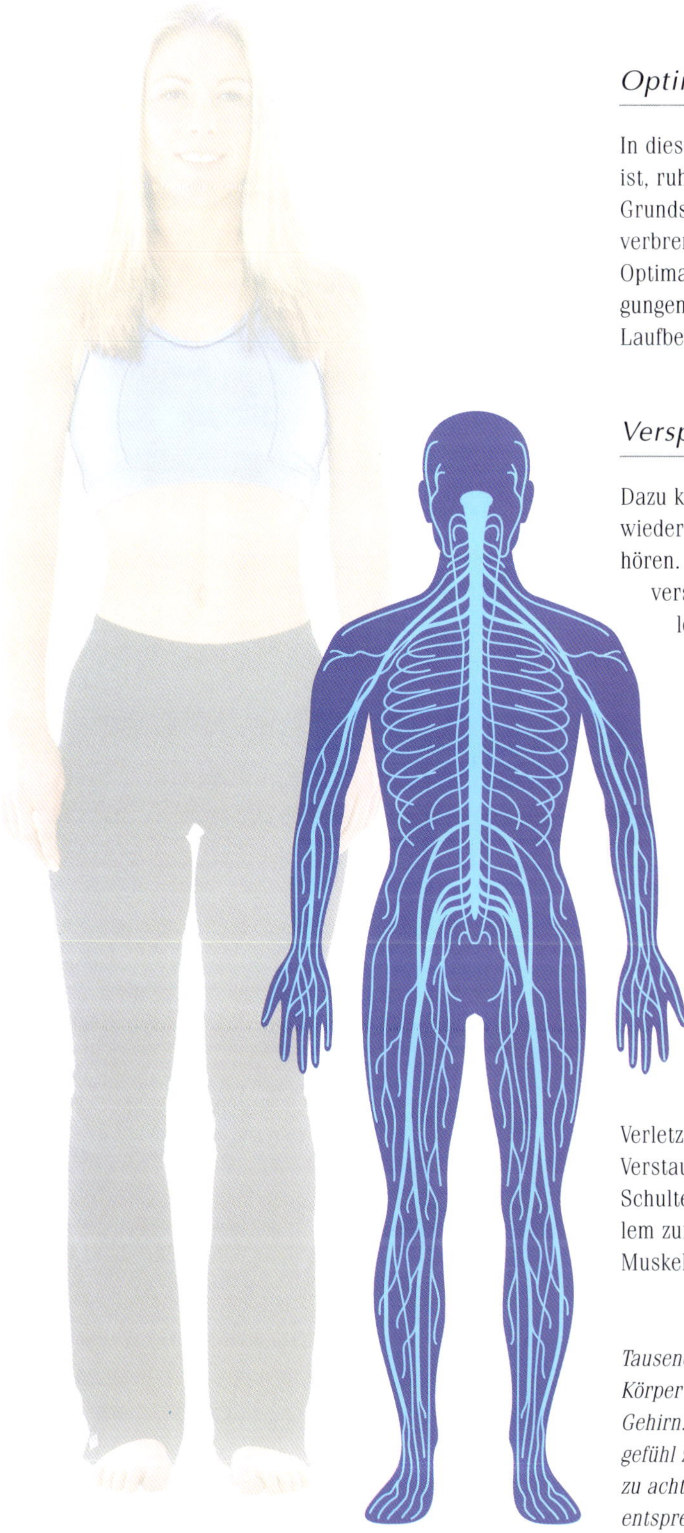

Optimale Entspannung

In diesem Zustand, den zu erreichen das Ziel von Pilates ist, ruhen Muskeln und Sehnen in einer angenehmen Grundspannung. Um Fett abzubauen, muss Ihr Fett verbrennendes Gewebe (Muskulatur) effizient arbeiten. Optimale Entspannung sorgt auch für effiziente Bewegungen. Dies kann man bei Tieren beobachten, deren Laufbewegung entspannt und fließend ist.

Verspannung

Dazu kommt es, wenn sich Muskeln und Sehnen nicht wieder entspannen, sobald Sie mit einer Bewegung aufhören. So haben z. B. viele Menschen permanent verspannte Schultern, die sich nicht mehr richtig lockern lassen. Ein verspannter Muskel zieht das Gelenk in Richtung der Kontraktion. So gehen Sie bei einer Bewegung nicht vom Neutralzustand aus, wodurch Sie an Kraft verlieren. Wenn man sich ständig aus einer Verspannung heraus bewegt, kann das den Gelenkverschleiß deutlich erhöhen. Bei verspannter Rückenmuskulatur steigt das Verletzungsrisiko und Ihre Kernstabilität ist gestört.

Überdehnung

Überdehnte Muskeln rund um ein Gelenk führen zu Instabilität. Bei schwachem Muskeltonus sind die Reflexe verlangsamt; das Verletzungsrisiko nimmt zu. Wiederholte Zerrungen und Verstauchungen, vor allem im Rücken, in Knien und Schultern, sind nicht selten auf ein solches Grundproblem zurückzuführen. Außerdem eignen sich überdehnte Muskeln nicht zur effektiven Fettverbrennung.

Tausende von Nerven durchziehen den ganzen Körper und transportieren Signale zum und vom Gehirn. Pilates hilft Ihnen, ein besseres Körpergefühl zu entwickeln, d. h. besser auf diese Signale zu achten und Ihre Haltung und Ihre Bewegungen entsprechend anzupassen.

1 Anatomie

Durch ein regelmäßiges Pilates-Trainingsprogramm werden Sie sich mehr und mehr der einzelnen Elemente Ihres Körpers und ihrer Zusammenarbeit bewusst. Jemanden, der schon länger nach Pilates trainiert, werden Sie immer an seiner tadellosen Haltung erkennen! Das Geheimnis liegt in einem optimal ausgerichteten Knochengerüst, bei dem sich Wirbelsäule, Schultern und Becken in ihrer natürlichen „Neutralposition“ befinden – von kräftigen, aber geschmeidigen Muskeln gestützt. Wenn Sie die Häufigkeit Ihrer 10-Minuten-Sitzungen erhöhen und Ihre Technik mit der Zeit verbessern, werden Sie diese optimale Haltung bald automatisch einnehmen. Es wird nicht lange dauern, bis Ihre neu gewonnene Disziplin sich auch im Alltag bemerkbar macht und Sie sich mit größerer Anmut als zuvor bewegen werden.

Anatomie: *Knochen*

Eines der Hauptziele von Pilates ist es, die natürliche Ausrichtung des Knochengerüsts wiederherzustellen: Die wichtigsten Elemente sind dabei Wirbelsäule, Schultergürtel und Becken. Pilates mobilisiert außerdem die Gelenke und kann helfen, die Knochendichte zu erhöhen, wodurch sich das Osteoporose-Risiko und die damit verbundene Anfälligkeit für Knochenbrüche vermindern.

Die Wirbelsäule

Die Wirbelsäule besteht aus 34 einzelnen Knochen, den Wirbeln. Diese bilden eine schützende Säule um das empfindliche Rückenmark – das zentrale Element des Nervensystems, das Signale vom Gehirn an alle Teile des Körpers und umgekehrt übermittelt. Außerdem verbindet und stützt die Wirbelsäule das übrige Skelett.

Von hinten gesehen scheint die Wirbelsäule durchgehend gerade zu verlaufen, doch von der Seite sieht man, dass sie vier natürliche Krümmungen hat, die die Bewegungen des Körpers abfedern. Bei manchen Pilates-Übungen müssen Sie darauf achten, dass Ihre Wirbelsäule in „Neutralposition" ist. Das bedeutet, dass Sie sie in ihren natürlichen Krümmungen ruhen lassen. Im Stehen sollten Sie die Wirbelsäule nicht unnatürlich durchdrücken, aber auch nicht so zusammensacken, dass sich die Krümmungen verstärken. Im Liegen sollten Sie Ihren Rücken nicht gegen den Boden drücken, aber auch nicht so wölben, dass die Lendenwirbel den Bodenkontakt verlieren. Entspannen Sie sich, und lassen Sie Ihre Wirbelsäule in ihre natürliche „Neutralposition" hineinfinden.

Außerdem werden Sie oft aufgefordert, den Rücken Wirbel für Wirbel ab- oder aufzurollen. Die Wirbel sind durch Bänder verbunden; die Bandscheiben zwischen ihnen verhindern ein Aufeinanderscheuern. Dieser kleingliedrige, geschützte Aufbau ermöglicht Ihnen ein kontrolliertes, fließendes Beugen und Strecken.

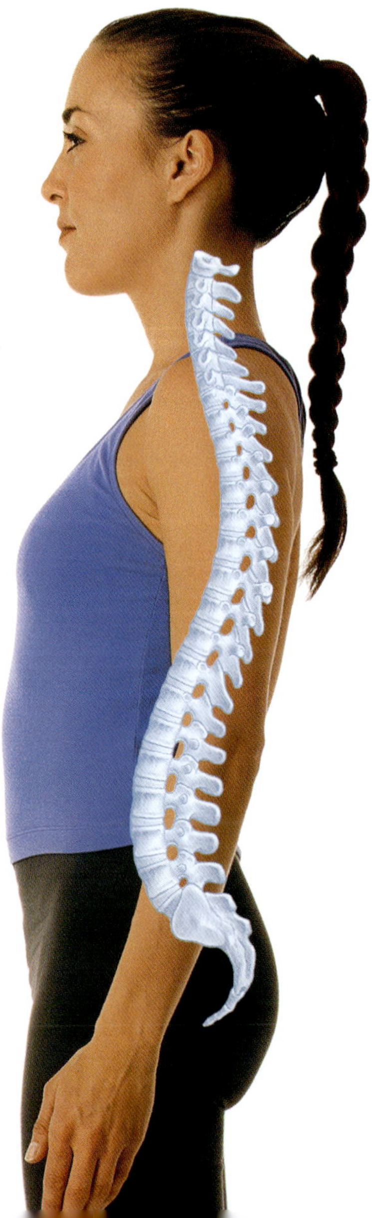

Pilates hilft, das gesamte Skelettsystem gesund zu erhalten.

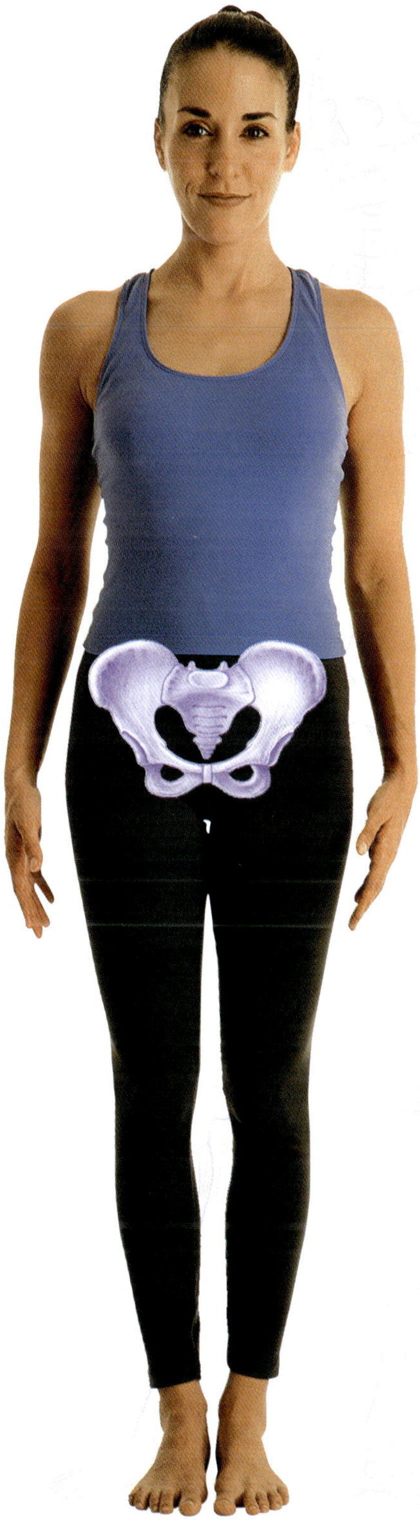

Der Schultergürtel

Die Arme sind über die Schultern mit dem Rumpf verbunden. Jede Schulter besteht aus einem stützenden Schlüsselbein, das mit dem oberen Ende des Brustbeins verbunden ist, und einem Schulterblatt, an dem der Oberarmknochen aufgehängt ist. Die Schultern bieten reichlich Spielraum für Haltungsfehler. Die häufige Ermahnung, man solle „gerade stehen", kann dazu führen, dass man die Schultern unnatürlich weit zurücknimmt, was Anspannungen über das Schlüsselbein bis zum Brustkorb verursacht. Vornübergebeugtes Sitzen, etwa weil Schreibtisch und Stuhl nicht die richtige Höhe haben, kann zu Verspannungen im Rücken führen. Auch das häufige Tragen schwerer Einkäufe kann das Gleichgewicht Ihrer Schultern dauerhaft stören. Innere Anspannung überträgt man oft auf die Schultern, indem man sie hochzieht. Die richtige Schulterhaltung ist entscheidend für eine gute Körperhaltung und um Rückenschmerzen vorzubeugen oder zu lindern.

Das Becken

Das Becken ist mit dem unteren Ende der Wirbelsäule verbunden und dient der Aufhängung der Beine an den Hüftgelenken. Fehlausrichtungen des Beckens werden z. B. durch eine falsche Sitzhaltung verursacht oder dadurch, dass man längere Zeit ein Kleinkind auf der Hüfte trägt. Die Bauchmuskulatur, die zum „Körperkern" gehört, ist am Schambein mit dem Becken verbunden. Das Becken „neutral" zu halten bedeutet, es weder nach hinten zu recken (sodass das Gesäß heraussteht und die Lendenwirbelsäule sich übermäßig durchbiegt), noch nach vorn zu schieben (sodass der Bauch vorsteht und die Wirbelsäule überstreckt wird). Lassen Sie das Becken einfach in seine natürliche Neutralposition sinken, in der es nirgendwo Anspannungen verursacht.

Die richtige Ausrichtung des Beckens ist sehr wichtig für eine gesunde Körperhaltung.

Anatomie: *Muskeln*

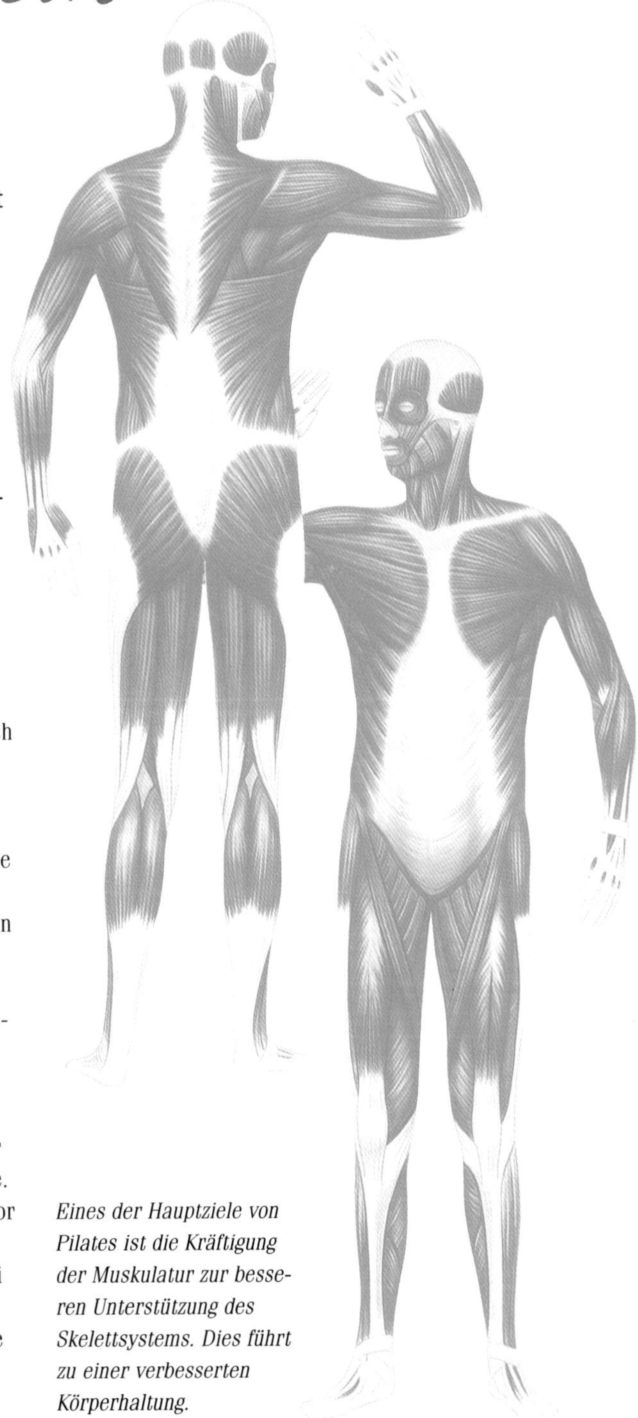

Muskeln müssen laufend beansprucht werden, damit sie stark bleiben, und regelmäßig gedehnt werden, damit sie ihre Elastizität behalten. Da viele Menschen die meisten Wege mit dem Auto zurücklegen und etliche Stunden am Schreibtisch sitzen, schenken sie ihren Muskeln oft nicht die zu ihrer Gesunderhaltung nötige Aufmerksamkeit. Die Pilates-Übungen helfen Ihnen durch Konzentration auf die Hauptmuskelgruppen und deren gezielte Beanspruchung, Ihre Muskeln in Topform zu bringen.

Wenn man Muskeln nicht genug beansprucht, werden sie schwach und büßen ihre Elastizität ein, was die Bewegung erschwert – wer je durch eine Krankheit auch nur einige Tage ans Bett gefesselt war, weiß, wie schwach und wackelig man sich danach fühlt. Pilates erkannte, dass längere Untätigkeit nach schwerer Krankheit oder Verletzung zu der körperlichen Schwäche führt, an der er als Kind gelitten hatte. Er fand, dass man mit der Rehabilitation so früh wie möglich beginnen müsse, um Muskelschwund zu vermeiden. (Wenn Sie sich von einer schweren Krankheit oder Verletzung erholen, sollten Sie sich von Ihrem Arzt und einem qualifizierten Pilates-Trainer über Rehabilitationsprogramme beraten lassen.)

Muskeln sind Gewebe, die paarweise zusammenarbeiten, um Bewegungen auszuführen – wenn sich der eine Muskel zusammenzieht, entspannt sich der andere. Halten Sie Ihren Arm mit der Handfläche nach unten vor sich, die Finger parallel zum Boden ausgestreckt. Knicken Sie jetzt Ihr Handgelenk nach unten ab – dabei sehen Sie, wie sich die Muskeln auf der Oberseite des Handgelenks entspannen und dehnen, während sich die auf der Unterseite zusammenziehen. Je weiter Sie die Finger zur Unterseite des Handgelenks beugen, desto

Eines der Hauptziele von Pilates ist die Kräftigung der Muskulatur zur besseren Unterstützung des Skelettsystems. Dies führt zu einer verbesserten Körperhaltung.

DIE BAUCHMUSKULATUR

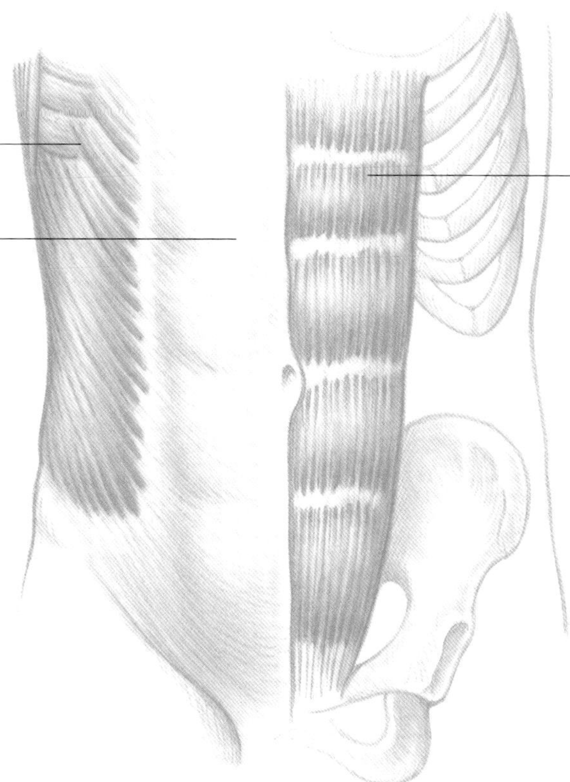

schräger Bauchmuskel

Der tief liegende quere Bauchmuskel stützt den Magen und richtet das Becken auf.

Der lange gerade Bauchmuskel (Musculus rectus abdominis) *beugt durch seine Kontraktion die Wirbelsäule nach vorn und hält Brustkorb und Bauch an ihrem Platz.*

Die im Zentrum der Pilates-Übungen stehende Muskelgruppe ist die Bauchmuskulatur. Da diese Muskeln den ganzen übrigen Körper stützen, ist es besonders wichtig, sie zu stärken.

stärker müssen sich die oberen Muskeln dehnen und die unteren anspannen.

Muskeln sind am kraftvollsten und arbeiten am effektivsten, wenn sie einen guten Tonus (Grundspannung) aufweisen, dabei aber entspannt sind. Wenn sie übermäßig angespannt (verspannt) oder völlig spannungslos (überdehnt) sind, ist das Verletzungsrisiko bei jeder Bewegung hoch. Die Bewegung aus einem verspannten Muskel heraus kann zur Überbeanspruchung des Gelenks führen, das in Richtung des Muskels gezogen wird. Ein schwacher, überdehnter Muskel kann das Gelenk instabil machen, was zu verlangsamten Reflexen führt. Die Pilates-Übungen in diesem Buch sollen den Muskeltonus steigern und Ihre Muskeln kräftig und elastisch machen, sodass alle Bewegungen von einem Zustand der Entspannung ausgehen können.

Die Pilates-Technik konzentriert sich besonders auf die Muskeln des „Kraftgürtels": den tief liegenden queren Bauchmuskel *(Musculus transversus abdominis)* und den vielgespaltenen Rückenmuskel *(Musculus multifidus)*, gestützt von der Beckenbodenmuskulatur. Wenn Ihre Bauchmuskulatur sehr schwach ist, müssen Sie zuerst einige Zeit darauf verwenden, sie zu kräftigen, damit nicht andere, stärkere Muskelgruppen versuchen, ihre Arbeit zu übernehmen. Es ist z. B. verführerisch, statt der Beckenbodenmuskulatur den großen Gesäßmuskel *(Musculus gluteus maximus)* einzusetzen, dessen Kontraktion man besser spüren kann, oder den Oberkörper anzuspannen, indem Sie Kopf und Schultern heben und die Muskeln der oberen Rückenpartie anspannen, statt die Bauchmuskulatur einzusetzen. Doch wenn Sie Kraft und Tonus Ihres „Kraftgürtels" erst ausreichend gesteigert haben, werden sämtliche Ihrer Bewegungen leichter und fließender. Und dann können Sie mit der Unterstützung durch ein starkes Zentrum auch andere Muskelgruppen trainieren.

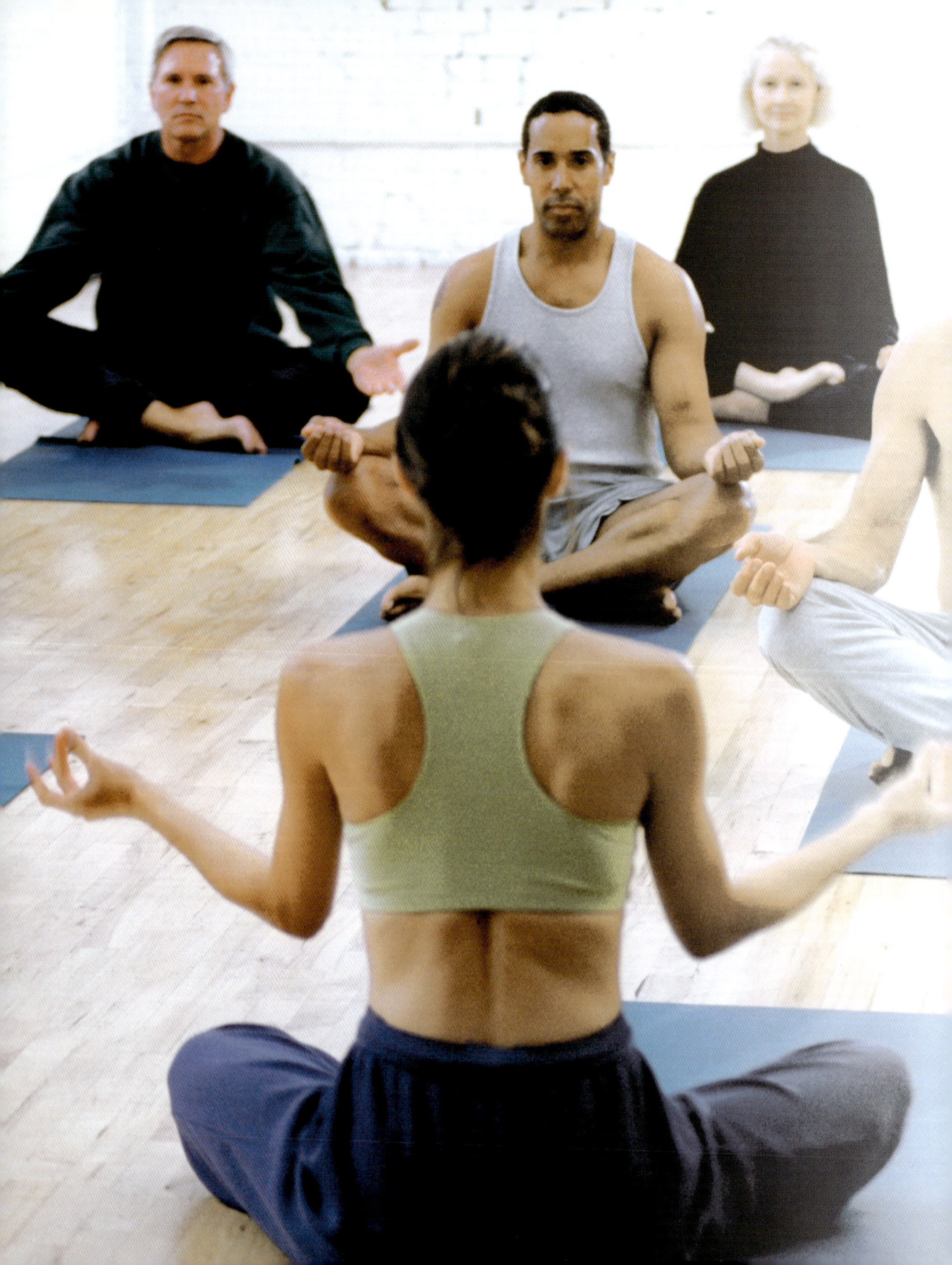

2 Haltung und Körpertyp

Die meisten von uns sind im Alltag viel zu beschäftigt, um auf ihre Haltung besonders zu achten. Doch die Art, wie wir stehen, sitzen – und sogar liegen –, hat großen Einfluss auf unser körperliches Wohlbefinden. Durch eine schlechte Haltung können verschiedene Körperbereiche übermäßig belastet werden, was wiederum zahlreiche weitere Fehlhaltungen und Beschwerden nach sich ziehen kann.

Die Herstellung des richtigen Gleichgewichts ist eines der zentralen Anliegen von Pilates. Wenn Sie sich erst daran gewöhnt haben, bei Ihren 10-Minuten-Sitzungen eine gute Haltung zu finden und beizubehalten, werden Sie bald beginnen, Ihre gewohnten Körperhaltungen im Alltag zu überprüfen.

Indem Sie Ihren Körper richtig ausrichten und Ihren Muskeltonus steigern, können Sie das Beste aus Ihren natürlichen Voraussetzungen machen. Bedenken Sie aber, dass der naturgemäße Körperbau jedes Menschen individuell ist und die sichtbaren Ergebnisse Ihres Pilates-Trainings auch von Ihrem Körpertyp abhängen.

Körperhaltung

Die Körperhaltung ist gewissermaßen Ausgangspunkt aller Bewegungen. Bei angespannter Haltung ist jede Bewegung ineffizient; die Folge sind Müdigkeit, Schwäche, Muskel- und Gelenkschmerzen. Aus diesem Grund beginnt jede Pilates-Übung damit, dass Sie eine gute Haltung einnehmen und sich in ihr entspannen. Das Ziel ist, dass Sie diese gesunde Haltung auch in Ihrem Alltag einnehmen.

gute Haltung

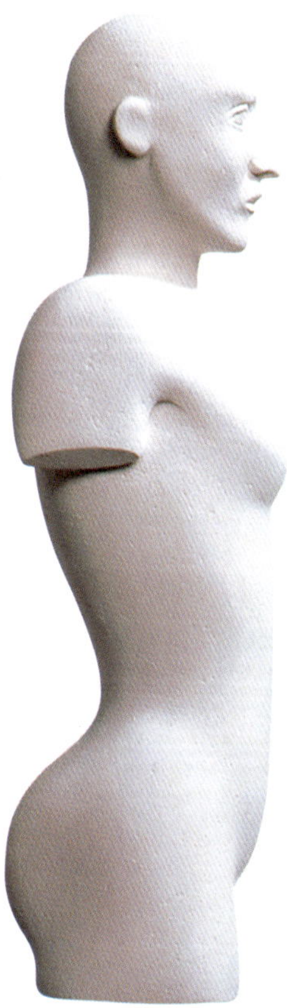

Bei guter Körperhaltung befindet sich jeder Körperteil naturgemäß ausgerichtet – selbst in der Entspannung.

zusammengesackte Haltung

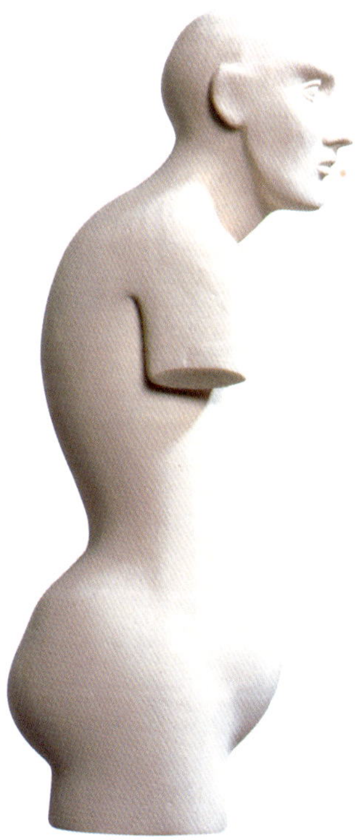

Ihre Körperhaltung ist die Art, wie Sie stehen, sitzen oder liegen. Sie sollten sich in jeder Haltung entspannen können, dabei jedoch einen guten Muskeltonus bewahren. Wenn Sie beim Entspannen zusammensacken, ist das ein Zeichen dafür, dass Sie an Ihrer Körperstabilität arbeiten müssen, z. B. durch Pilates-Training.

Gute Haltung

Sie können Ihre Stehhaltung kontrollieren, indem Sie sich vor den Spiegel stellen und Ihren Körper von oben bis unten mustern. Zeichen einer guten Haltung sind:

- Ohrläppchen auf gleicher Höhe
- Schultern auf gleicher Höhe
- gleiche Abstände zwischen Ohren und Schultern
- gleiche Abstände zwischen Armen und Rumpf
- Hüften auf gleicher Höhe
- Kniescheiben auf gleicher Höhe
- gleiche Form und Kontur der Wadenmuskeln
- gleiche Wölbung der Füße

Entspannen Sie sich. Wenn Sie eine Anspannung in Nacken, Rücken, Hüften oder Beinen spüren, ist Ihre Haltung korrekturbedürftig.

Haltungsfehler sind sehr verbreitet. Sie lösen Schmerzen und Beschwerden aus, aus denen ernste Gesundheitsprobleme resultieren können.

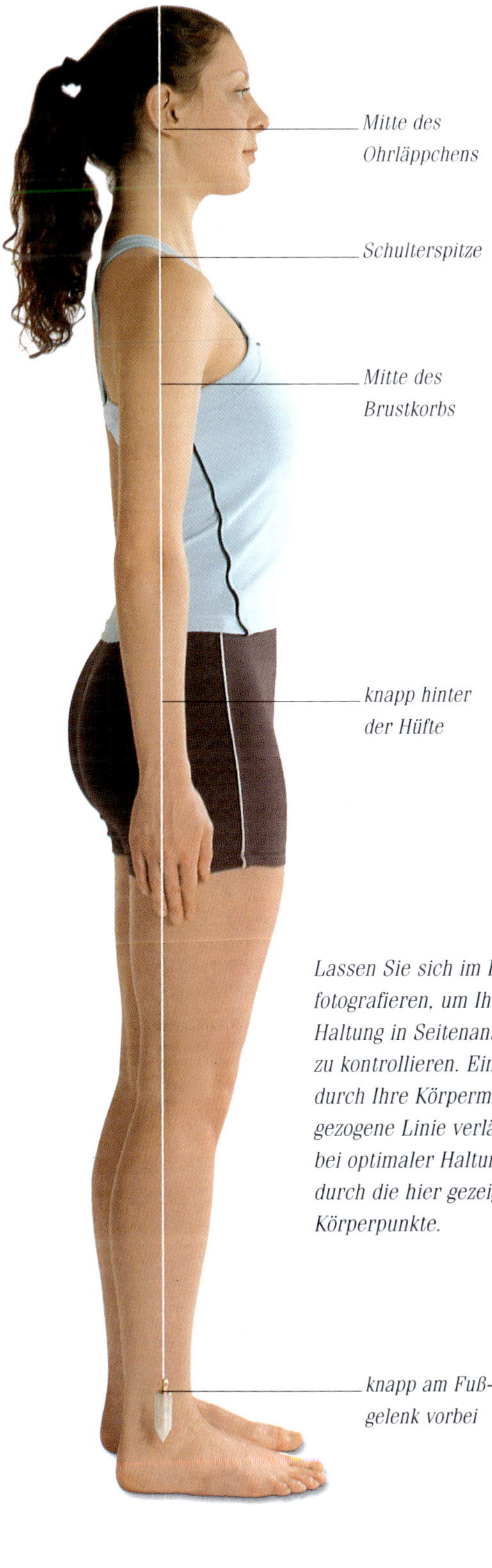

Lassen Sie sich im Profil fotografieren, um Ihre Haltung in Seitenansicht zu kontrollieren. Eine durch Ihre Körpermitte gezogene Linie verläuft bei optimaler Haltung durch die hier gezeigten Körperpunkte.

Zusammengesackte Haltung

Haltungsstörungen lassen sich in der Seitenansicht in sechs Hauptsymptome unterteilen. Dies sind:

- übermäßige Halslordose
- Rundrücken
- Flachrücken
- Hohlkreuz
- Hohlrundrücken
- Viszeroptose

Häufig treten auch mehrere dieser Haltungsfehler in Kombination auf.

Übermäßige Halslordose

Bei starker Halslordose ist die Halswirbelsäule zu weit nach hinten verschoben, die Wirbel darunter befinden sich zu weit vorn. Hinterkopf und obere Rückenpartie nähern sich aneinander an, das Kinn ragt vor. Die Nackenmuskeln verkürzen sich; die vordere Halsmuskulatur wird überdehnt. Durch Verschiebung der Wirbel nach vorn werden die Bänder an der Vorderseite der Wirbelsäule gedehnt und geschwächt. Die Gelenke an ihrer Rückseite werden gequetscht, wodurch sich ihr Verschleiß erhöht. Übermäßige Halslordose kann Gelenkentzündungen bis hin zur Arthritis sowie Nackensteifigkeit und -schmerzen nach sich ziehen.

Rundrücken

Dabei sieht die obere Rückenpartie so aus, als ob die Person vornüber fällt. Mit zunehmender Vorwärtsbewegung werden die Muskeln an der Rückseite der Wirbelsäule überdehnt und geschwächt, die Muskeln an der Vorderseite der Wirbelsäule werden verkürzt und ebenfalls geschwächt. Unter diesem Druck verformen sich die Wirbel, das Brustbein fällt vor, der Brustkorb wird zusammengedrückt. Dies beeinträchtigt die Lungen- und Herzfunktion. Auch Magen und Darm geraten unter Druck, was zu Verdauungsstörungen führen kann.

Haltungsstörungen

Hier werden einige weitere der häufigsten Haltungsstörungen dargestellt. Es kann nützlich sein, sich Ihre persönlichen Haltungsfehler bewusst zu machen, um bei den Übungen besonders darauf zu achten. Außerdem können Sie so gezielt bestimmte Techniken auswählen, um die durch Ihre Fehlhaltung gestörten Bereiche wieder richtig auszurichten.

Nur wenige Menschen bewahren sich bis ins Erwachsenenalter eine korrekte Haltung. Viele von uns leiden an einer oder mehreren der hier und auf der vorigen Seite beschriebenen Haltungsstörungen.

Flachrücken

Hierbei flacht sich die natürliche Krümmung der Brustwirbelsäule aufgrund einer Verkürzung der Muskeln an der Rückseite der Wirbelsäule ab. Durch ihre Kontraktion richtet sich die Wirbelsäule auf, was zur Quetschung von Nerven und zur Fehlstellung der Rippen führt. Dies löst häufig Schmerzen und Kribbeln in den Armen aus. Brustkorb, Herz und Lunge geraten unter Druck, was ihre Funktion beeinträchtigt.

Hohlkreuz

Bei übermäßiger Durchbiegung der Lendenwirbelsäule schieben sich die Lendenwirbel zu weit vor. Hierdurch wird der Druck auf die Rückseite der Wirbel erhöht, was zu Schwäche und Schmerzen im Lendenwirbelbereich führen kann. Die Bauchmuskulatur wird geschwächt; Magen und Darm sacken nach vorn, wodurch Verdauungsstörungen hervorgerufen werden können.

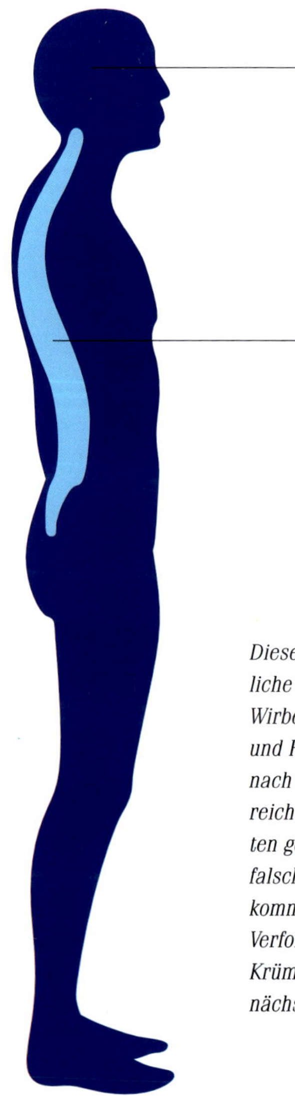

Diese Abbildung zeigt die natürliche Krümmung der gesunden Wirbelsäule. Sie ist im Lenden- und Halswirbelbereich sanft nach vorn, im Brustwirbelbereich dagegen leicht nach hinten gekrümmt. Durch ständiges falsches Stehen oder Sitzen kommt es mit der Zeit zur Verformung dieser natürlichen Krümmungen, wie auf der nächsten Seite zu sehen ist.

Hohlrundrücken

Der Hohlrundrücken ist eine umfassendere Haltungsstörung als die bisher beschriebenen: eine Verformung der Wirbelsäule über ihre gesamte Länge, beginnend mit einer Rückwärtskippung des Kopfs. Es handelt sich im Grunde um eine Schwäche der Bänder (Ligamente). Ein schlechter Muskeltonus trägt zum Problem bei, das sich auch in einer generell schlechten Bewegungskoordination äußert. Gelenke, insbesondere die der Ellenbogen, können „gummiartig" wirken.

Viszeroptose

Dies ist u. a. eine Schwächung des Bauchmuskeltonus, die zum typischen „Bierbauch" mit Vorwölbung von Unterbauch und Becken führt. Gedärme, Nieren und Gebärmutter senken sich, wodurch Gewebe überdehnt und die Durchblutung und Nährstoffversorgung beeinträchtigt werden. In der Folge können u. a. Menstruationsschmerzen, Inkontinenz und Reizdarmsyndrom auftreten.

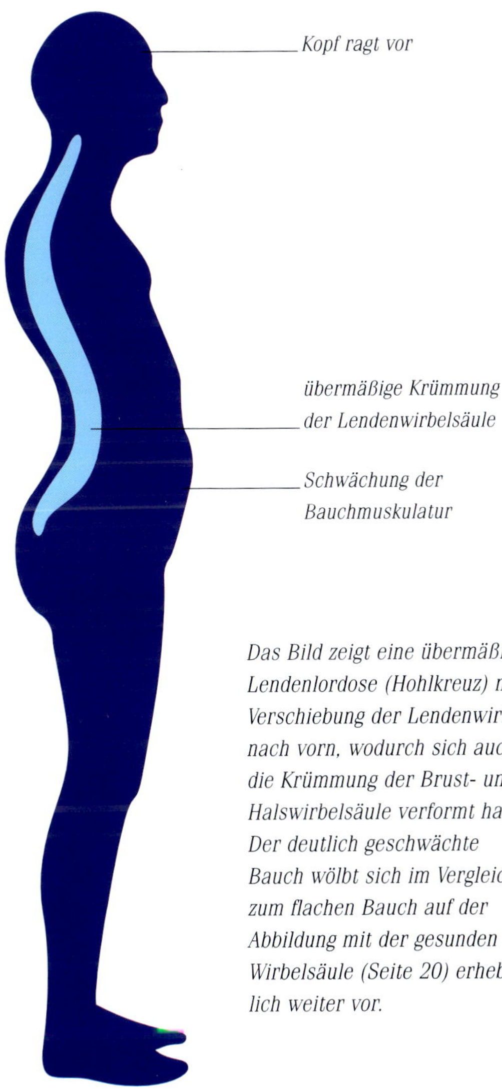

Das Bild zeigt eine übermäßige Lendenlordose (Hohlkreuz) mit Verschiebung der Lendenwirbel nach vorn, wodurch sich auch die Krümmung der Brust- und Halswirbelsäule verformt hat. Der deutlich geschwächte Bauch wölbt sich im Vergleich zum flachen Bauch auf der Abbildung mit der gesunden Wirbelsäule (Seite 20) erheblich weiter vor.

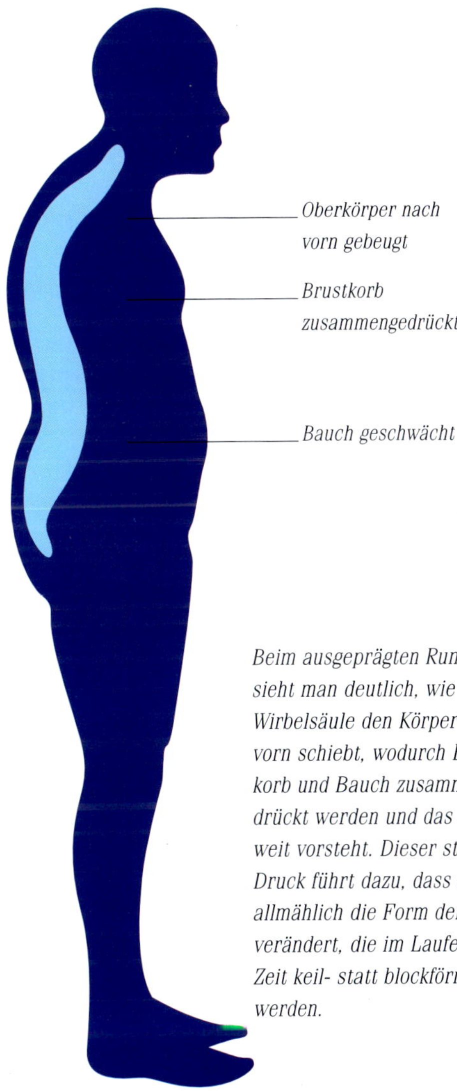

Beim ausgeprägten Rundrücken sieht man deutlich, wie die Wirbelsäule den Körper nach vorn schiebt, wodurch Brustkorb und Bauch zusammengedrückt werden und das Kinn weit vorsteht. Dieser stetige Druck führt dazu, dass sich allmählich die Form der Wirbel verändert, die im Laufe der Zeit keil- statt blockförmig werden.

Körperbautyp

Pilates ist beliebt als wirkungsvolle Methode, den Körper zu formen und zu straffen. Man arbeitet dabei jedoch strikt innerhalb der persönlichen Grenzen. Mit Pilates können Sie Ihre optimale Körperform erlangen, die Beschränkungen Ihres angeborenen Körperbautyps aber nicht durchbrechen.

Durch das Pilates-Training werden Sie bereits bald Veränderungen an Ihrem Körper feststellen – schon, dass Sie lernen, sich in guter Körperhaltung zu entspannen, kann Ihr Erscheinungsbild positiv verändern. Mit der Zeit verbessert sich der Muskeltonus, was die Gewichtsabnahme fördert, Knochen und Gelenke kehren in ihre richtige Ausrichtung zurück, die natürliche, aufrechte Haltung wird wiederhergestellt.

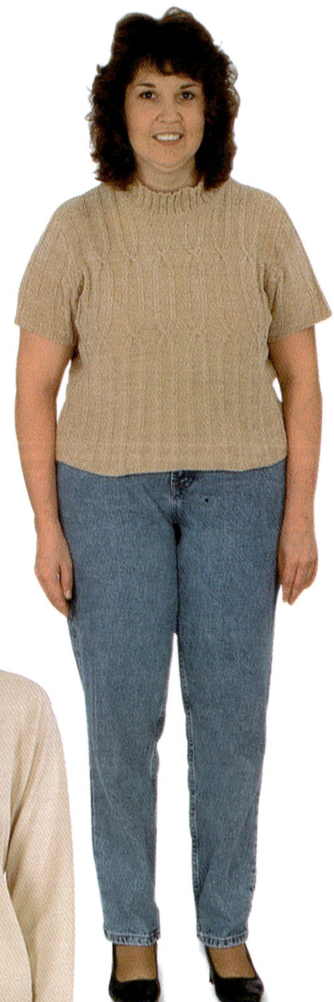

Pilates verschafft Ihnen keinen neuen Körper, hilft Ihnen aber bei regelmäßigem Training, das Beste aus Ihrem Körperbautyp zu machen.

Körperbautypen

Es gibt einige Konstitutions- bzw. Körperbautypologien, die sich vor allem an der Ausprägung von Kopf, Brustkorb und Bauchregion orientieren. Eine gängige Typologie teilt die Körperbautypen in drei Kategorien ein:

- ektomorph
- mesomorph
- endomorph

Diese Grundtypen wurden von dem amerikanischen Psychologen William Sheldon beschrieben. Die meisten Menschen lassen sich nicht eindeutig, sondern zwischen zwei dieser Kategorien einordnen und weisen dementsprechend Elemente von beiden Typen auf.

Der ektomorphe Typ ist groß, schlaksig und zartknochig mit langen, dünnen Gliedmaßen, Hängeschultern und schwach entwickelter Muskulatur. Es fällt ihm schwer, Gewicht zuzunehmen. Der mesomorphe Typ hat einen harten, muskulösen Körper, eine eckige Statur, aufrechte Haltung, dicke Haut und setzt rasch Muskeln an. Der endomorphe Typ ist eher rundlich mit unterentwickelten Muskeln sowie vorstehendem Brustkorb und Bauch.

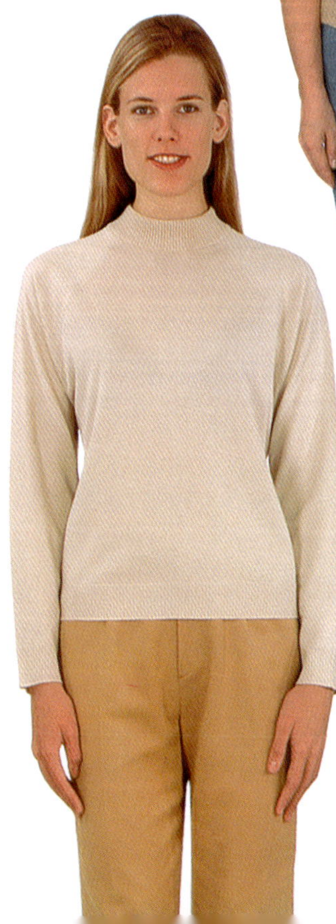

Verschiedene *Körperbautypen*

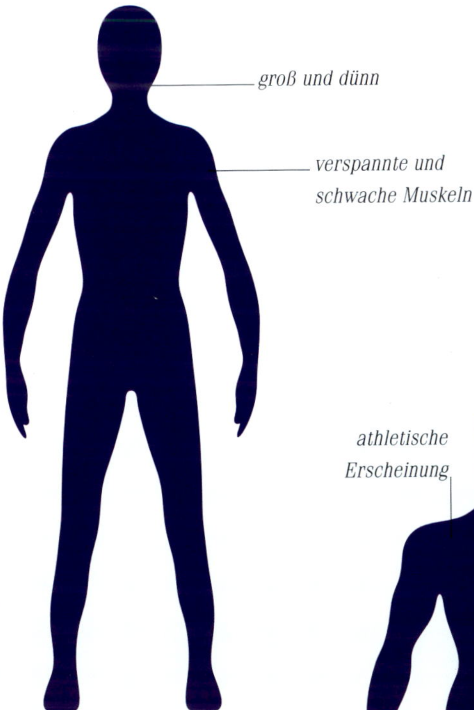

EKTOMORPH

Der ektomorphe Typ ist meist groß und dünn und hat lange Finger und schmale Handgelenke. Oft ist er sehr gelenkig, kann aber trotzdem verspannte oder schwache Muskeln haben. Typisch ist sein jugendliches Erscheinungsbild.

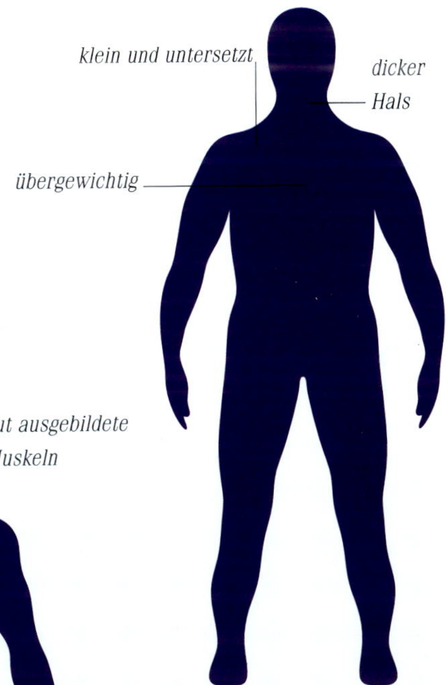

ENDOMORPH

Der endomorphe Typ wirkt kleiner und untersetzter als die anderen beiden Körperbautypen. Er hat meist einen dicken Hals, rundliche Formen und einen großen Brustkorb. Seine Bewegungen sind u. U. abgehackt und verkrampft. Oft fällt es ihm schwer, Gewicht abzunehmen.

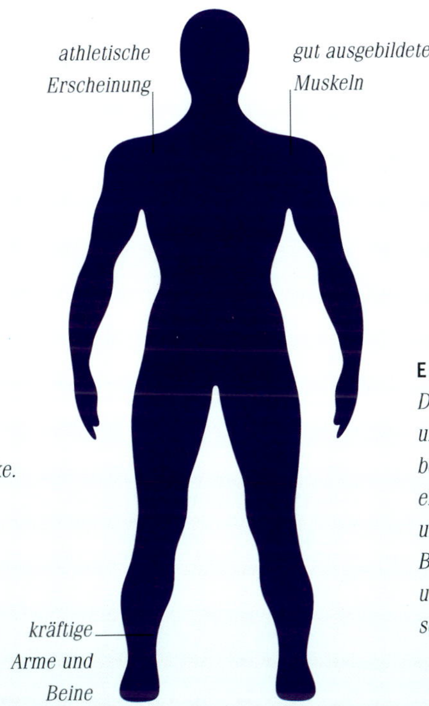

MESOMORPH

Der mesomorphe Typ ist meist von athletischer Statur – mit kräftigen Armen und Beinen, breiter Brust und straffem Bauch. Typisch sind gut entwickelte Muskeln und sportliche Begabung.

3 Grundlagen

Damit Sie Ihr Pilates-Training so erfolgreich wie möglich gestalten, sollten Sie sich zunächst die auf den folgenden Seiten vorgestellten Grundtechniken aneignen. Die Zeit, die Sie darin investieren, wird sich später mehr als auszahlen.

Eines der wichtigsten Elemente einer erfolgreichen Technik ist die Atmung. Das richtige, kontrollierte Atmen ermöglicht Ihnen die notwendige geistige Konzentration, um beim Training die verschiedenen Teile Ihres Körpers bewusst wahrzunehmen. Wenn Sie lernen, auf Ihren Körper zu hören, und Sie sich gleichzeitig gesünder und ausgeglichener sehen, kommen Körper und Geist mehr und mehr in Gleichklang.

Pilates lehrte, dass das Zentrum unserer leiblichen Existenz im Bauch liegt. Seine Technik hält uns an, uns auf diese Muskeln zu konzentrieren, sie zu kräftigen und beherrschen zu lernen. So können Sie eine zuverlässige „Kernstabilität“ aufbauen, die als Basis einer optimalen Körperhaltung dient.

Grundtechniken

„**Lebensqualität erreicht** man nicht durch die richtige Abkürzung. Es gibt keine Abkürzung, nur einen Weg. Dieser Weg beruht auf altehrwürdigen Prinzipien der Menschheitsgeschichte, aus denen unmissverständlich hervorgeht, dass ein sinnvolles Leben keine Frage der Schnelligkeit und Effizienz ist. Entscheidend ist nicht, wie schnell man etwas macht, sondern was man macht und warum man es macht.“ STEPHEN R. COVEY, Der Weg zum Wesentlichen

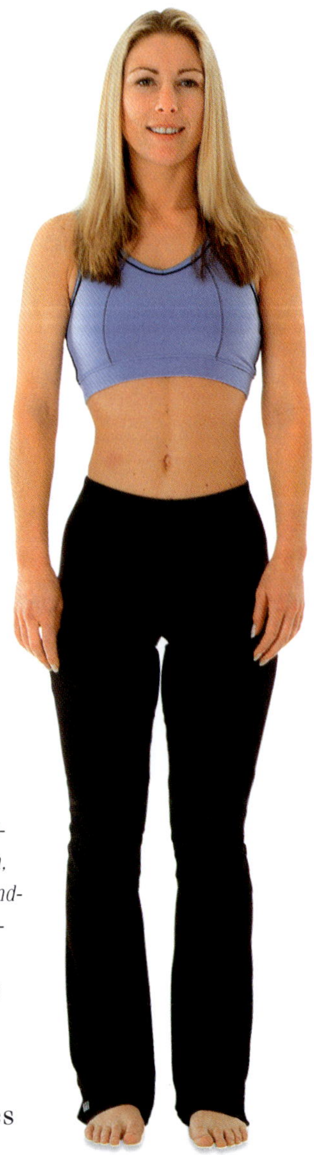

Bevor Sie mit den eigentlichen Übungen beginnen, müssen Sie sich die Grundtechniken von Pilates aneignen, um maximalen Nutzen aus dem Training zu ziehen.

Diese Aussage bezieht sich zwar auf Organisation und Zeitmanagement, trifft aber auf viele Dinge im Leben zu, auch auf das Pilates-Training. Pilates ist ein Weg zum gesunden Körper, der höchst effizient genutzt werden kann. Wer ihm im beschriebenen Tempo folgt und sich an die dazugehörigen Grundsätze und Techniken hält, erreicht das gewünschte Ergebnis. Wer versucht, vom Weg abzuweichen, um schneller ans Ziel zu gelangen, wird vermutlich scheitern. Also haben Sie Geduld, halten Sie sich an Ihre 10-Minuten-Sitzungen und lernen Sie, Ihre Fortschritte zu genießen. Es mag anfangs etwas mühselig erscheinen, aber die Mühe lohnt sich!

In diesem Buch finden Sie zahlreiche verschiedene Übungen – von Aufwärm- und Anfängerübungen bis zu Übungen für Fortgeschrittene –, die ausnahmslos auf den Grundsätzen und Grundtechniken von Pilates basieren, welche wiederum für den Übungserfolg entscheidend sind. Nehmen Sie sich zunächst etwas Zeit, um die folgenden Seiten durchzulesen und die Atem- und Bauchmuskeltechniken zu trainieren. Beginnen Sie nicht mit den eigentlichen Pilates-Übungen, nicht einmal mit den Aufwärmübungen, bis Sie überzeugt sind, diese Grundtechniken sicher zu beherrschen.

Atmung

Wir atmen normalerweise instinktiv, ohne darüber nachzudenken, und gehen einfach davon aus, dass unsere Atemtechnik richtig ist. Dabei atmen wir oft zu flach und nehmen nicht genug Luft auf, um das Blut mit genügend Sauerstoff anzureichern. Das kann uns müde und lethargisch machen – und beeinträchtigt so unseren Energiehaushalt und unsere Stimmungslage.

Kontrolliertes, effektives Atmen ist eine entscheidende Voraussetzung der Pilates-Technik, und das Einüben der richtigen Atmung bildet die Basis für den weiteren Trainingserfolg. Kampfsportarten, Tai Chi und Yoga legen ebenfalls großen Wert auf bewusstes Atmen, um den Geist zu beruhigen und zu konzentrieren, körperliche Anspannung abzubauen und die Lernfähigkeit zu steigern – Pilates bildet da keine Ausnahme.

Um festzustellen, ob Sie richtig atmen, legen Sie sich auf den Boden, atmen Sie durch die Nase ein und achten Sie darauf, wo die Einatemluft hingeht. Wenn nichts weiter passiert, als dass Ihre obere Brustpartie sich etwas bewegt und Sie dann wieder ausatmen, ist Ihre Atmung nicht effektiv. Wenn Sie beobachten, dass Sie tief einatmen, dabei den Bauch fest einziehen und dann beim Ausatmen alles entspannen, ist Ihre Atmung ebenfalls nicht effektiv – in beiden Fällen müssen Sie unbedingt umlernen.

Die Pilates-Atmung geht tief und weit in den Rücken und die Körperseiten hinein, füllt Ihre Lungen wie Blasebälge, dehnt das Zwerchfell und weitet Ihren Brustkorb nach beiden Seiten – stellen Sie sich das wie beim Anheben eines Eimerhenkels vor. Beim Ausatmen zieht sich das Zwerchfell zusammen und drückt die gesamte verbrauchte Luft aus den Lungen. Jeder Schritt der Pilates-Übungen beginnt mit der Anweisung, ein- oder auszuatmen, und die Bewegung begleitet den Atem. Sie müssen Ihre Atmung so unter Kontrolle haben, dass die Atemzüge stetig, rhythmisch und fließend erfolgen – anderenfalls besteht die Gefahr, dass Sie die Luft anhalten, während Sie die Übung hastig absolvieren, bis Sie schließlich atemlos zusammenbrechen!

Das Erlernen der richtigen Atmung gehört zu den anspruchsvollsten und wichtigsten Aspekten von Pilates.

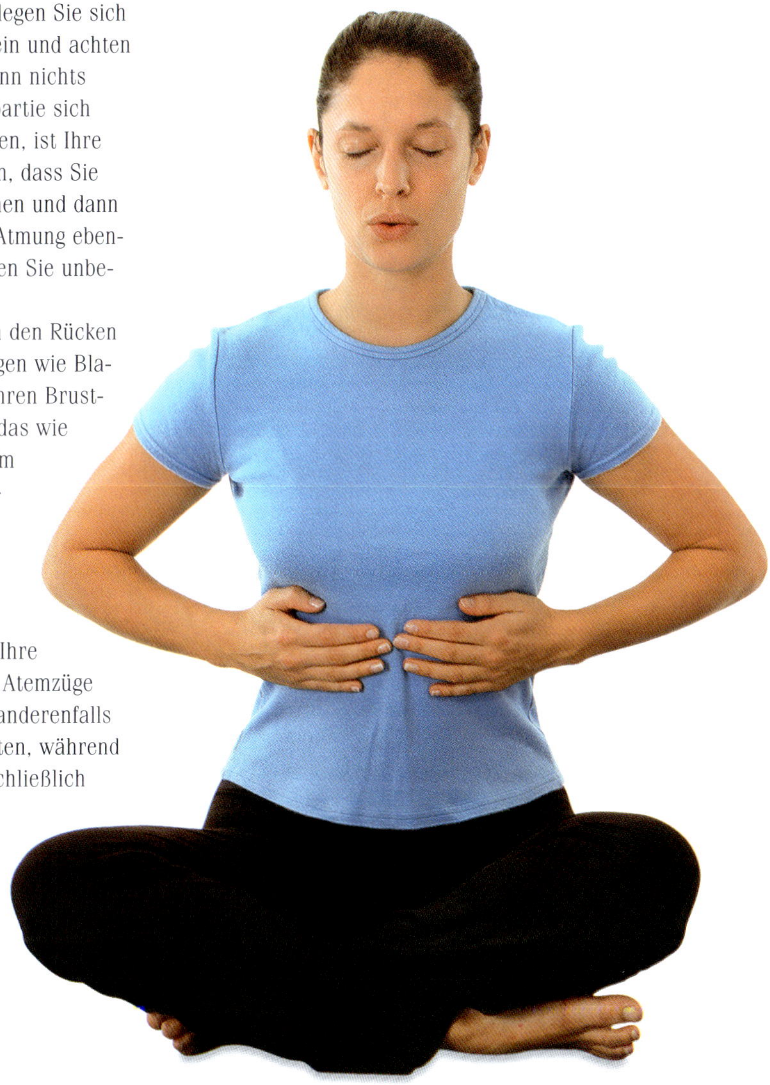

Grundtechniken

Zentrierung

Alle Bewegungen gehen von einem starken zentralen „Kern" aus – dem Bereich zwischen dem unteren Rippenbogen und der Verbindungslinie der Hüftknochen. Hier bilden der quere Bauchmuskel und der vielgespaltene Rückenmuskel einen „Kraftgürtel", der von Pilates auch „Powerhouse" genannt wird. Bei Fehlhaltung oder Rückenbeschwerden ist Ihr Zentrum geschwächt. Es durch Muskeltraining zu kräftigen, um mühelos fließende Bewegungen und eine gute Haltung zu fördern, ist das erste Ziel der Pilates-Übungen.

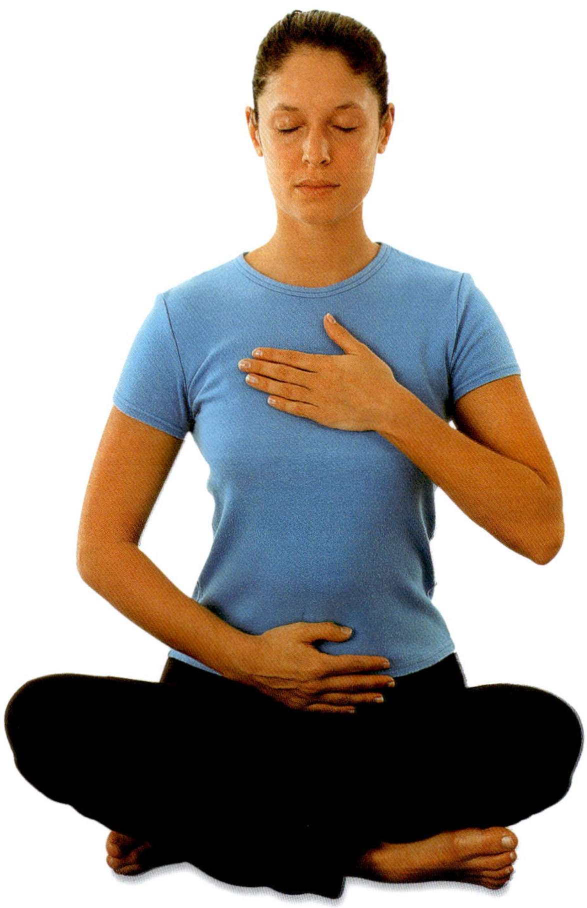

Kontrolle und Konzentration

Geistige und körperliche Fitness ist das Ergebnis eines permanenten Informationsaustauschs zwischen Gehirn und Körper. Konzentrieren Sie sich beim Training auf das, was Sie tun – bringen Sie Ihren Geist zur Ruhe, lassen Sie ihn auf Ihren Körper hören, und nehmen Sie jede Empfindung wahr. Konzentrieren Sie sich auf jede Bewegung, um Geist und Körper in Gleichklang zu bringen und eine Folge ausbalancierter, kontrollierter, fließender Bewegungen zu schaffen, die anmutig ineinander übergehen.

Präzision

„Die Erfolge von Pilates hängen ganz und gar davon ab, dass man die Übungen genau nach den Anweisungen ausführt."
J. H. PILATES

Erliegen Sie nicht der Versuchung, von den Anweisungen abzuweichen. Lesen Sie die Anweisungen für jede Übung aufmerksam durch, bevor Sie sie ausführen. Führen Sie jede Bewegung präzise aus – konzentrieren Sie Ihre Aufmerksamkeit auf den jeweiligen Körperbereich, achten Sie darauf, voll und tief zu atmen und an den richtigen Punkten der Übung ein- und auszuatmen.

Die Übungen werden nicht effektiver, wenn Sie sie hastig absolvieren und dafür häufiger wiederholen – hier ist Qualität viel wichtiger als Quantität.

Zehn Minuten Training genau nach den Anweisungen bringen wesentlich mehr als eine Stunde Training nach Ihrem eigenen Gusto.

Entspannung und Ausrichtung

Nehmen Sie sich vor Beginn Ihrer Pilates-Sitzung einige Minuten Zeit, um Körper und Geist zu entspannen. Ihr Körper muss richtig ausgerichtet sein, damit Sie die Bewegungen mühelos und präzise, natürlich und fließend ausführen können. Bevor Sie mit einer Bewegung beginnen – ob im Stehen, Sitzen, in Bauch- oder Rückenlage –, achten Sie darauf, dass

- Ihr Kopf in einer Linie mit dem Körper und nicht zur Seite geneigt ist,
- Ihre Schultern in einer Linie mit den Hüften sind – stellen Sie sich vor, dass Ihre Schulterblätter den Rücken hinabgleiten,
- Ihre Knie in einer Linie mit den Hüften sind,
- Ihre Füße in einer Linie mit den Knien sind,
- Rücken und Becken (siehe Seite 18–19) in „Neutralposition" sind.

Motivation und Visualisierung

Entwicklung und Aufrechterhaltung einer positiven Einstellung sind wichtig für den Erfolg jedes Unternehmens. Das Pilates-Training erfordert nicht viel Zeit, und Sie wissen, dass es Ihnen gut tun wird. Trotzdem gibt man oft auf, bevor man überhaupt angefangen hat. Sätze wie: „Ich kann das nicht", „Ich habe keine zehn Minuten übrig" oder „Es ist zu spät, sich jetzt noch zu ändern" sind nicht hilfreich – also sagen Sie sich das nicht! Sagen Sie sich jeden Tag: „Jawohl, ich kann die zehn Minuten leicht aufbringen, und ich werde es schaffen!" Das mag Ihnen albern vorkommen, aber Sie werden es sich danken, wenn die ersten Erfolge sichtbar werden. Bevor Sie mit dem Pilates-Training anfangen, sollten Sie sich ein inneres Bild von dem machen, was Sie erreichen wollen. Ob Sie sich einfach nur bestens fühlen und blendend aussehen möchten oder körperliche Probleme, z. B. Rückenbeschwerden, überwinden wollen: Pilates kann Ihnen helfen – wenn Sie es zulassen.

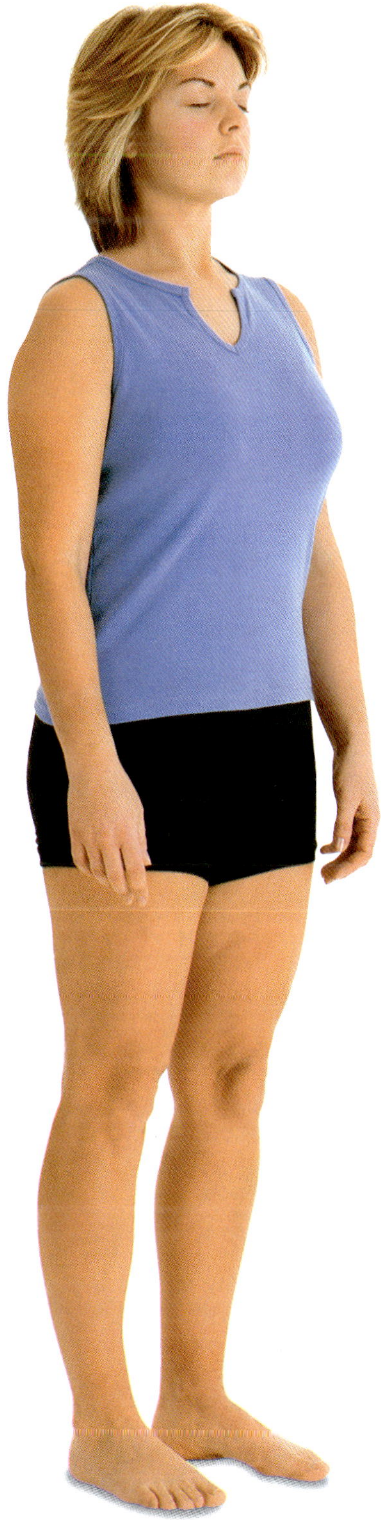

Schließen Sie einen Vertrag mit sich selbst und Ihrem Körper. Stellen Sie einen Übungsplan auf, und halten Sie sich daran.

Atmung

Wie bereits erwähnt, ist die richtige und effektive Atmung eine entscheidende Voraussetzung für das Pilates-Training – deshalb sollten Sie sich etwas Zeit nehmen, um die Atemtechnik zu erlernen. Ziel ist eine sanfte, nicht übertriebene Atmung, und zwar in Form der „seitlichen Brustkorbatmung“, bei der sich der Brustkorb nach den Seiten und nach hinten weitet. Beim Einatmen bewegen sich die Rippen nach oben und außen – ähnlich wie das Anheben eines Eimerhenkels –, beim Ausatmen bewegen sie sich wieder nach innen und senken sich.

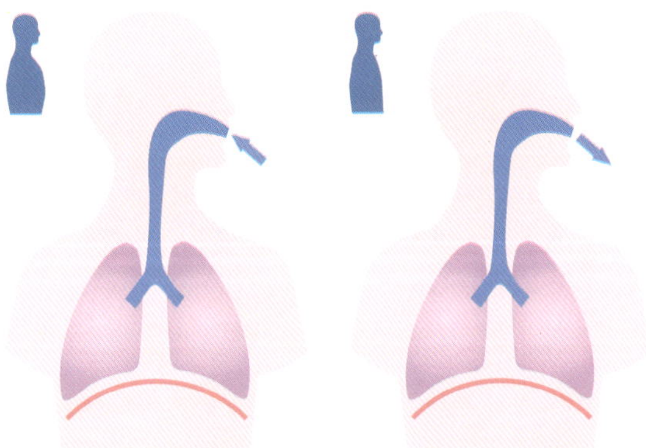

Wenn Sie richtig atmen, sollten sich Brustkorb und Zwerchfell beim Einatmen dehnen, um die Lungen zu füllen, und beim Ausatmen zusammenziehen, um die Luft aus dem Körper zu drücken.

1 Setzen Sie sich an einem warmen, gemütlichen Platz auf den Boden. Legen Sie sich ggf. ein Kissen oder eine Matte unter.

2 Setzen Sie sich mit gekreuzten Beinen aufrecht hin; achten Sie darauf, dass Ihre Schultern entspannt sind. Legen Sie eine Hand flach auf Ihr Brustbein, die andere auf den Bauchnabel.

3 Schließen Sie die Augen, und atmen Sie eine Weile ganz normal ein und aus. Drücken Sie dabei die Hände sanft gegen den Körper, und spüren Sie die Bewegungen Ihres Körpers beim Atmen. Vielleicht hebt sich Ihre Brust ein bisschen und Ihr Bauch bewegt sich vor und zurück, oder vielleicht spüren Sie auch gar nichts.

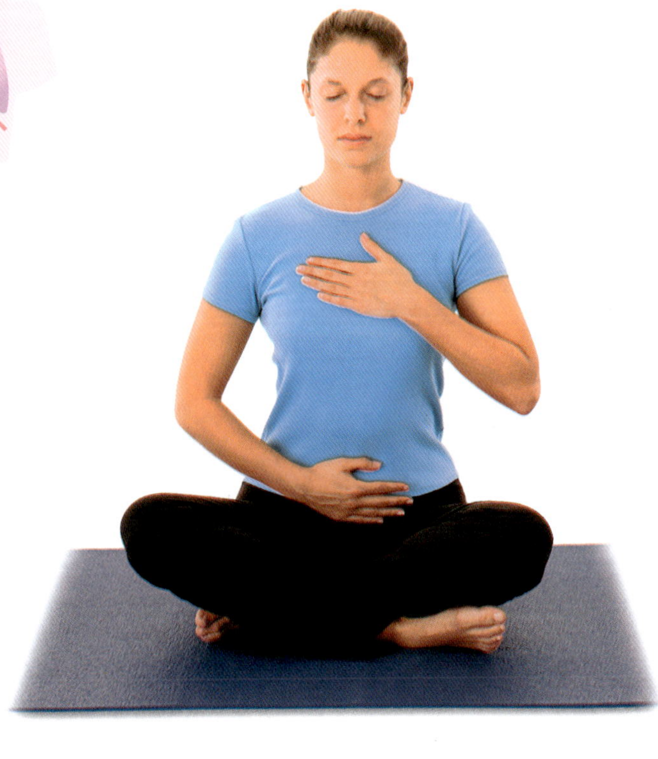

4 Legen Sie jetzt Daumen und Finger jeder Hand parallel aneinander. Legen Sie die Handflächen auf den unteren Bereich des Brustkorbs, sodass die Fingerspitzen auf der weichen Öffnung in der Mitte liegen. Entspannen Sie die Schultern, und lassen Sie die Schulterblätter nach unten sinken.

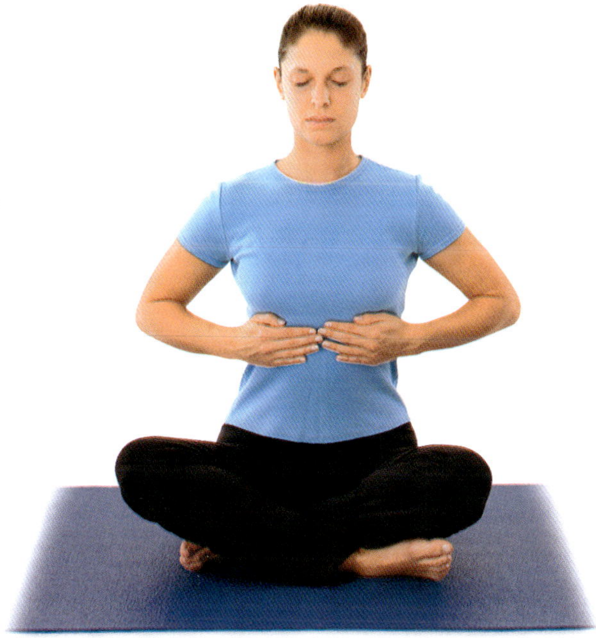

5 Ihr Körper sollte ganz entspannt sein. Atmen Sie durch die Nase ein und mit einem Seufzer durch den entspannt geöffneten Kiefer wieder aus – mit einem „H"-Laut wie in „hoffen". Atmen Sie in einem gleichmäßigen Rhythmus – versuchen Sie, vor dem Ein- und Ausatmen jeweils in Gedanken bis drei zu zählen.

6 Schließen Sie die Augen, und erspüren Sie, wie Ihr Körper sich fühlt. Sie sollten bequem sitzen, die Hände locker auf dem Brustkorb, die Schultern entspannt, die Atmung in sanftem Rhythmus fließend.

7 Drücken Sie die Handflächen sanft gegen den Brustkorb – nehmen Sie diesen Bereich bewusst wahr. Atmen Sie sanft in Richtung Ihrer Handflächen ein, und spüren Sie, wie Ihr Brustkorb sich weitet. Spüren Sie beim Ausatmen, wie die Rippen sich wieder nach innen bewegen. Dies wiederholen Sie insgesamt zehnmal. Spüren Sie das Schwingen des „Eimerhenkels" nach oben und außen, unten und innen.

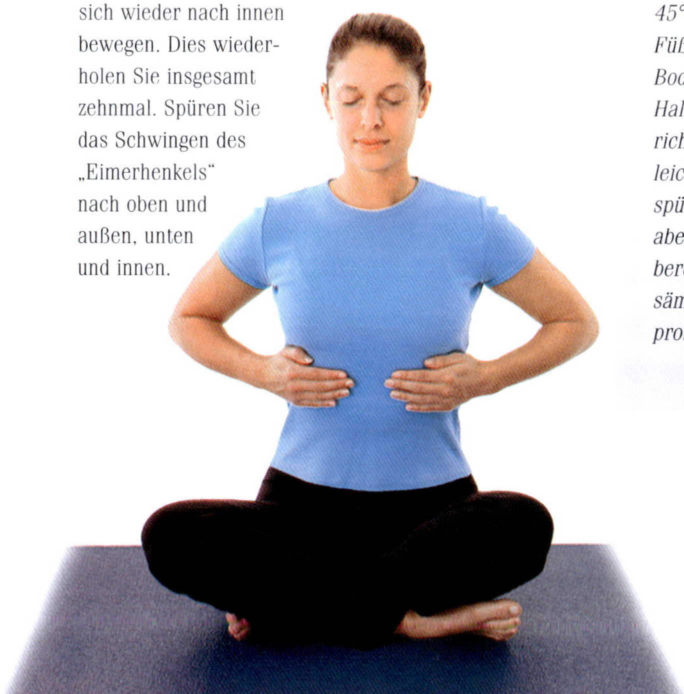

Variationen

Probieren Sie die Technik im Stehen, in Rücken- und Bauchlage und im Sitzen (die Knie im 45°-Winkel gebeugt, die Füße flach auf dem Boden). In manchen Haltungen ist die richtige Atmung leichter zu erspüren als in anderen, aber Sie sollten zur Vorbereitung auf die Übungen sämtliche Haltungen ausprobieren.

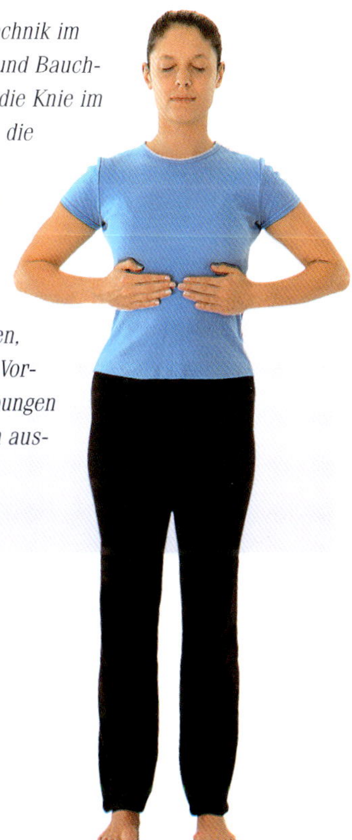

Körperplatzierung und Muskelsynergie 1

Pilates ist ein synergetisches Training, d. h., dass bei jeder Bewegung in jeder Übung alle Teile des Körpers zusammenarbeiten, um das gewünschte Resultat zu erzielen. Für ein erfolgreiches Pilates-Training sollte man die Muskelgruppen des Körperzentrums lokalisieren können, um zu erspüren, wie sie zusammenarbeiten, und um zu lernen, wie man sie kontrolliert.

Das Körperzentrum kräftigen

Wie schon erwähnt, ist das erste Ziel von Pilates die Schaffung eines starken, stabilen „Zentrums" oder „Kerns" – von Pilates als dynamischer „Kraftgürtel" oder „Powerhouse" bezeichnet –, als Ausgangspunkt einer optimalen Haltung und sämtlicher Bewegungen.

Bei den Pilates-Übungen stoßen Sie oft auf die Anweisung: „Die Verbindung mit dem Zentrum halten." Das müssen Sie erst mühelos beherrschen, bevor Sie imstande sind, Ihre ganze Aufmerksamkeit auf den Bereich zu konzentrieren, den Sie gerade trainieren. Was ist also dieses überaus wichtige Zentrum, und wo befindet es sich?

Grob gesagt handelt es sich um den Bereich zwischen einer imaginären Linie rund um den Körper knapp unterhalb des Zwerchfells und einer zweiten oberhalb des Beckenbodens. Drei Muskeln in diesem Bereich sind an der Schaffung eines starken Zentrums beteiligt. Dies sind die sehr tief, nahe an der Wirbelsäule liegenden Muskeln, die die Lendenwirbelsäule stabilisieren: der quere Bauchmuskel vor der Wirbelsäule und der vielgespaltene Rückenmuskel hinter ihr, beide auf Höhe des Nabels, sowie die Beckenbodenmuskulatur als Basis.

Der quere Bauchmuskel ist der am tiefsten liegende der vier Muskeln, die die Bauchwand bilden. Um die Lage dieses Muskels zu erspüren, stellen Sie sich gerade, aber entspannt hin, und legen Sie beide Hände so auf Ihre Taille, dass die Finger nach innen auf den Nabel gerichtet sind. Husten Sie jetzt einmal kurz und heftig.

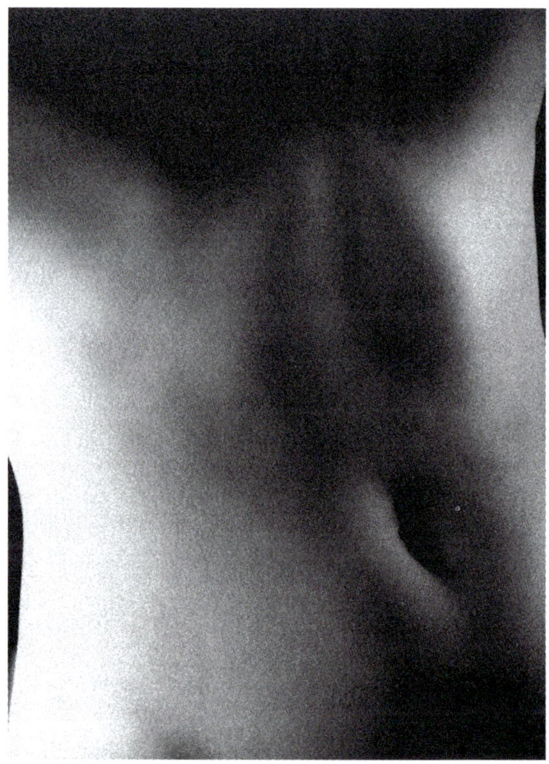

Der quere Bauchmuskel, der vielgespaltene Rückenmuskel und der Beckenboden sind die drei Muskelgruppen, die im „Zentrum" der Pilates-Technik stehen.

Dabei fühlen Sie einen Muskel, der sich unter Ihren Fingern bewegt. Atmen Sie einmal ein und kräftig wieder aus – dabei spüren Sie, wie sich der gleiche Muskel bewegt: Das ist der quere Bauchmuskel *(Musculus transversus abdominis)*. Da er ein so wichtiges Element unserer Kernstabilität ist, müssen Sie lernen, ihn richtig zu aktivieren.

Den queren Bauchmuskel aktivieren

Es gibt eine richtige und eine falsche Methode, um den queren Bauchmuskel zu aktivieren. Die falsche besteht schlicht darin, den Bauch so übertrieben stark einzuziehen, dass er praktisch an der Wirbelsäule klebt. Sie sollen jedoch stattdessen eine sanfte Kontraktion dieses Muskels erlernen, die Sie jederzeit mühelos aufrechterhalten können, ob im Stehen, Gehen oder Sitzen, beim Training oder am Schreibtisch.

Dazu muss man wissen, dass es zwei Muskeltypen gibt – Mobilisatoren (Arbeitsmuskeln) und Stabilisatoren (Stützmuskeln). Die Mobilisatoren sind für größere Bewegungen, wie z. B. das Treten oder Werfen, zuständig – sie mobilisieren die Gliedmaßen. Im Vergleich zu den Stabilisatoren liegen sie dichter unter der Oberfläche, sind länger, arbeiten härter (mit ca. 40–100 % ihrer Kraft) und phasisch, d. h. mit kurzen Phasen der Aktivität und Inaktivität, weil sie rasch ermüden.

Die Stabilisatoren liegen tiefer, z. B. nahe an der Wirbelsäule; sie sind kürzer als die Mobilisatoren, arbeiten dauerhafter und sind tonisch (d. h., sie halten eine ständige Grundspannung, den Muskeltonus). Die Stabilisatoren müssen Ausdauerleistungen erbringen und arbeiten deshalb nur mit ca. 20–30 % ihrer maximalen Kontraktion. Der quere Bauchmuskel ist ein Stabilisator – ein tief liegender Stützmuskel –, weshalb es wichtig ist, ihn mit Bedacht zu trainieren.

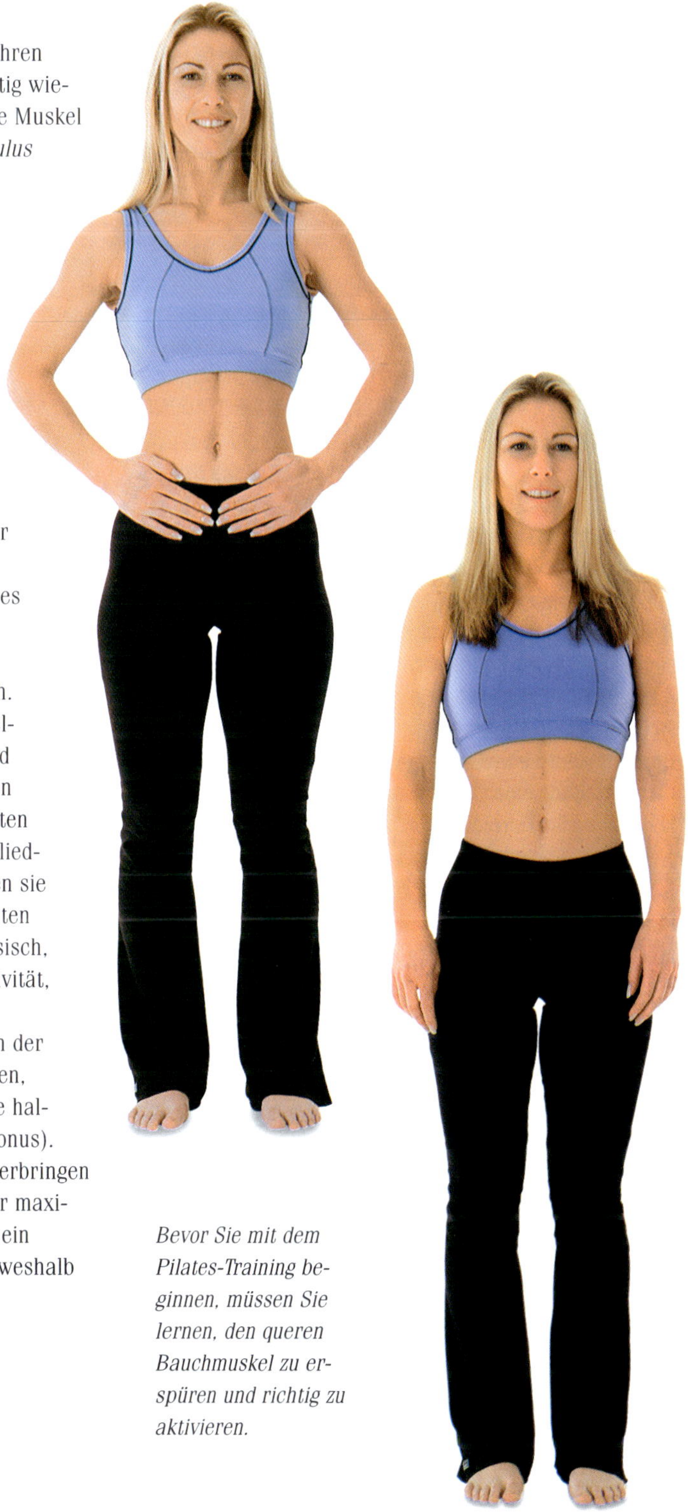

Bevor Sie mit dem Pilates-Training beginnen, müssen Sie lernen, den queren Bauchmuskel zu erspüren und richtig zu aktivieren.

Visualisierung und *Feedback*

Für Pilates ist der Geist genauso wichtig wie der Körper. Indem Sie die Techniken erlernen und regelmäßig trainieren, schlagen Sie eine Brücke zwischen der geistigen und der körperlichen Seite Ihres Wesens. Wenn Sie bewusster wahrnehmen, was Ihr Körper alles für Sie tut und wozu er fähig ist, werden Sie ihn noch mehr schätzen lernen.

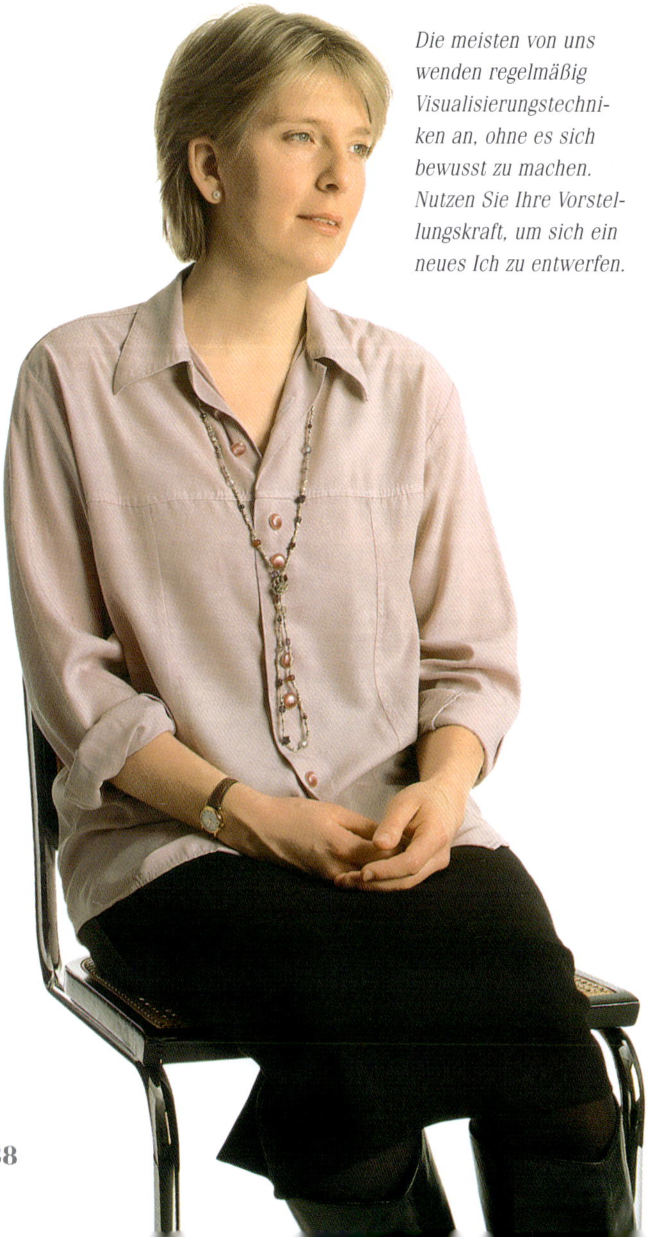

Die meisten von uns wenden regelmäßig Visualisierungstechniken an, ohne es sich bewusst zu machen. Nutzen Sie Ihre Vorstellungskraft, um sich ein neues Ich zu entwerfen.

Visualisierung

„Wir erschaffen etwas immer zuerst in gedanklicher Form. Der Manifestation geht immer ein Gedanke oder eine Idee voraus ... Fantasie ist die Fähigkeit, eine Idee oder ein Bild geistig entstehen zu lassen. Beim kreativen Visualisieren benutzt du deine Vorstellungskraft (Fantasie), um ein klares Bild von etwas zu erzeugen, dessen Manifestation du dir wünschst. Konzentriere dich immer wieder auf eine Idee oder ein Bild."

SHAKTI GAWAIN, Stell dir vor

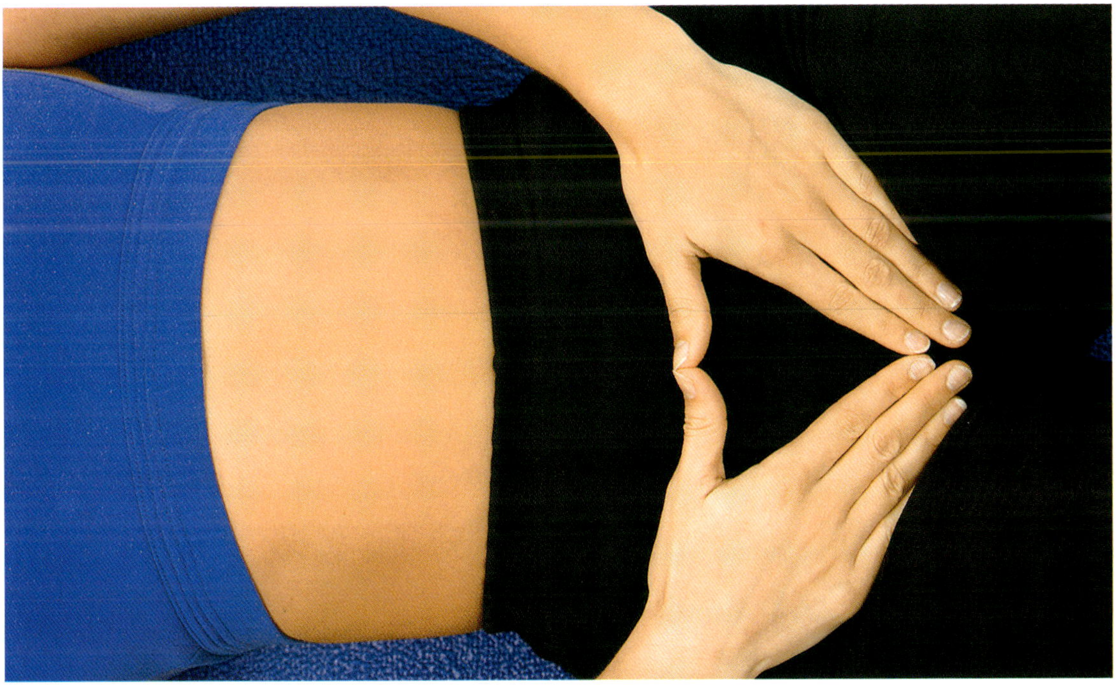

Stellen Sie sich vor, dass Sie ein Wasserglas auf dem Dreieck Ihrer Hände balancieren. Versuchen Sie, Ihren Nabel sanft zur Wirbelsäule zu ziehen – ohne einen Tropfen zu verschütten!

Etwas zu visualisieren bedeutet, ein inneres Bild des gewünschten Zustands zu entwerfen und es als konstante Quelle der Inspiration und Motivation im Kopf zu behalten. Falls Ihnen das zu realitätsfern klingt, überlegen Sie, wie oft Sie Dinge visualisieren, ohne es sich bewusst zu machen. Sie schauen sich z. B. in Ihrem Wohnzimmer um und finden es schäbig und renovierungsbedürftig. Sie würden die verhasste Blümchentapete gern durch einen schlichten Anstrich ersetzen. Statt der altmodischen Garnitur hätten Sie lieber zwei neue Sofas. Der alte Kram müsste sortiert und ordentlich verstaut werden. Neue Vorhänge und eine hübsche Vase mit frischen Blumen statt der kränkelnden Topfpflanze könnten das Bild abrunden. Sehen Sie? Sie haben ein klares geistiges Bild der gewünschten Veränderungen geschaffen! Wahrscheinlich wird Sie die Idee nicht loslassen, bis Ihr aufgemöbeltes Wohnzimmer Realität wird.

Probieren Sie diese Technik doch mal an sich selbst aus, und visualisieren Sie ein neues Ich. Schauen Sie sich das abgespannte alte Ich an, mit seinen Belastungen, Beschwerden und Schmerzen, die sich in Gesicht und Körperhaltung spiegeln. Dann stellen Sie sich das neue Ich vor: aufrecht und selbstbewusst, schlank und geschmeidig, frei von Stress und Beschwerden, voller Gesundheit und Lebenskraft. Halten Sie das Bild in Ihrem Kopf fest, und konzentrieren Sie sich beim Pilates-Training darauf. Hängen Sie Ihr – im Moment vielleicht etwas zu enges – Lieblingskleidungsstück so auf, dass Sie es beim Trainieren sehen. Stellen Sie sich vor, wie Sie darin eine bessere Figur machen als je zuvor. Oder machen Sie vor Trainingsbeginn und dann in regelmäßigen Abständen Fotos von sich – als Erfolgsmesser und Motivationsquelle!

Biofeedback und Körperwahrnehmung

Biofeedback unterstützt die Verbindung zwischen Körper und Geist. Die meisten von uns bewegen sich per Autopilot durchs Leben – ohne Vorstellung, wie sich die Verbindung zum Körper oder die richtige Kontraktion eines Muskels anfühlen sollte.

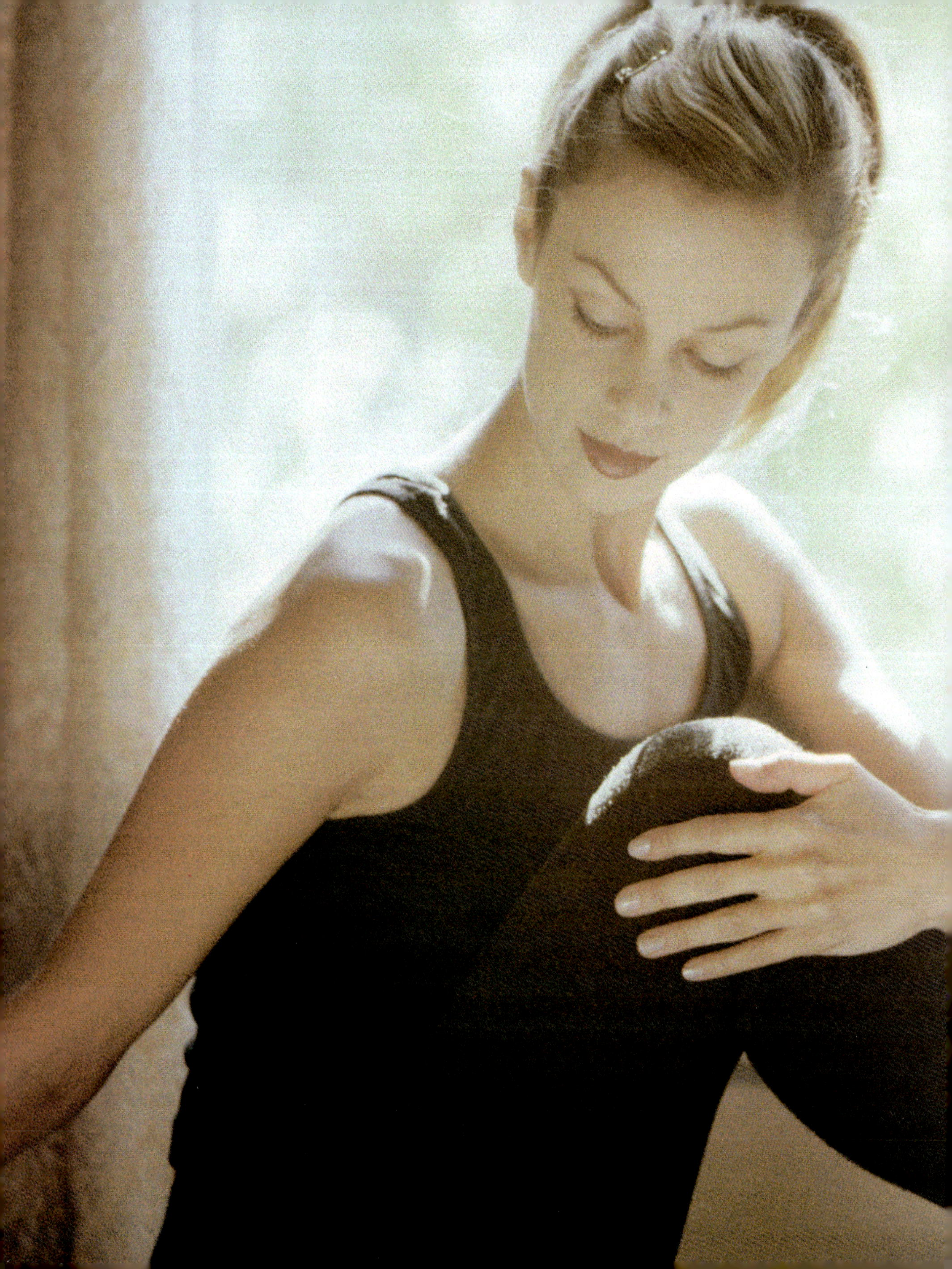

4 Vor dem Start

Zu den wichtigsten Dingen, die Sie durch das Pilates-Training lernen können, gehört die richtige Einschätzung Ihres Körpers und seiner Fähigkeiten. So hat es keinen Sinn, mit dem Pilates-Training anzufangen, wenn Sie z. B. eine schwere Erkältung haben oder wenn Ihnen so kalt ist, dass Sie mit einem erhöhten Verletzungsrisiko rechnen müssen. Planen Sie Ihr Training richtig: Reservieren Sie sich einen Platz in der Wohnung, den Sie schnell und einfach als Trainingsbereich herrichten können. Gehen Sie Ihre zehn Minuten langsam an, und arbeiten Sie mit Ihrem Körper, nicht gegen ihn.

Vorbereitung

Dieses Buch gibt Ihnen die Möglichkeit, Ihre Fitness selbst in die Hand zu nehmen und für sich zu entscheiden, wann und wo Sie trainieren. Da Sie keinen Trainer haben, der Sie dabei anleitet, liegt auch die Verantwortung für Ihre Sicherheit ganz bei Ihnen.

Auch wenn Sie nur relativ kurze, zehnminütige Pilates-Sitzungen planen, ist es wichtig, vor dem Start über folgende Aspekte nachzudenken:

- die Trainingsumgebung
- Alter und Gesundheitszustand
- eine etwaige Schwangerschaft
- leichtere Erkrankungen
- die richtige Trainingsweise

Umgebung

Die unmittelbare Umgebung wird als Faktor, der den Trainingserfolg fördern oder beeinträchtigen kann, oft vernachlässigt. Der Trainingsbereich sollte warm genug sein, damit sich Ihr Körper nicht vor Kälte verspannt. Sie sollten aber auch nicht in direkter Sonne – weder draußen noch drinnen vor einem Fenster – oder direkt neben einem Heizkörper trainieren, der Ihren Körper künstlich aufheizt. Achten Sie darauf, dass Ihr Trainingsbereich gut belüftet, aber frei von Zugluft ist.

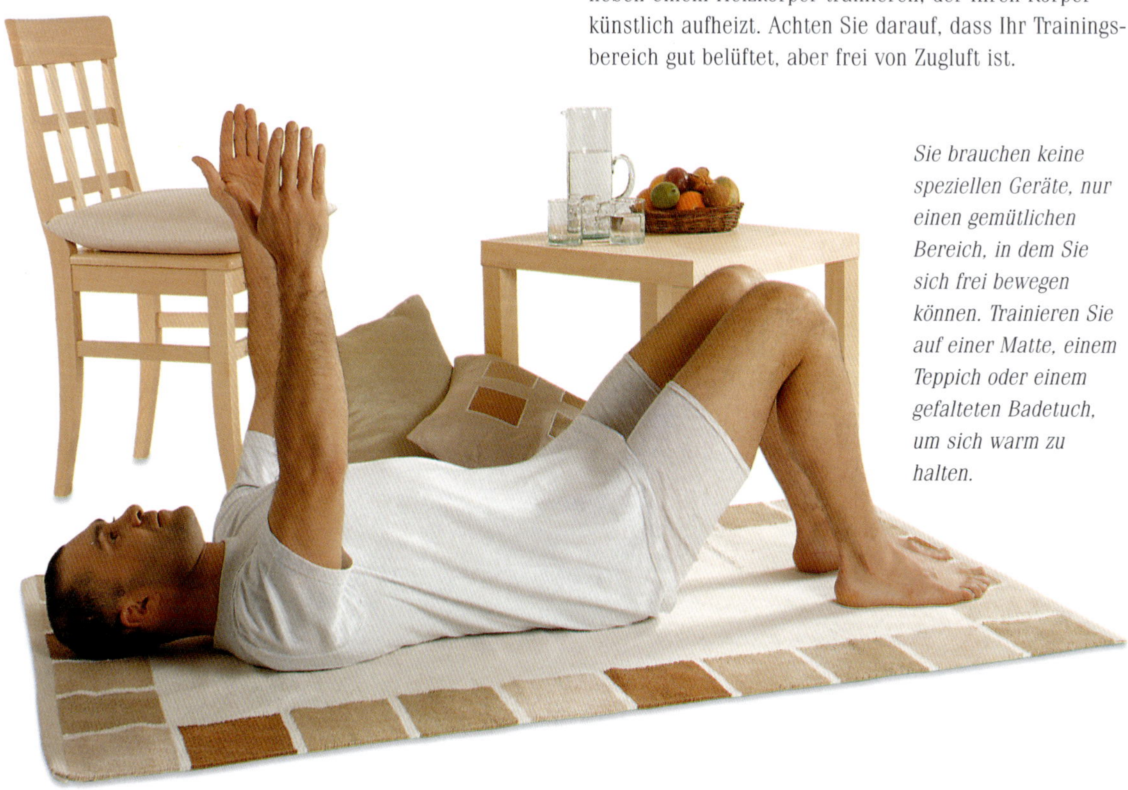

Sie brauchen keine speziellen Geräte, nur einen gemütlichen Bereich, in dem Sie sich frei bewegen können. Trainieren Sie auf einer Matte, einem Teppich oder einem gefalteten Badetuch, um sich warm zu halten.

Alter und Gesundheitszustand

Wenn die Antwort auf eine der folgenden Fragen „Ja" lautet, sollten Sie unbedingt den Rat eines Arztes oder eines ausgebildeten Pilates-Trainers einholen, bevor Sie mit dem Training beginnen:

- Sind Sie sehr jung oder sehr alt? – Generell ist Pilates für jedes Alter geeignet, aber sehr junge oder alte Menschen sollten auf Nummer Sicher gehen.
- Leiden Sie an Diabetes?
- Hatten Sie schon einmal Herz- oder Lungenprobleme?
- Nehmen Sie Medikamente, die ein Trainingsrisiko bedeuten könnten?
- Nach den Wechseljahren: Haben Sie Beschwerden, die auf eine zu geringe Knochendichte hinweisen könnten?
- Leiden Sie an Entzündungen oder Schwellungen der Muskeln und/oder Gelenke?
- Leiden Sie an Krankheiten oder Verletzungen, die Ihre Muskeln und/oder Gelenke instabil machen, z. B. Arthritis, Bänderrisse oder Verrenkungen?
- Leiden Sie an Menstruationsschmerzen?

Während der Menstruation ist Vorsicht geboten. Generell sollten Sie keine Pilates-Übungen ausführen, wenn Sie an ernsten Menstruationsbeschwerden, wie Rücken- oder Kopfschmerzen oder allgemeiner Schwäche, leiden. Dies sind keine absoluten Ausschlussfaktoren, aber Sie sollten auf sämtliche Übungen verzichten, die die Beschwerden verschlimmern könnten.

Schwangerschaft

Schwangerschaft ist keine Krankheit. Solange Sie sich wohl fühlen, sich problemlos bewegen können und der Bauch nicht stört, gibt es keinen Grund, mit dem Training aufzuhören oder nicht damit anzufangen. Im Zweifelsfall vor Trainingsbeginn einen Arzt konsultieren.

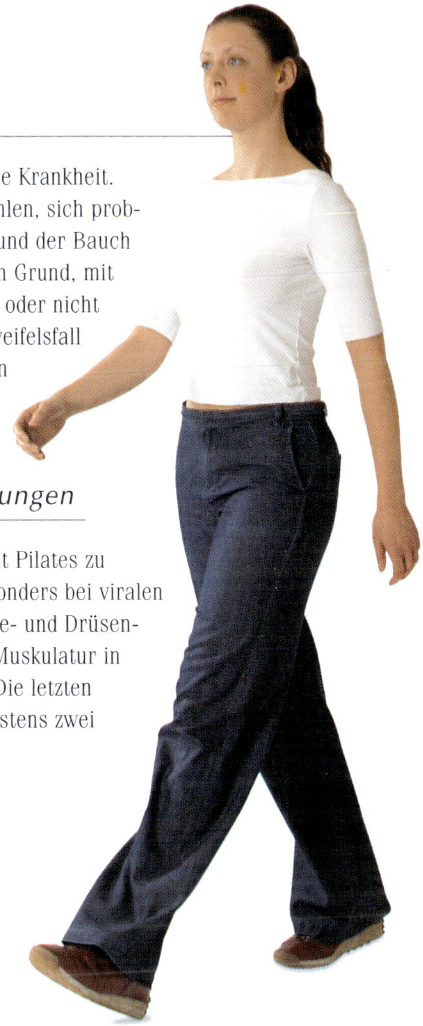

Leichtere Erkrankungen

Diese sind keinesfalls mit Pilates zu bekämpfen. Vorsicht besonders bei viralen Atemwegs-, Hals-, Grippe- und Drüseninfektionen, welche die Muskulatur in Mitleidenschaft ziehen. Die letzten Symptome sollten mindestens zwei Wochen zurückliegen.

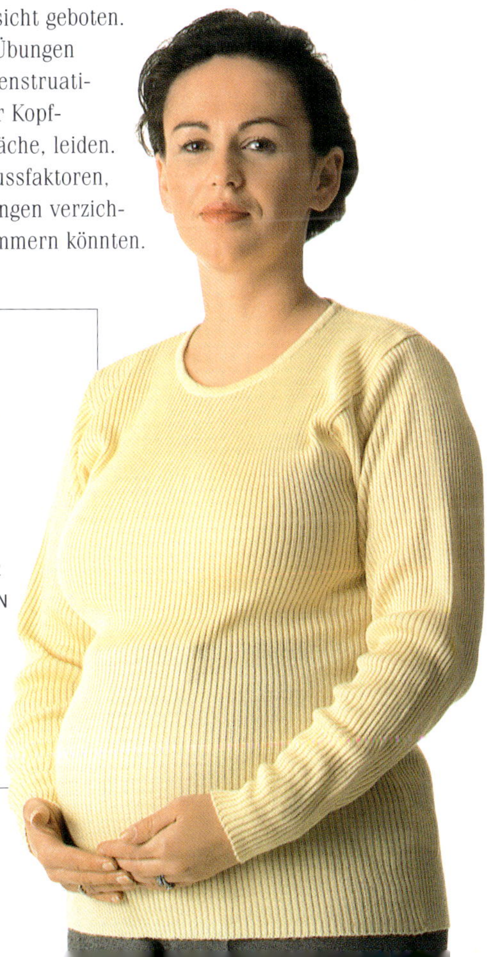

DIE ÜBUNGEN IN DIESEM BUCH SIND FÜR GESUNDE KONZIPIERT. WENN SIE ZWEIFEL AN IHREM GESUNDHEITSZUSTAND HABEN, HOLEN SIE BITTE ÄRZTLICHEN RAT EIN. DER VERLAG UND DIE AUTOREN HAFTEN NICHT FÜR KURZ- ODER LANGFRISTIG AUFTRETENDE GESUNDHEITSSCHÄDEN.

Wenn Ihnen kalt ist, erhöht sich das Verletzungsrisiko. Deshalb müssen Sie sich vor dem Pilates-Training unbedingt gut aufwärmen, z. B. indem Sie ein paar Minuten auf der Stelle gehen. Wenn Sie noch Hausarbeit zu erledigen haben, führen Sie diese energisch aus, um Ihren Kreislauf in Schwung zu bringen!

Sicheres *Training*

Nehmen Sie sich beim und nach dem Pilates-Training etwas Zeit, um zu kontrollieren, wie Sie sich fühlen. So ist sichergestellt, dass Sie auf die Bedürfnisse Ihres Körpers achten und Ihr Trainingsprogramm sowohl effektiv als auch sicher ist. Außerdem verbessern Sie so Ihr Körperbewusstsein – ein wichtiger Aspekt von Pilates. Und noch ein Rat: Überfordern Sie Ihren Körper nicht!

Pilates soll Ihr körperliches und geistiges Wohlbefinden steigern; deshalb sollten Sie darauf achten, dass Sie sich während des Trainings wohl fühlen und auch vor und nach dem Training etwas für sich tun. Wenn Sie häufiger trainieren, werden Sie vielleicht feststellen, dass Sie anfangen, Körperbewusstsein und körperliche Aktivität auch in Ihren Alltag zu integrieren.

Reichlich Wasser zu trinken ist wichtig für eine gesunde Lebensführung, weil es hilft, Giftstoffe aus dem Körper zu schwemmen. Trinken Sie mindestens zwei Liter Wasser am Tag.

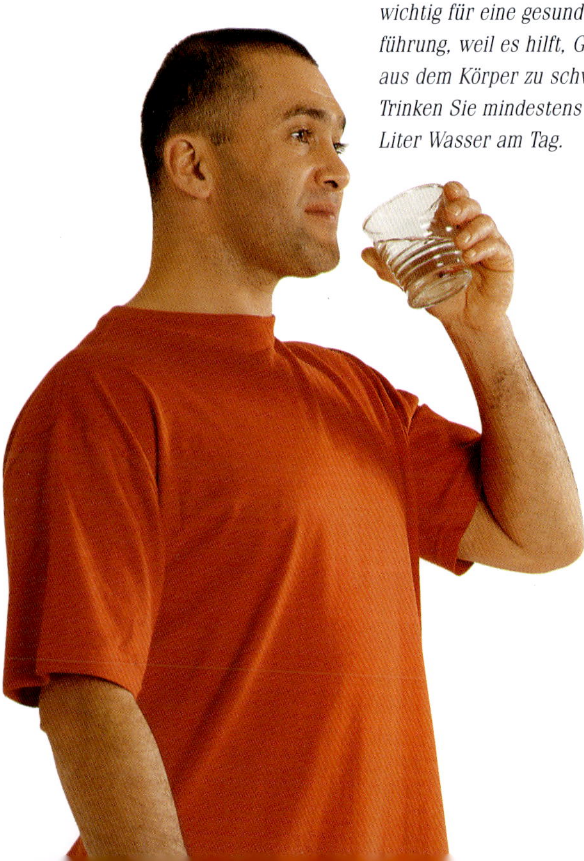

Richtige Trainingsweise

Diese gliedert sich in:

- Trainingsvorbereitung und Alltagsaktivitäten
- Training
- Verhalten nach dem Training

Vor dem Training

- Sorgen Sie generell für ausreichende Flüssigkeitszufuhr, indem Sie am Tag mindestens zwei Liter Wasser langsam trinken. Trinken Sie aber unmittelbar vor dem Pilates-Training keine größeren Mengen.
- Trainieren Sie nicht in angespanntem Zustand. Wenn Sie sich gestresst fühlen, versuchen Sie die körperliche Anspannung durch Gehen auf der Stelle zu lösen, bevor Sie mit dem Training beginnen.
- Wenn Ihnen kalt ist, gehen Sie eine Weile auf der Stelle, um sich aufzuwärmen.
- Wärmen Sie sich vor dem Training nicht künstlich auf, z. B. durch ein heißes Bad, eine Dusche oder indem Sie sich vor die Heizung setzen. Hierdurch kann das Verletzungsrisiko erhöht werden.
- Räumen Sie Ihren Trainingsbereich frei, und achten Sie darauf, dass Sie genug Platz haben, um sich bei den Übungen in jede Richtung ausstrecken zu können, ohne irgendwo anzustoßen.
- Sorgen Sie für eine warme Unterlage – trainieren Sie auf einem Teppich, einer Matte oder einem gefalteten Badetuch.

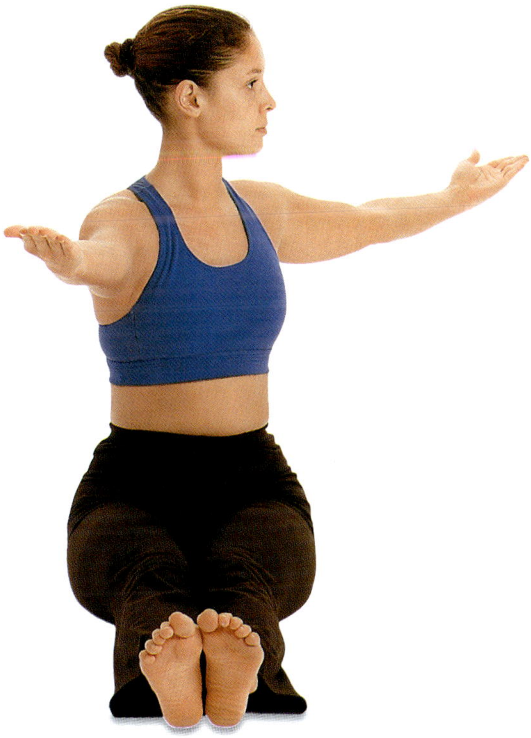

Lassen Sie sich von der kurzen Trainingsdauer nicht dazu verleiten, die Übungen hastig zu absolvieren. Hören Sie auf Ihren Körper, und versuchen Sie nicht, zu viel zu schnell zu erreichen.

Beim Training

- Gehen Sie Ihre zehn Minuten langsam und bedächtig an. Trainieren Sie nicht zu schnell, und absolvieren Sie nicht zu viele Übungen pro Sitzung.
- Bedenken Sie, dass die Belastung Ihres Körpers im Verlauf des Trainings etwas zunimmt. Damit sich diese Veränderungen positiv auswirken, dürfen Sie sich nicht überfordern.
- Manche Übungen scheinen zunächst sehr leicht; Sie spüren ihre Nachwirkungen womöglich erst ein oder zwei Tage später. Lassen Sie sich eine Woche Zeit, bevor Sie solche Übungen wiederholen, damit Ihr Körper sich entsprechend anpassen kann.

Nach dem Training

- Setzen Sie sich nach dem Training nicht einfach hin, sondern bleiben Sie noch etwas in Bewegung. Gehen Sie zu einer leichten Aktivität über, z. B. indem Sie sich duschen oder umziehen.
- Wenn Sie Ihr Training abends absolvieren, gehen Sie danach nicht gleich ins Bett.

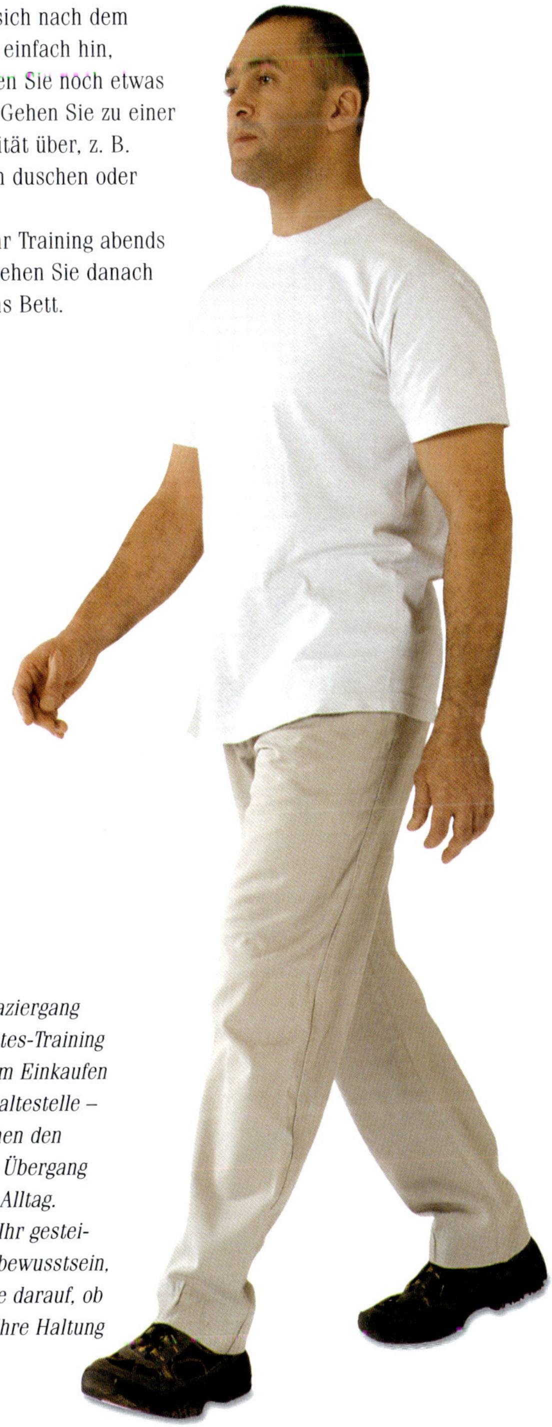

Ein kurzer Spaziergang nach dem Pilates-Training – vielleicht zum Einkaufen oder zur Bushaltestelle – erleichtert Ihnen den reibungslosen Übergang zurück in den Alltag. Genießen Sie Ihr gesteigertes Körperbewusstsein, und achten Sie darauf, ob und wie sich Ihre Haltung verändert.

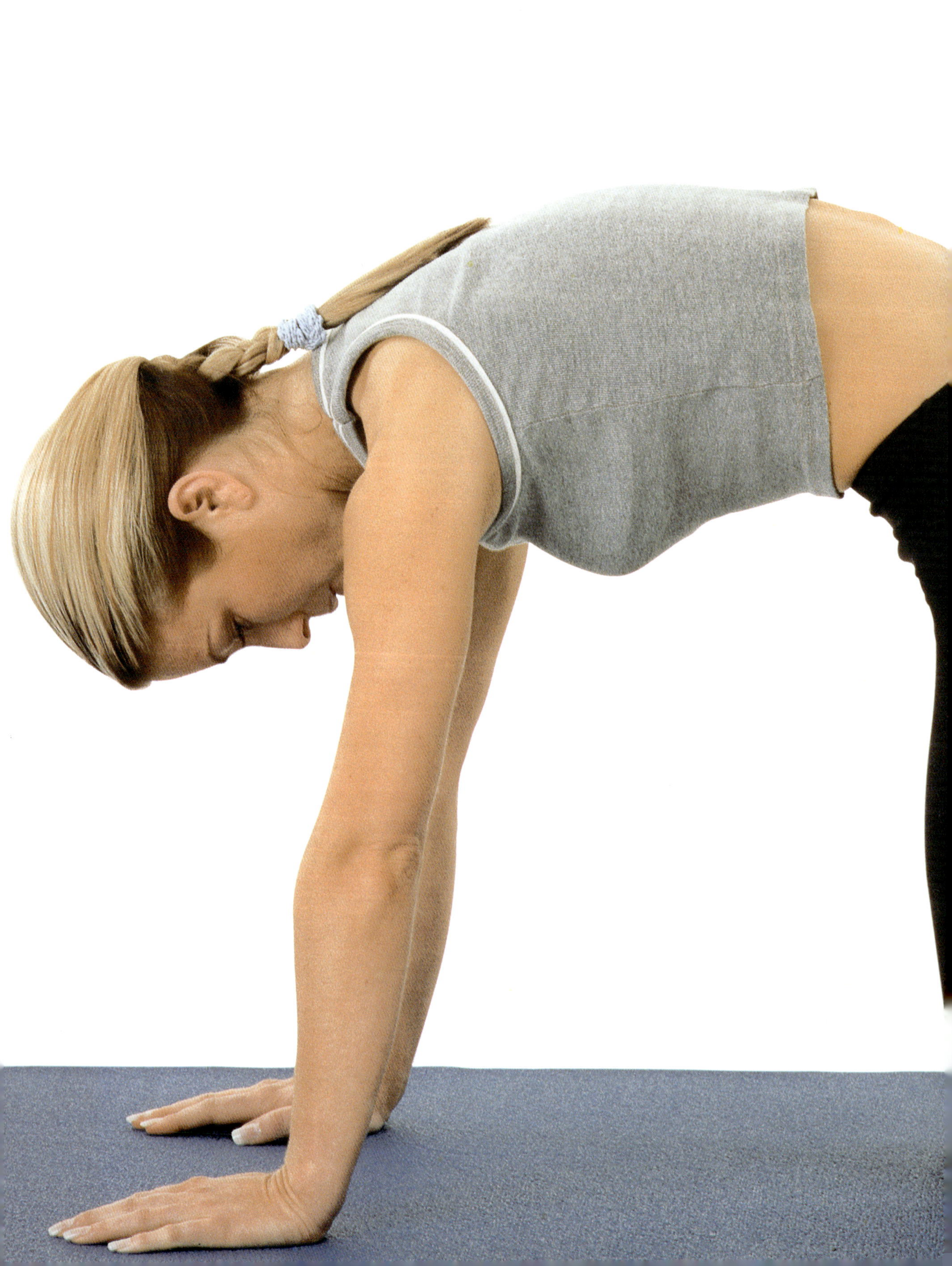

5 Aufwärmübungen

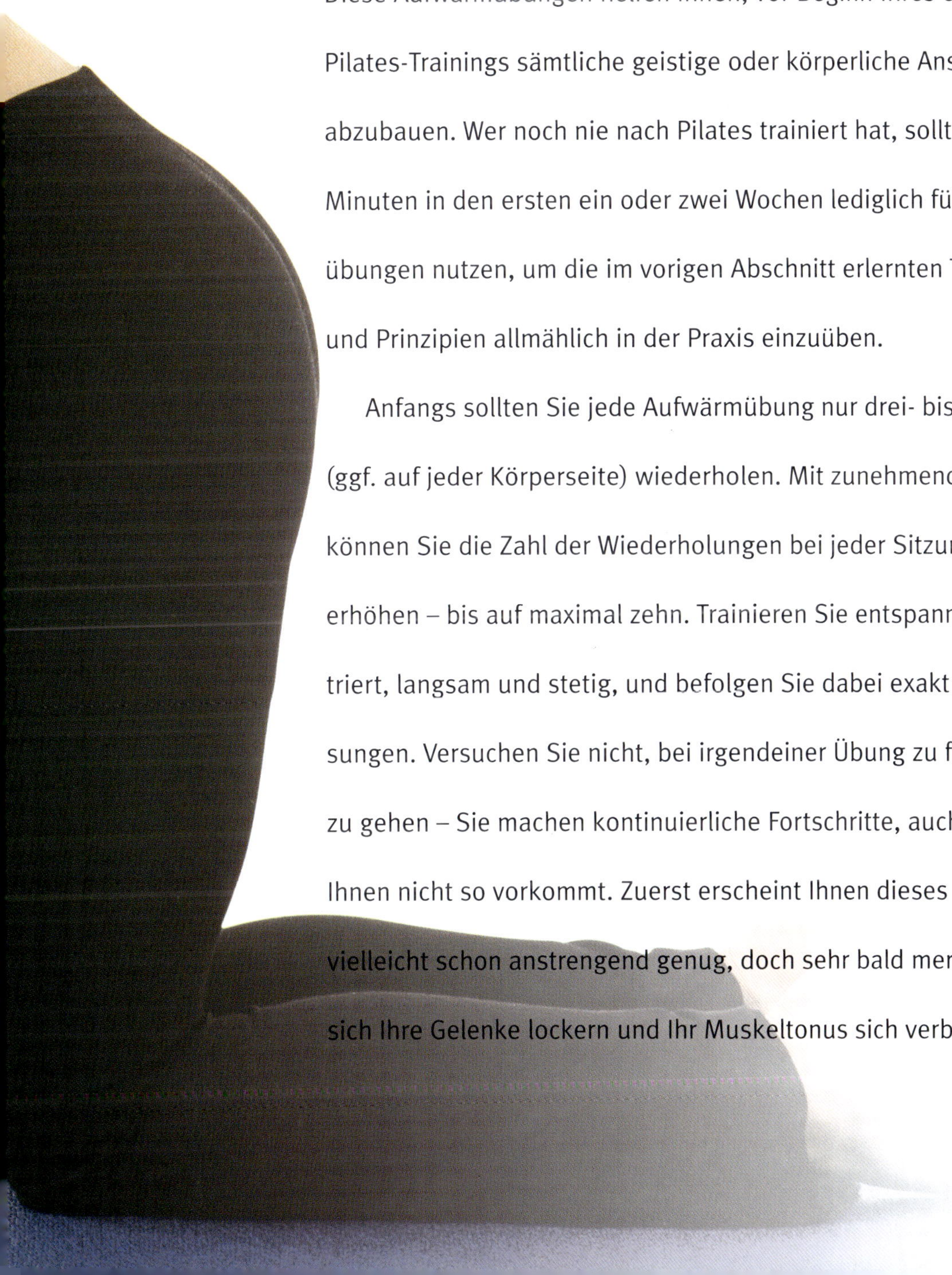

Diese Aufwärmübungen helfen Ihnen, vor Beginn Ihres eigentlichen Pilates-Trainings sämtliche geistige oder körperliche Anspannung abzubauen. Wer noch nie nach Pilates trainiert hat, sollte seine zehn Minuten in den ersten ein oder zwei Wochen lediglich für Aufwärmübungen nutzen, um die im vorigen Abschnitt erlernten Techniken und Prinzipien allmählich in der Praxis einzuüben.

Anfangs sollten Sie jede Aufwärmübung nur drei- bis fünfmal (ggf. auf jeder Körperseite) wiederholen. Mit zunehmender Übung können Sie die Zahl der Wiederholungen bei jeder Sitzung um eine erhöhen – bis auf maximal zehn. Trainieren Sie entspannt, konzentriert, langsam und stetig, und befolgen Sie dabei exakt die Anweisungen. Versuchen Sie nicht, bei irgendeiner Übung zu früh zu weit zu gehen – Sie machen kontinuierliche Fortschritte, auch wenn es Ihnen nicht so vorkommt. Zuerst erscheint Ihnen dieses Stadium vielleicht schon anstrengend genug, doch sehr bald merken Sie, wie sich Ihre Gelenke lockern und Ihr Muskeltonus sich verbessert.

Konzentriert atmen

Ziel: *Konzentration auf Haltung und Atmung*

Gut für: *den Geist und den gesamten Körper*

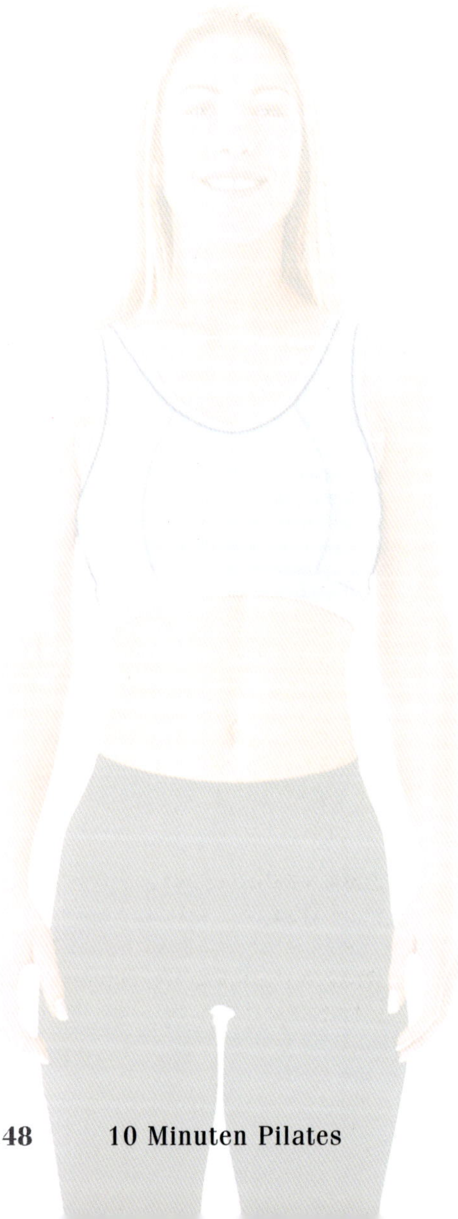

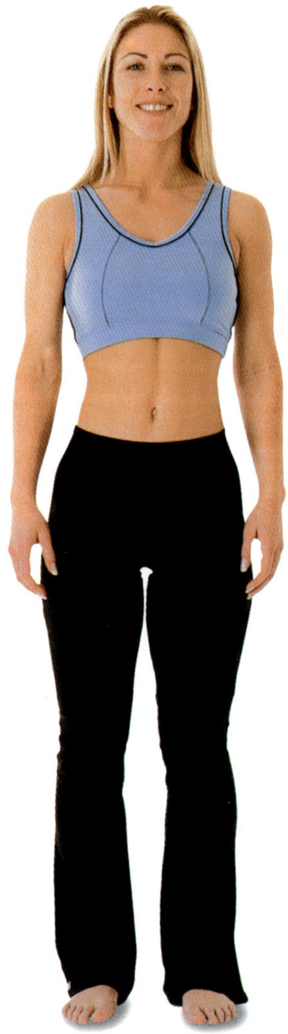

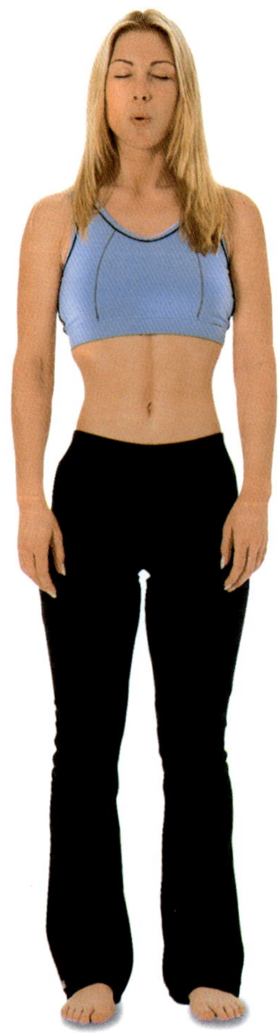

1 Stehen Sie aufrecht, Schultern und Wirbelsäule in Neutralposition, Füße hüftbreit auseinander, Knie locker, Arme lose hängen lassen.

2 Schließen Sie die Augen, und konzentrieren Sie sich auf Ihre Atmung. Durch die Nase einatmen und die reine, belebende Luft visualisieren, die Ihre Lungen füllt.

3 Ausatmen: Lassen Sie alle verbrauchte Luft aus dem Körper strömen. So weiteratmen; der Körper bleibt dabei entspannt. Am Anfang fünfmal ein- und ausatmen; später auf bis zu zehnmal steigern.

Schultern heben

Ziel: *Anspannung in Nacken und Schultern lösen*

Gut für: *Schultern, Nacken und Oberkörper*

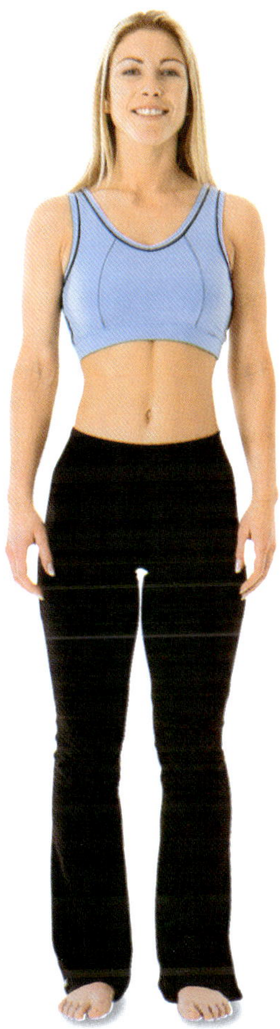

1 Stehen Sie aufrecht, Schultergürtel und Wirbelsäule in Neutralposition, Füße hüftbreit auseinander, Knie locker, Arme lose hängen lassen. Konzentriert atmen.

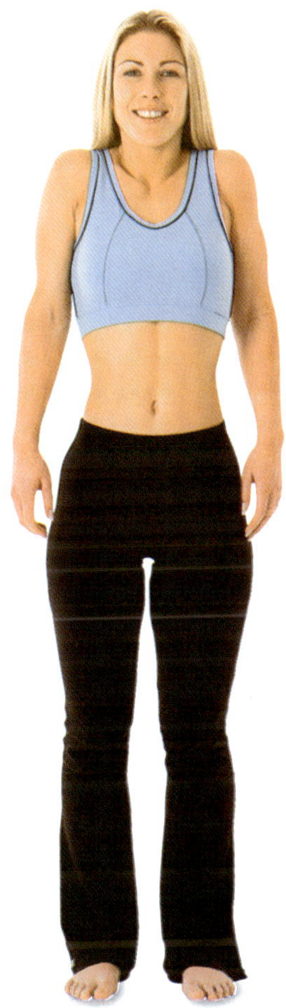

2 Einatmen und die Schultern zu den Ohren hochziehen.

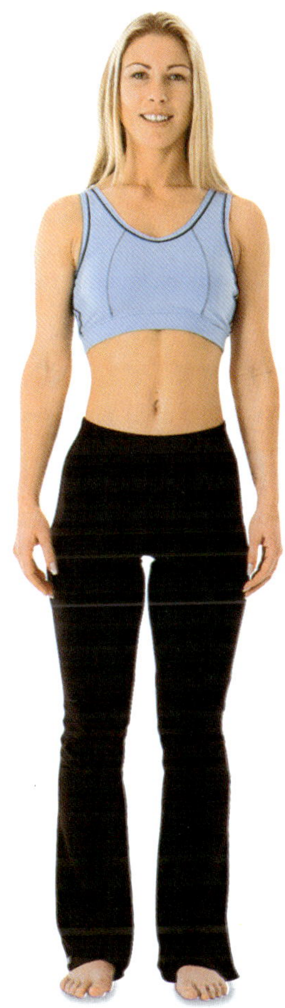

3 Wieder ausatmen und die Schulterblätter in Neutralposition ziehen. Die Übung anfänglich fünfmal, später bis maximal zehnmal ausführen.

Abrollen

Ziel: *Wirbelsäule mobilisieren, Verbindung mit dem Zentrum*

Gut für: *Wirbelsäule, Schultern und Oberkörper*

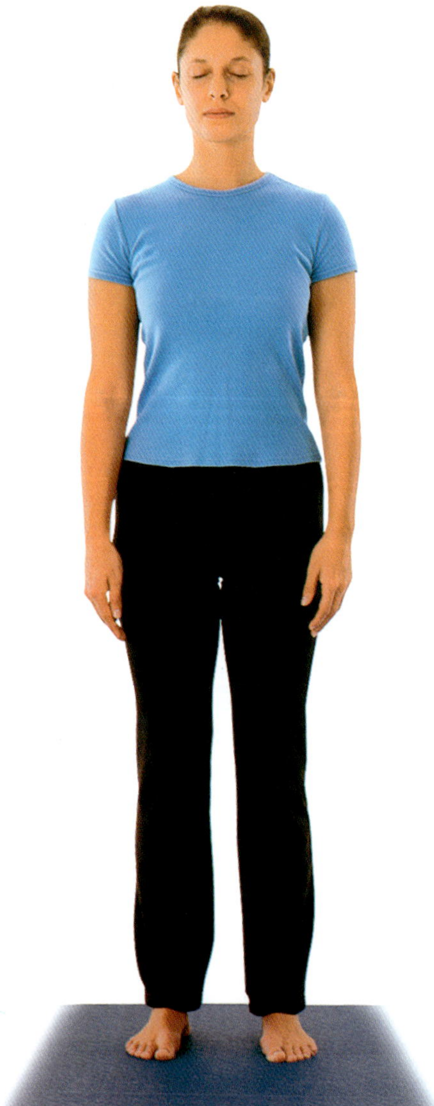

1 Aufrecht stehen, Schultergürtel und Wirbelsäule in Neutralposition. Füße hüftbreit auseinander, Knie locker, Arme lose hängen lassen. Augen schließen und auf die Atmung konzentrieren.

2 Einatmen und die Wirbelsäule lang machen.

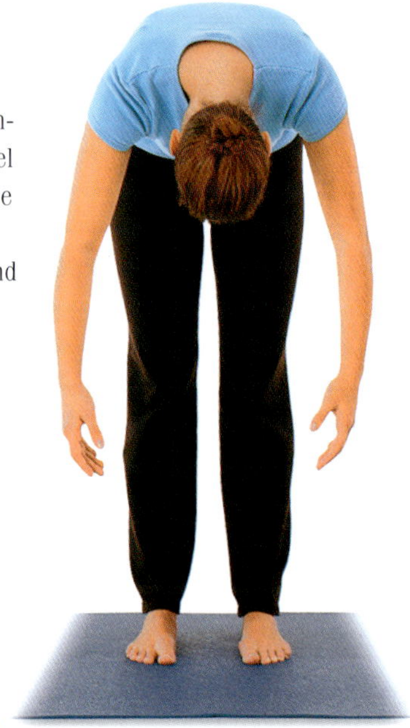

3 Ausatmen, Beckenboden und queren Bauchmuskel anspannen, Nabel um 30 % zur Wirbelsäule ziehen. Neigen Sie das Kinn leicht zur Brust, und beugen Sie sich dann langsam vornüber; der Brustkorb bleibt locker. Spüren Sie, wie sich jeder Wirbel einzeln abrollt.

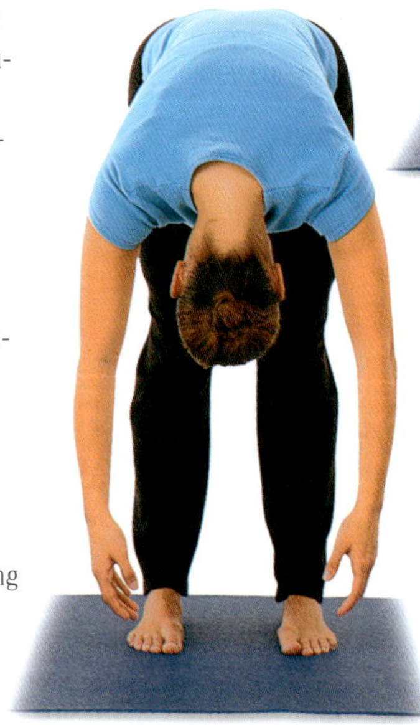

4 Nur so weit abrollen, wie es für Sie angenehm ist – gehen Sie am Anfang nicht zu weit. Am unteren Ende der Bewegung einatmen. Spüren Sie, wie die Luft in den Rücken geht. Beckenboden und Bauchmuskulatur bleiben dabei angespannt.

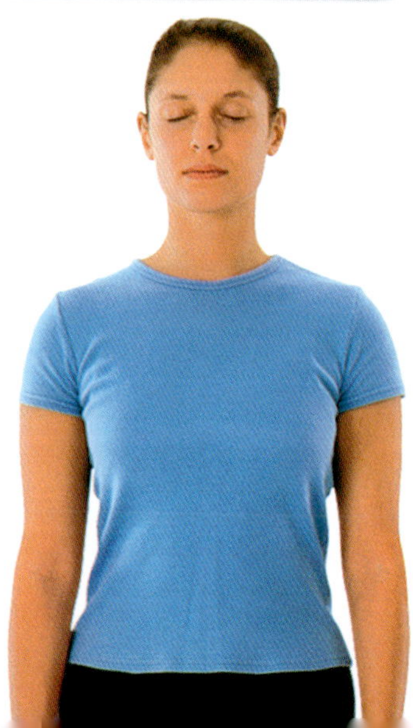

5 Wirbel für Wirbel wieder aufrollen. Am Ende der Bewegung ausatmen und die Schulterblätter in Neutralposition bringen. Übung anfänglich fünfmal, später bis zu zehnmal ausführen.

Kopfdrehung

Ziel: *Anspannung im Nacken lösen*

Gut für: *Nacken und Schultern*

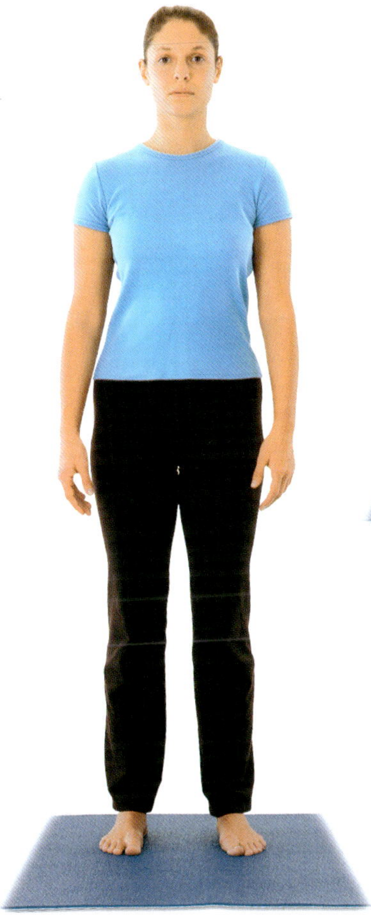

1 Stehen Sie aufrecht, Schultergürtel und Wirbelsäule in Neutralposition, Füße hüftbreit auseinander, Knie locker, Arme lose hängen lassen.

2 Zur Vorbereitung einatmen.

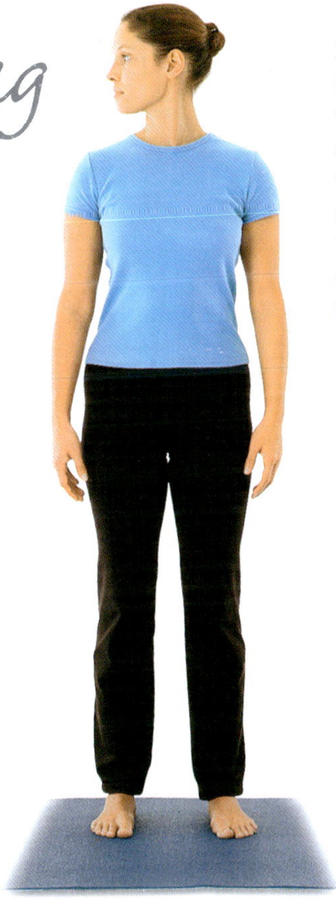

3 Ausatmen, Beckenboden und queren Bauchmuskel anspannen, Nabel um 30 % zur Wirbelsäule ziehen. Den Kopf nach rechts drehen; der Blick bleibt dabei auf den Horizont gerichtet.

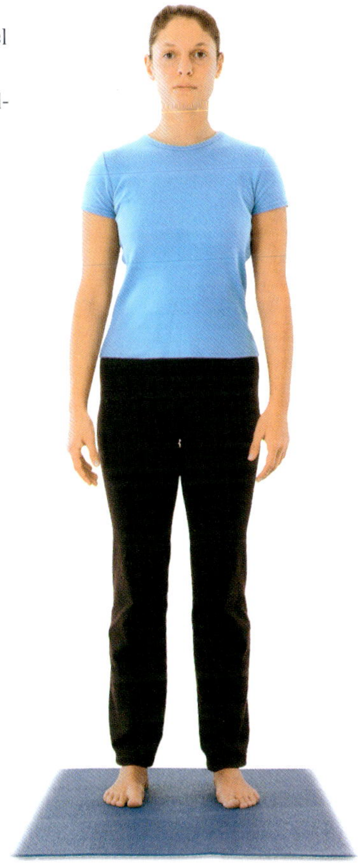

4 Einatmen und den Kopf wieder nach vorn drehen. Die Bewegung fünfmal in diese Richtung wiederholen.

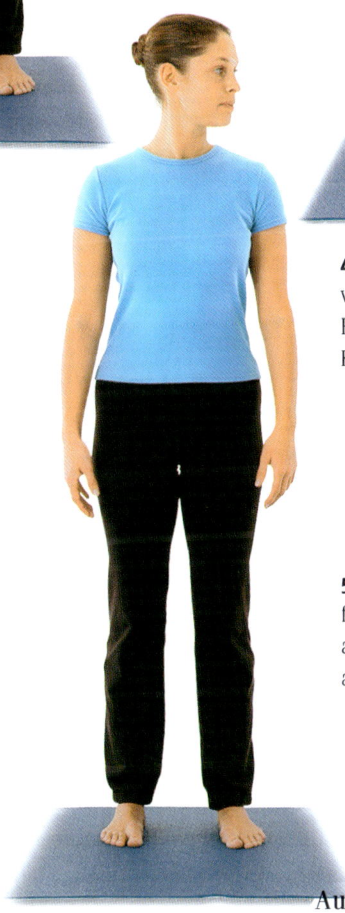

5 Die Bewegung fünfmal in die andere Richtung ausführen.

Körperdrehung

Ziel: *Den ganzen Körper mobilisieren und die Koordination verbessern*

Gut für: *Wirbelsäule, Schultern, Hüften, Arme und Beine*

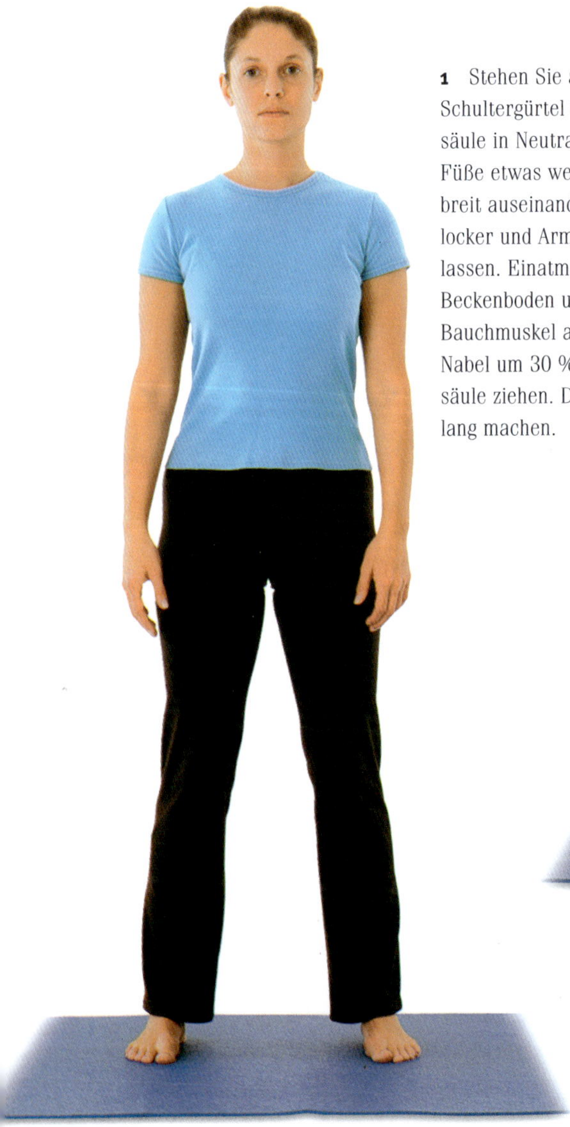

1 Stehen Sie aufrecht, Schultergürtel und Wirbelsäule in Neutralposition, Füße etwas weiter als hüftbreit auseinander, Knie locker und Arme lose hängen lassen. Einatmen, dabei Beckenboden und queren Bauchmuskel anspannen, den Nabel um 30 % zur Wirbelsäule ziehen. Die Wirbelsäule lang machen.

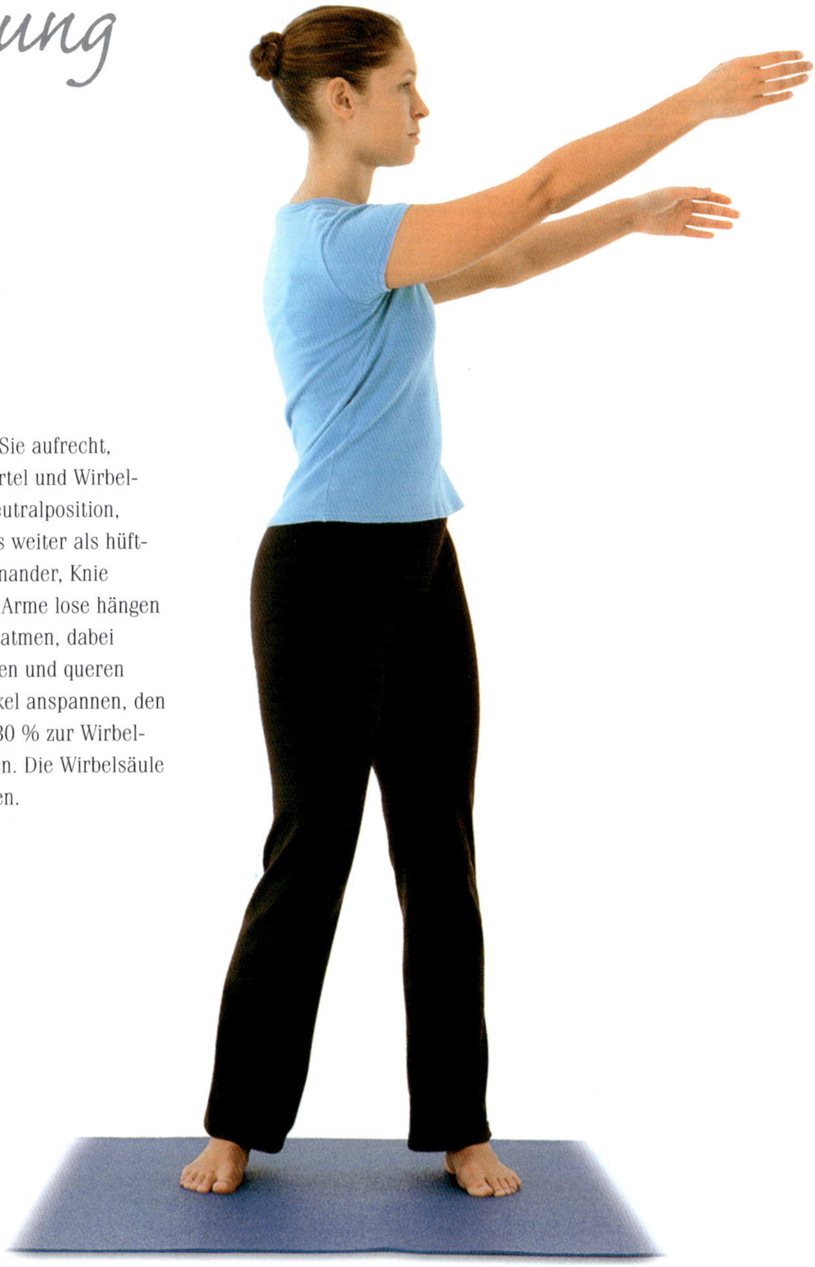

2 Ausatmen und den Körper dabei zur Seite drehen. Die Arme lose mitschwingen lassen. Die Beine verdrehen sich bei dieser Bewegung ebenfalls.

3 Einatmen und den Körper zurück zur Mitte drehen.

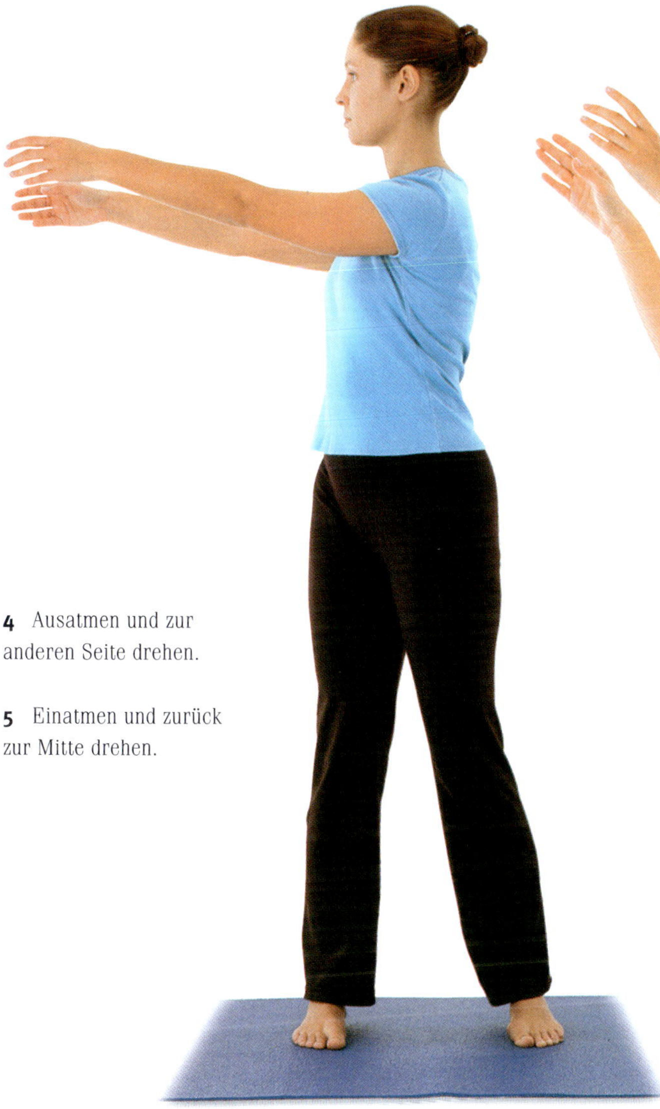

4 Ausatmen und zur anderen Seite drehen.

5 Einatmen und zurück zur Mitte drehen.

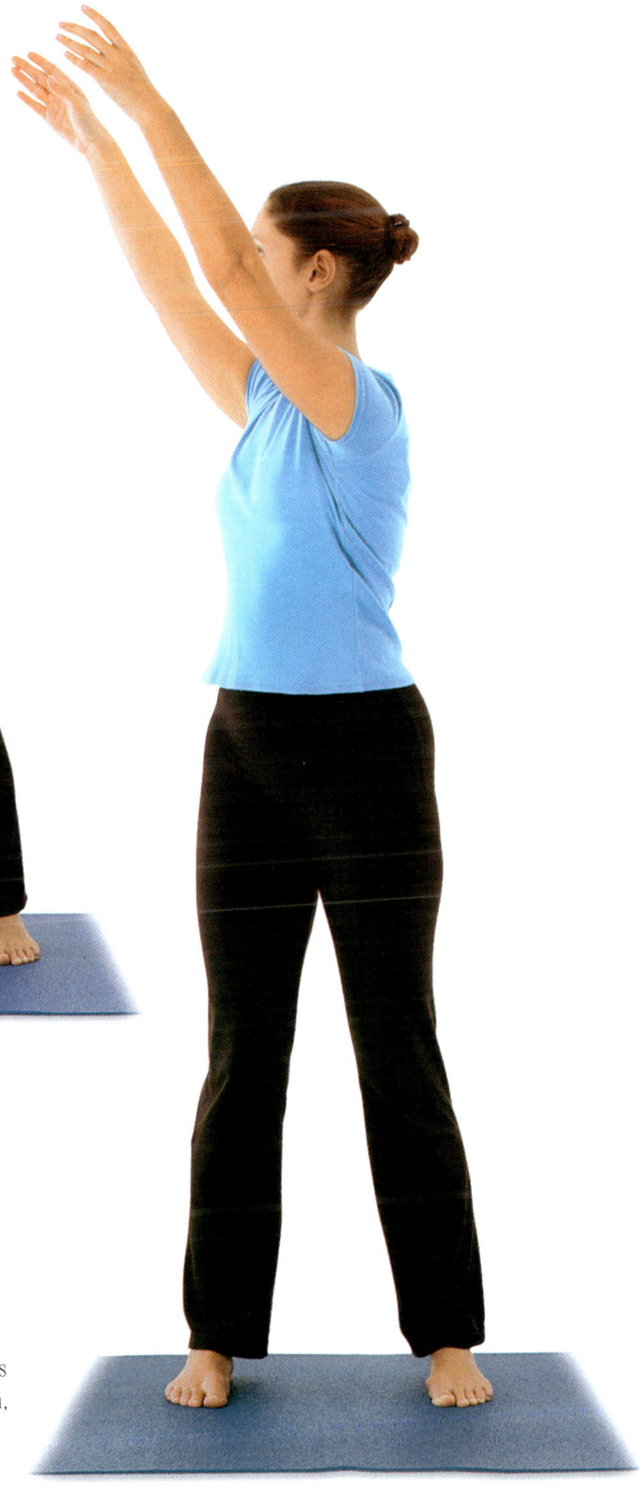

6 Die Arme von Drehung zu Drehung höher schwingen, bis über den Kopf, und dann allmählich wieder sinken lassen – alles in einer fortlaufenden, fließenden Bewegung. Drei Drehungen in jede Richtung ausführen, um bis ans obere Ende der Bewegung zu gelangen, und drei weitere Drehungen in jede Richtung, um die Arme wieder nach unten zu bringen.

Meerjungfrau

Ziel: *Wirbelsäulendehnung und -beugung bei verbundenem Zentrum*

Gut für: *Schultern, Nacken, Wirbelsäule und Bauchmuskeln*

1 Stehen Sie aufrecht, Schultergürtel und Wirbelsäule in Neutralposition, Füße hüftbreit auseinander, Knie locker, Arme lose hängen lassen.

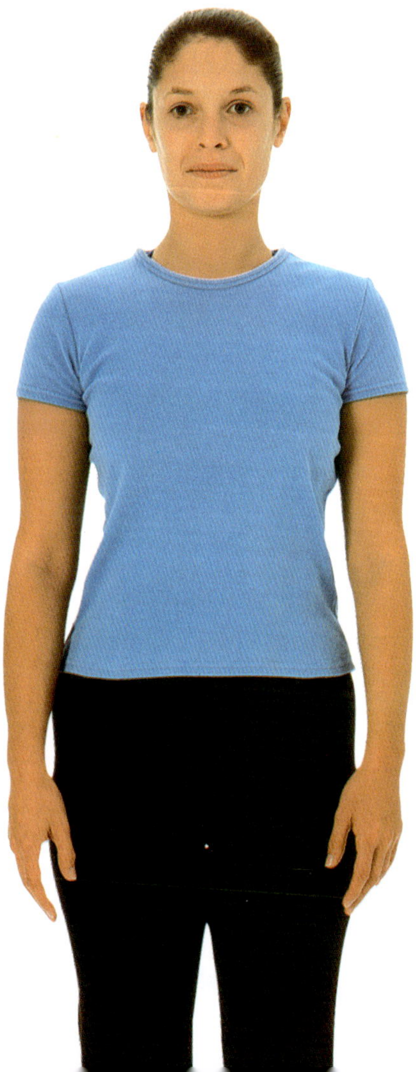

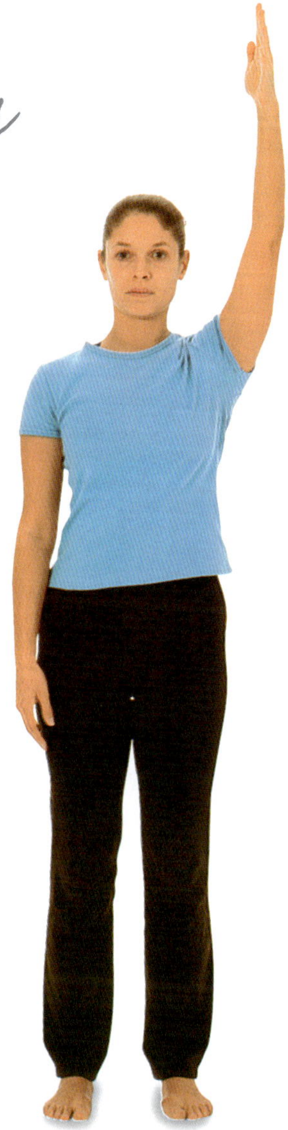

2 Stehen Sie aufrecht und entspannt. Atmen Sie ein, und heben Sie den linken Arm seitlich bis über den Kopf; die Finger weisen zum Himmel. Den Arm bis in die Finger dehnen und dabei seine Kraft spüren.

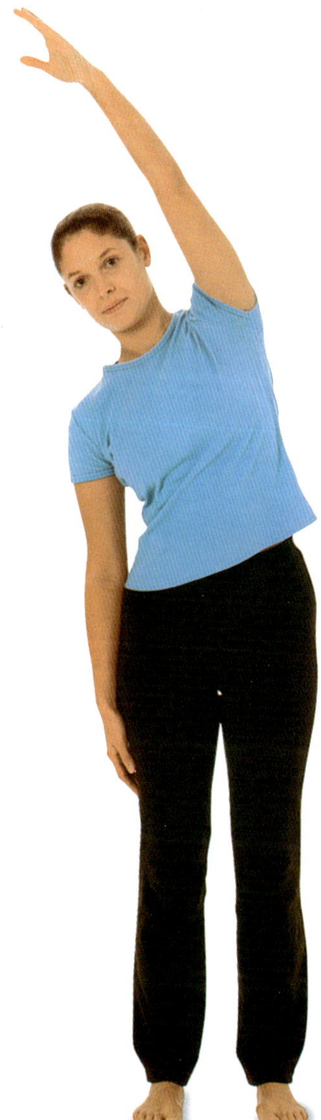

3 Ausatmen und zur rechten Seite beugen. Das Becken bleibt dabei in Neutralposition, Kopf und Arm folgen der Wirbelsäule.

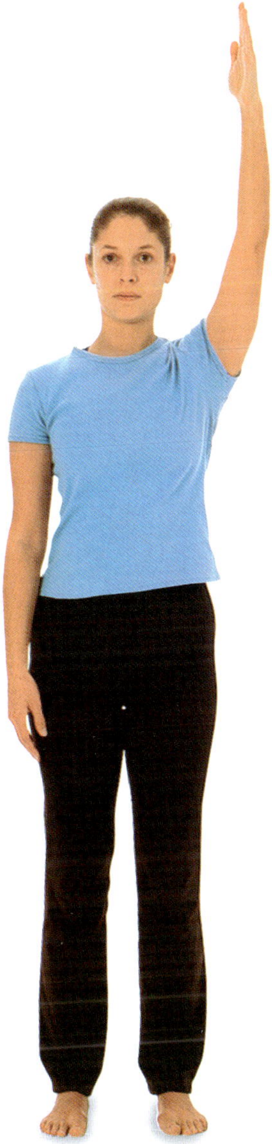

4 Einatmen und fließend wieder zur Mitte aufrichten; den Arm dabei gestreckt lassen.

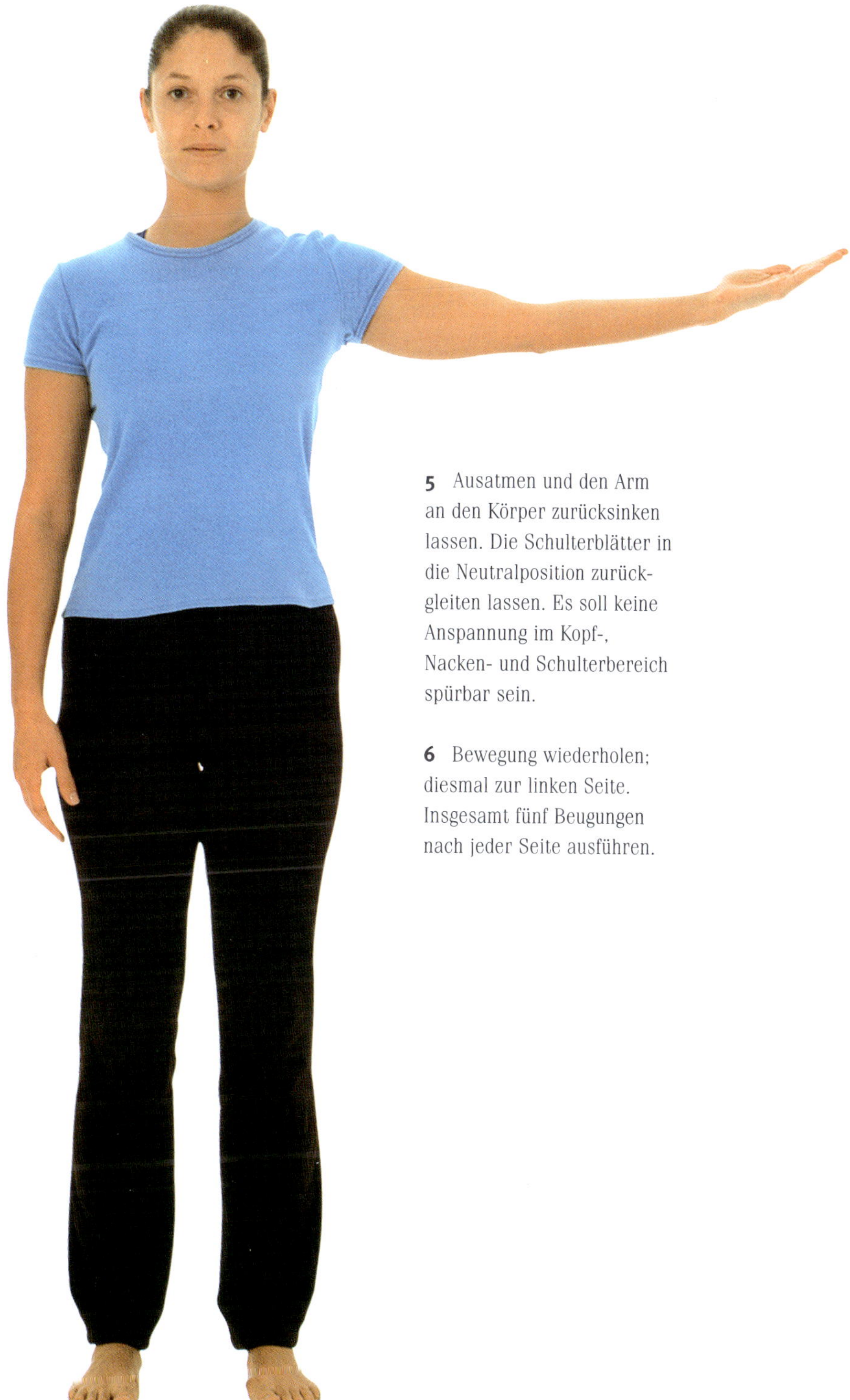

5 Ausatmen und den Arm an den Körper zurücksinken lassen. Die Schulterblätter in die Neutralposition zurückgleiten lassen. Es soll keine Anspannung im Kopf-, Nacken- und Schulterbereich spürbar sein.

6 Bewegung wiederholen; diesmal zur linken Seite. Insgesamt fünf Beugungen nach jeder Seite ausführen.

C-Bogen 1

Ziel: *Wirbelsäule mobilisieren und Zentralkern kräftigen*

Gut für: *Wirbelsäule, Nacken, Schultern und Bauchmuskulatur*

1 Setzen Sie sich mit gebeugten Knien auf den Boden, das Gewicht gleichmäßig auf beide Gesäßknochen verteilt, die Wirbelsäule in Neutralposition.

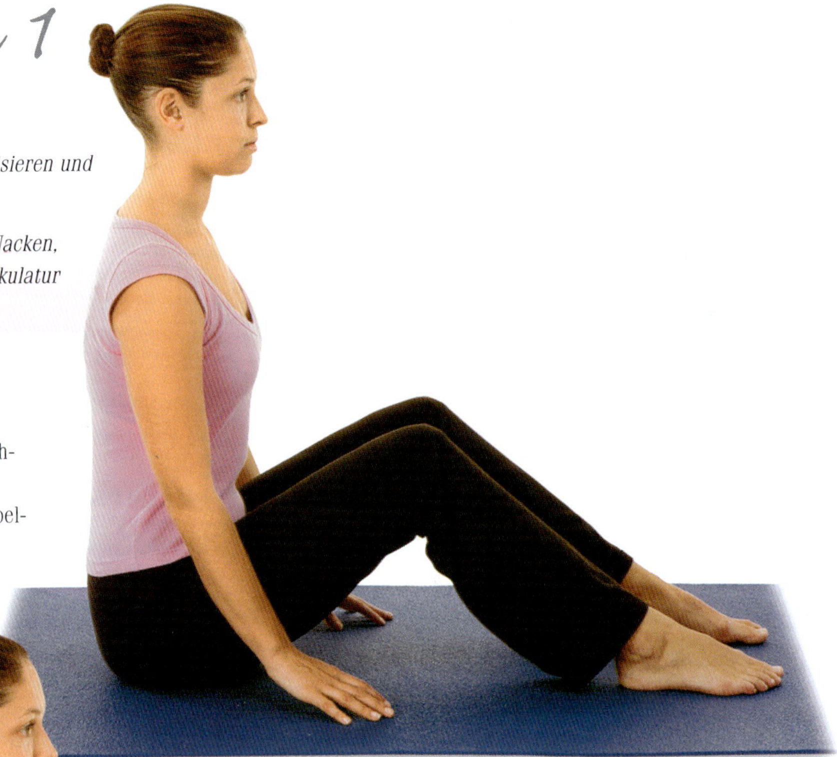

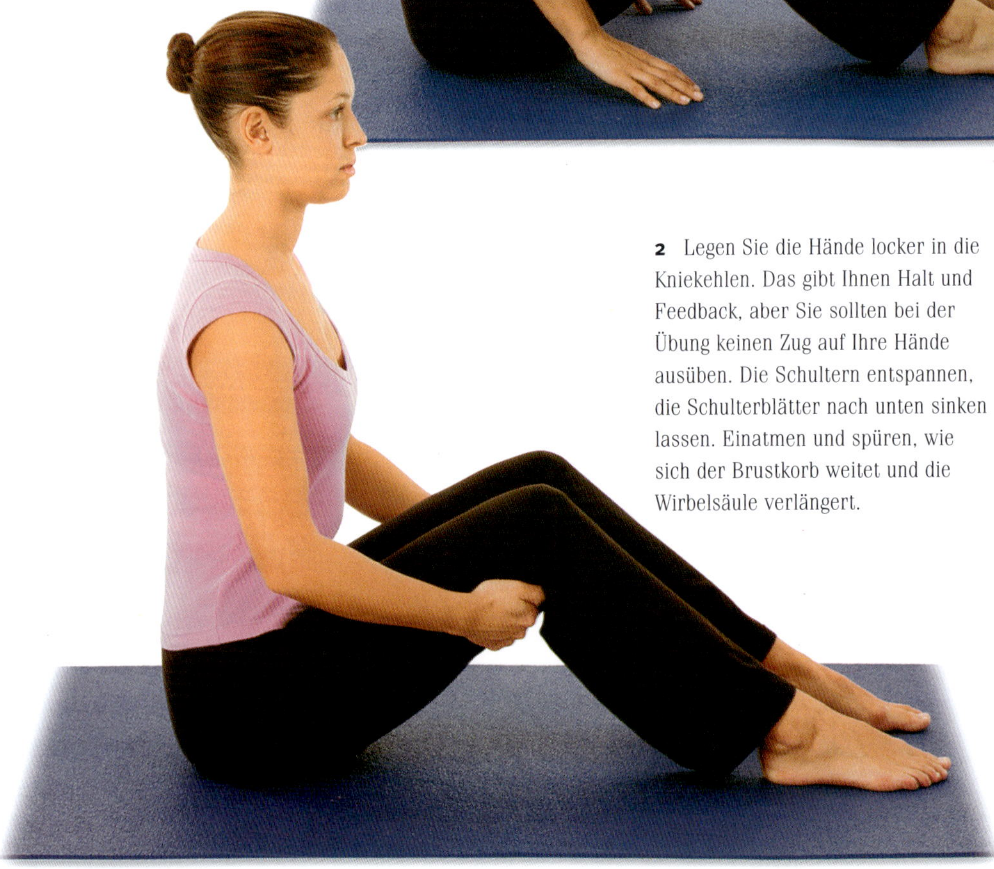

2 Legen Sie die Hände locker in die Kniekehlen. Das gibt Ihnen Halt und Feedback, aber Sie sollten bei der Übung keinen Zug auf Ihre Hände ausüben. Die Schultern entspannen, die Schulterblätter nach unten sinken lassen. Einatmen und spüren, wie sich der Brustkorb weitet und die Wirbelsäule verlängert.

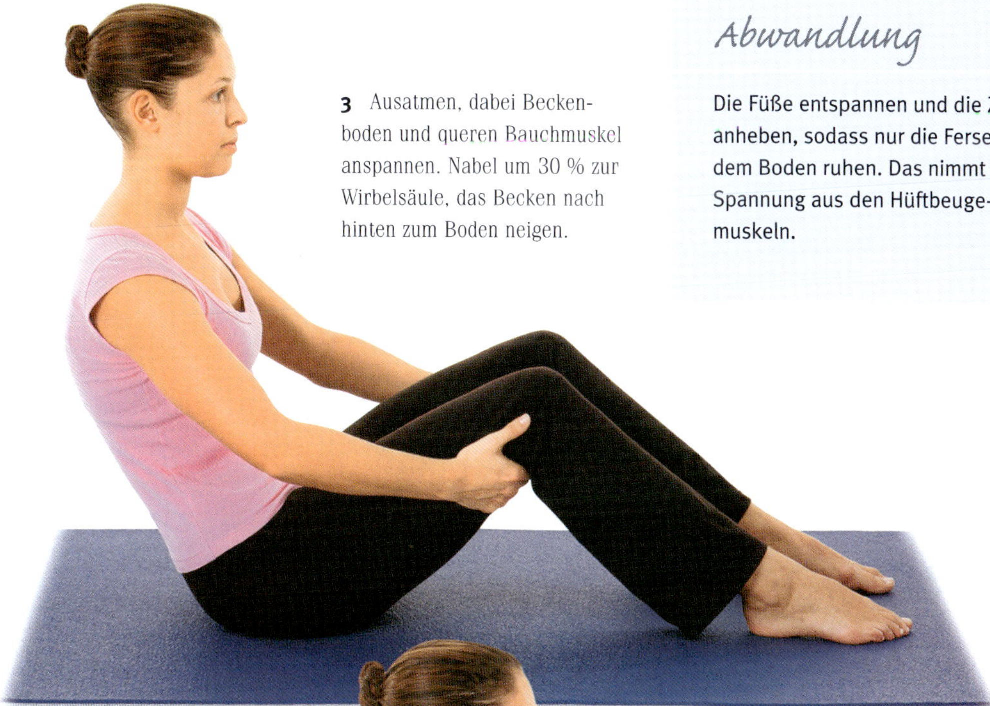

3 Ausatmen, dabei Beckenboden und queren Bauchmuskel anspannen. Nabel um 30 % zur Wirbelsäule, das Becken nach hinten zum Boden neigen.

Abwandlung

Die Füße entspannen und die Zehen anheben, sodass nur die Fersen auf dem Boden ruhen. Das nimmt die Spannung aus den Hüftbeugemuskeln.

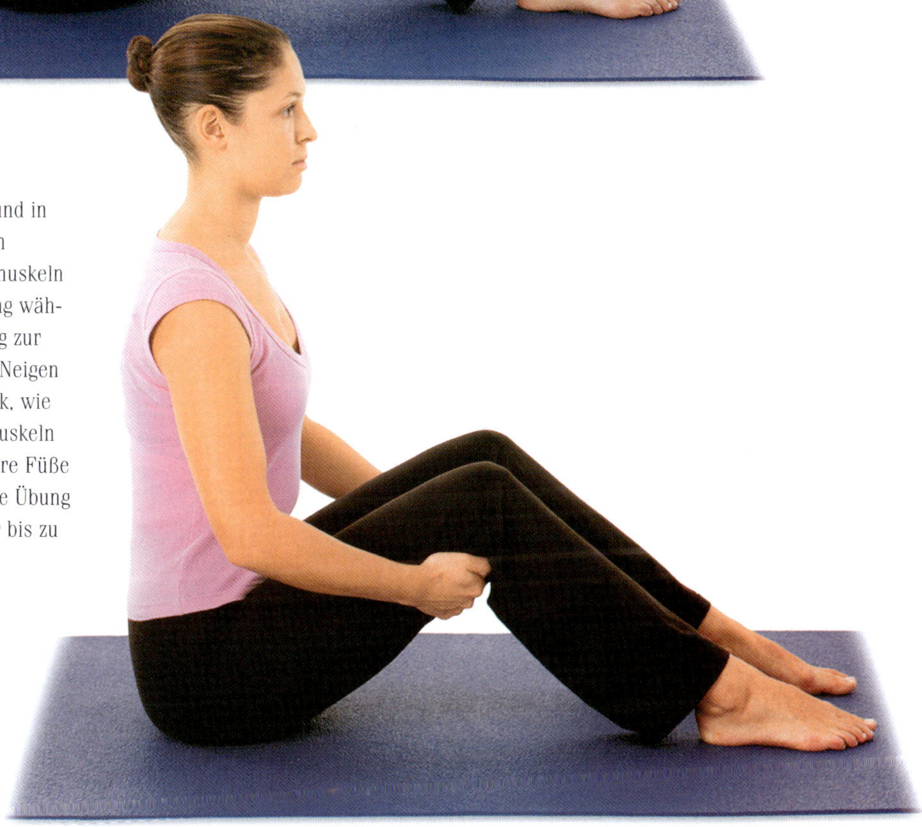

4 Innehalten, einatmen und in die aufrechte Startposition zurückkehren. Die Bauchmuskeln zur besseren Unterstützung während der ganzen Bewegung zur Mulde eingezogen halten. Neigen Sie sich nur so weit zurück, wie es geht, ohne dass Ihre Muskeln zu zittern beginnen und Ihre Füße sich vom Boden heben. Die Übung anfänglich fünfmal, später bis zu zehnmal wiederholen.

Rumpfdrehung 1

Ziel: *Zentralkern kräftigen und stabilisieren*

Gut für: *Nacken, Bauch und Hüften*

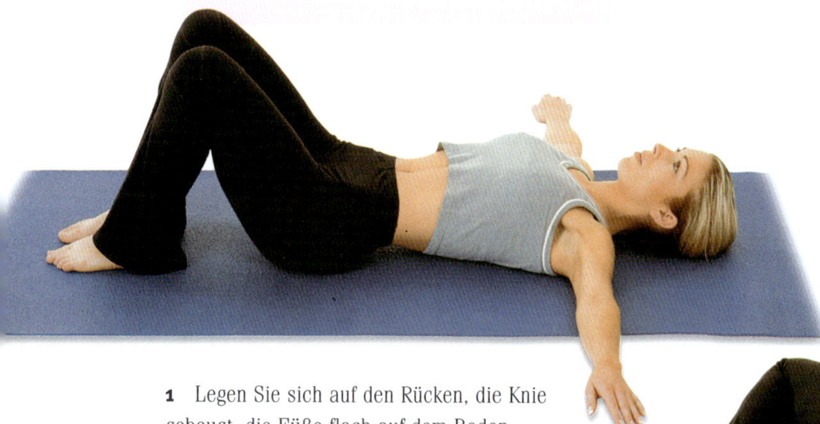

1 Legen Sie sich auf den Rücken, die Knie gebeugt, die Füße flach auf dem Boden. Arme rechtwinklig vom Körper wegstrecken, Handflächen auf dem Boden. Wirbelsäule und Schultergürtel in Neutralposition, Brustkorb entspannt. Bauchmuskeln und Beckenboden anspannen.

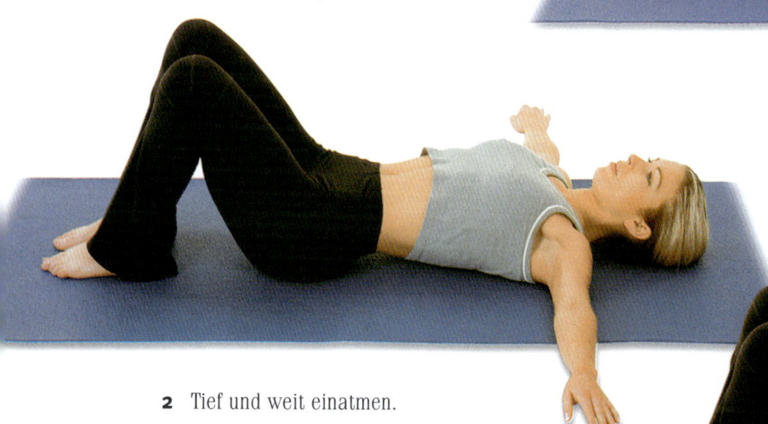

2 Tief und weit einatmen.

3 Ausatmen, dabei die Knie nach rechts senken. Der Kopf bleibt in Neutralstellung, beide Schultern am Boden, die Schulterblätter in Neutralposition. Einatmen.

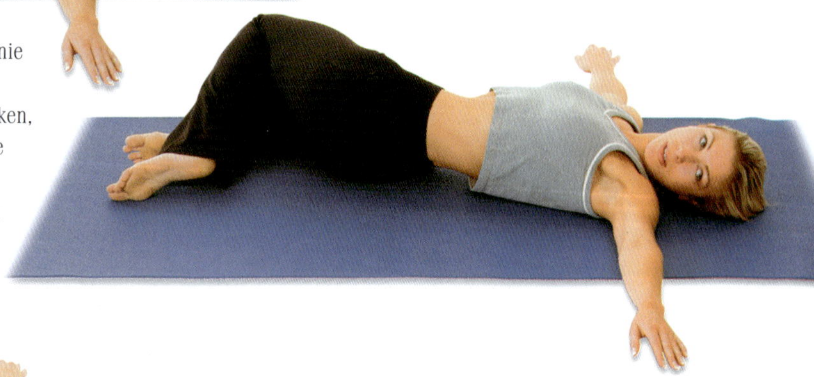

4 Ausatmen, dabei die Knie wieder aufrichten.

5 Bewegung in die andere Richtung wiederholen. Die Übung nach jeder Seite fünfmal ausführen.

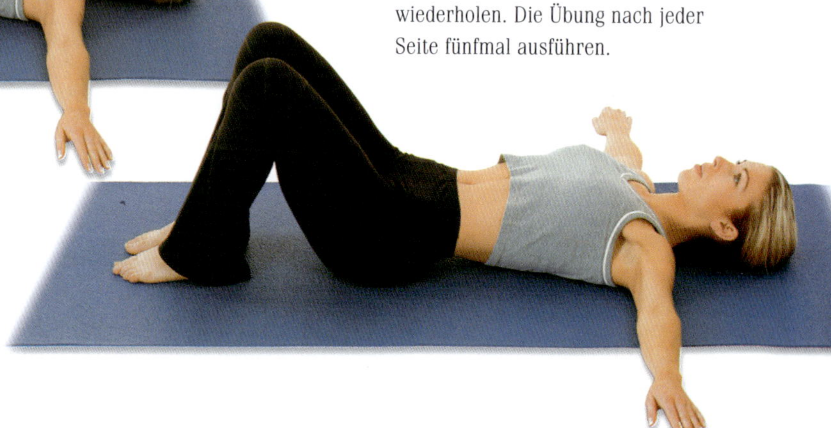

Schultern hochziehen

ZIEL: *Beim Aufwärmen in den Schultern entstandene Anspannung lösen*

GUT FÜR: *Schultern, Nacken und Wirbelsäule*

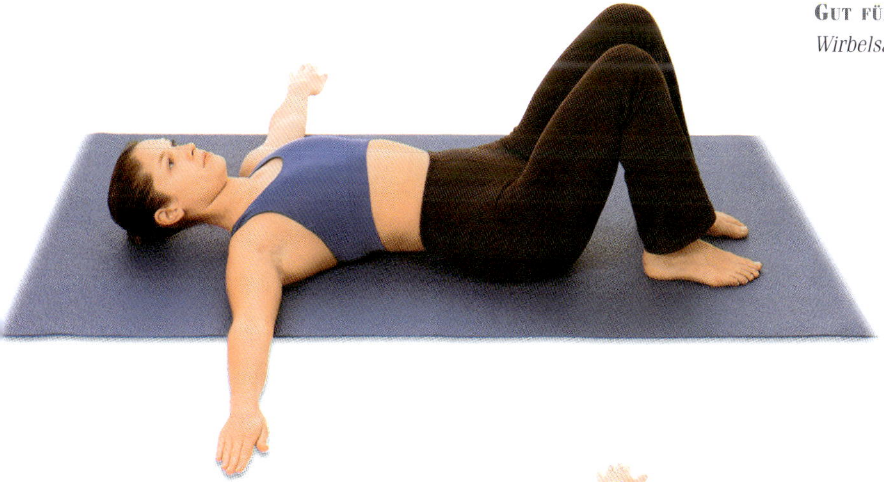

1 Legen Sie sich auf den Rücken, die Knie gebeugt, die Füße flach auf dem Boden. Die Arme rechtwinklig vom Körper wegstrecken, Handflächen auf dem Boden. Brustkorb entspannen.

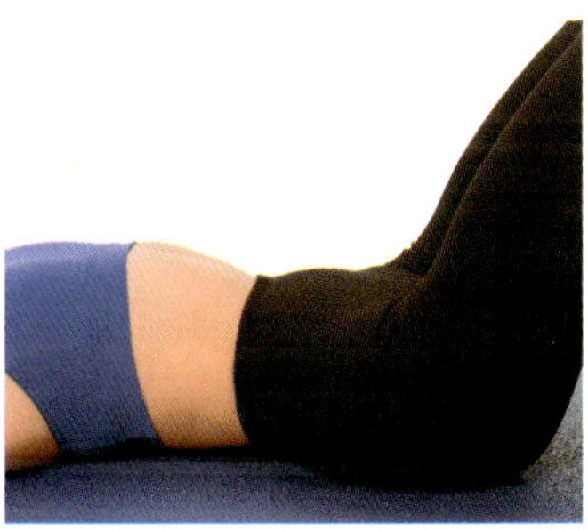

2 Wirbelsäule und Schultergürtel in Neutralposition entspannen. Bauchmuskeln und Beckenboden anspannen.

3 Einatmen, dabei die Schultern zu den Ohren hochziehen.

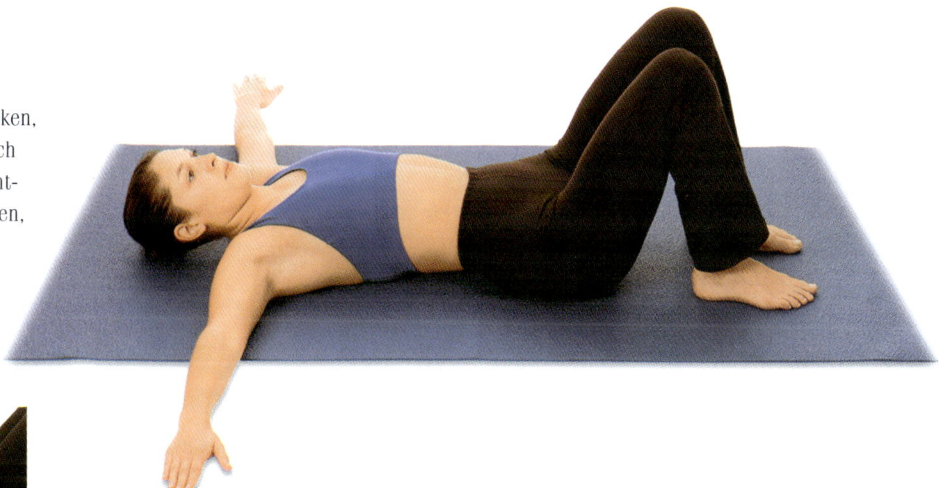

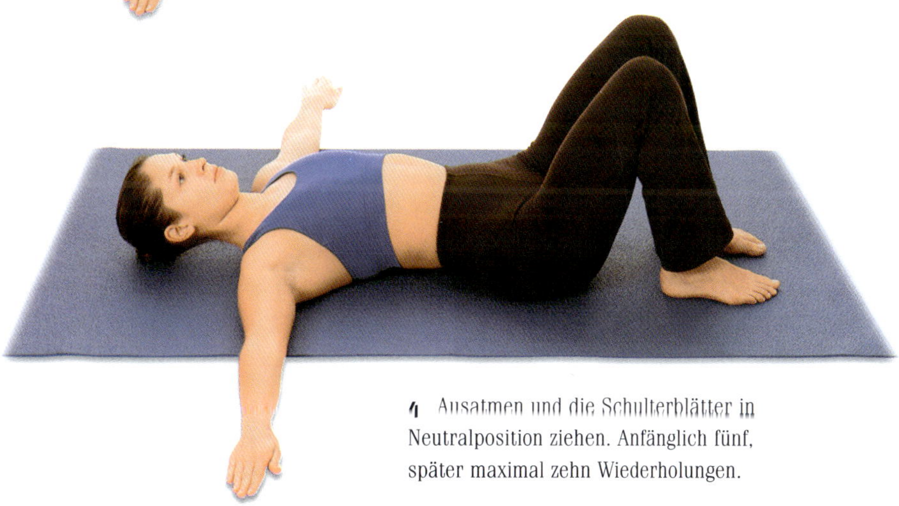

4 Ausatmen und die Schulterblätter in Neutralposition ziehen. Anfänglich fünf, später maximal zehn Wiederholungen.

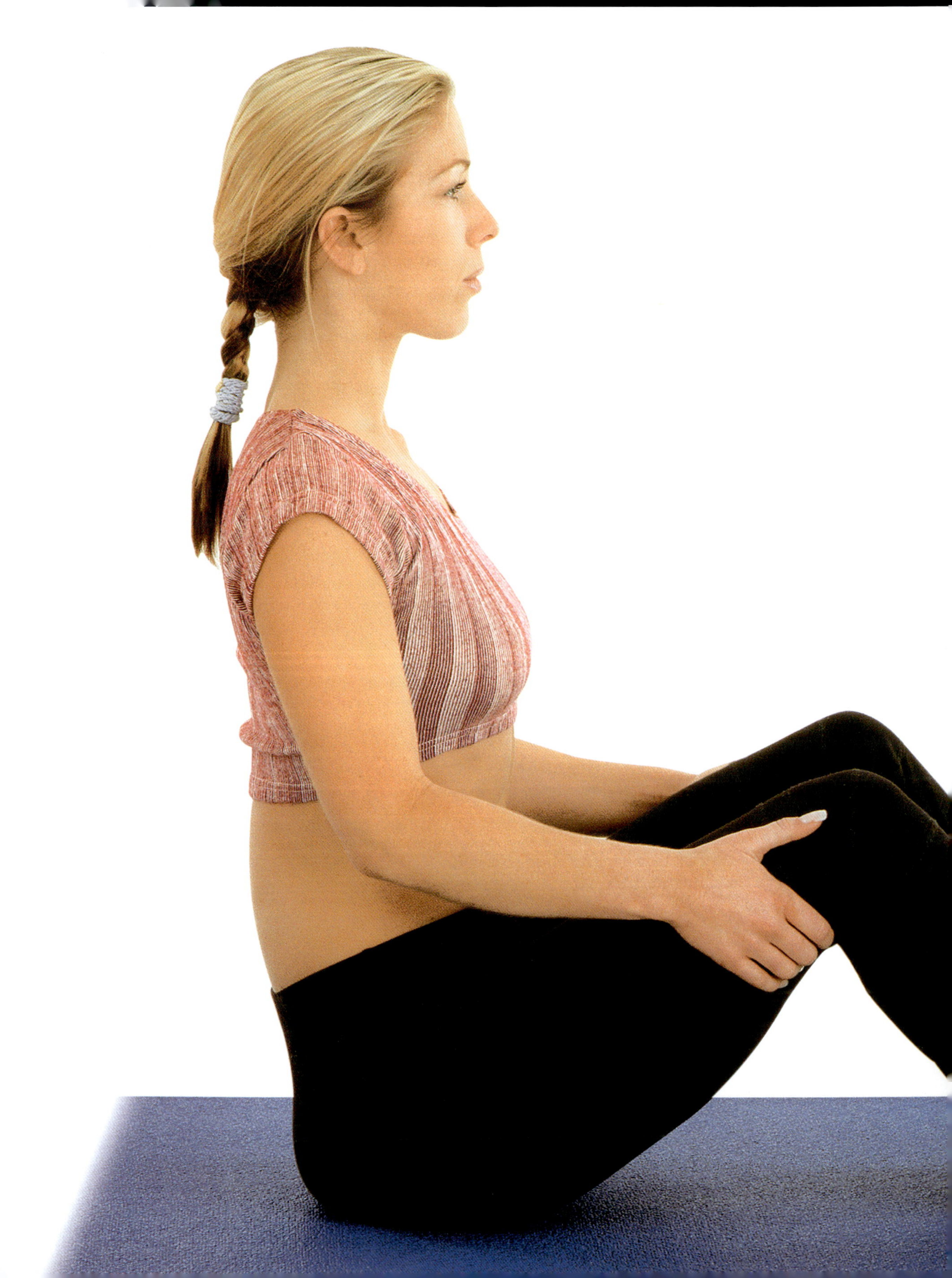

6 Anfängerübungen

Wenn Ihnen die Aufwärmübungen keine Mühe mehr bereiten, können Sie zu den Anfängerübungen übergehen. Wiederholen Sie zuerst jede Übung nur drei- bis fünfmal, und steigern Sie sich allmählich auf maximal zehn Wiederholungen. Lesen Sie jede Übung gut durch, bevor Sie mit ihr anfangen. Überanstrengen Sie sich nicht, achten Sie darauf, an den richtigen Stellen zu atmen und die Verbindung zum Zentrum zu halten.

Dieser Abschnitt enthält Pilates-Beinübungen, die speziell auf Ihre Hüft- und Oberschenkelzone abgestimmt sind. Richten Sie den Körper dazu korrekt aus: das Becken in Neutralposition und die Hüften parallel übereinander. Sie sollten die Beine nicht nur gedankenlos heben und senken – achten Sie darauf, die Bewegung bewusst zu erleben und die Muskeln, die Ihr Bein heben und senken, richtig zu spüren. Dabei ist es hilfreich, sich vorzustellen, dass Sie gegen einen Widerstand – z. B. sanft fließendes Wasser – arbeiten.

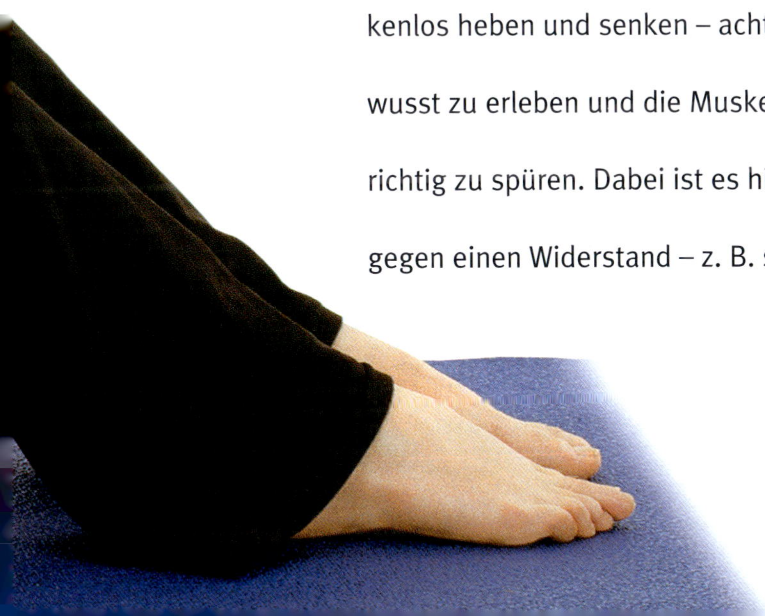

Atmung 1

ZIEL: *queren Bauchmuskel durch Atmung aktivieren, um den Zentralkern zu stärken*

GUT FÜR: *queren Bauchmuskel, vielgespaltenen Rückenmuskel und Beckenboden*

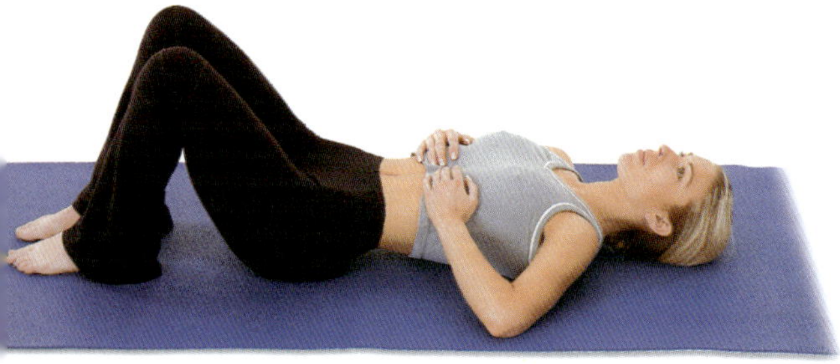

2 Tief einatmen. Spüren Sie, wie Ihr Brustkorb sich weitet und die Atemluft in Rücken und Seiten strömt.

1 Legen Sie sich auf den Rücken, die Knie im 45°-Winkel gebeugt, die Füße hüftbreit auseinander flach auf dem Boden, Schultergürtel in Neutralposition. Die Hände flach auf beide Seiten des Brustkorbs legen.

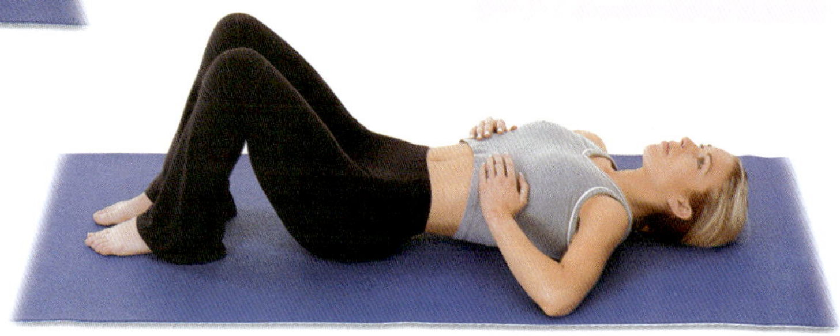

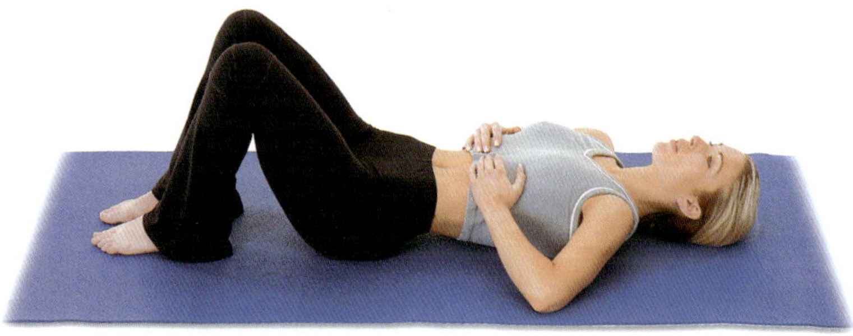

3 Ausatmen, dabei sanft den Beckenboden hochziehen und den queren Bauchmuskel anspannen (30 %). Spüren Sie, wie Ihr Brustkorb sich nach innen und unten bewegt und entspannt.

4 Konzentriert so weiteratmen. Anfänglich fünfmal ein- und ausatmen, später bis auf zehnmal steigern.

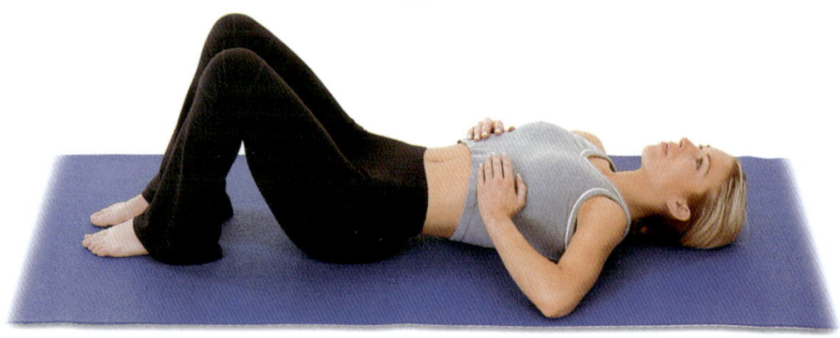

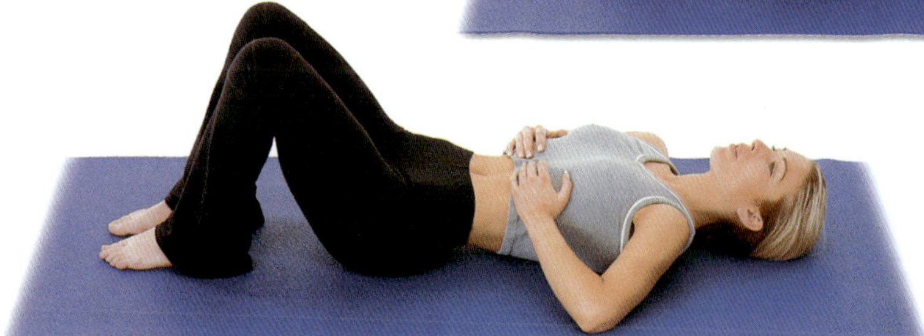

5 Achten Sie darauf, sanft zu atmen. Mit entspanntem Kiefer durch den Mund ausatmen, statt die Luft durch gepresste Lippen zu stoßen.

Beckenkippübung 1

1 Legen Sie sich auf den Rücken, die Knie im 45°-Winkel gebeugt, die Füße flach auf dem Boden. Legen Sie Ihre Hände dreieckförmig auf den Bauch, sodass die Daumen knapp unter dem Nabel die Grundlinie des Dreiecks bilden und Ihre zum Schambein abgespreizten Finger dessen Spitze (das gibt Ihnen Feedback bei Ausführung der Übung). Schultergürtel und Wirbelsäule entspannt und neutral halten.

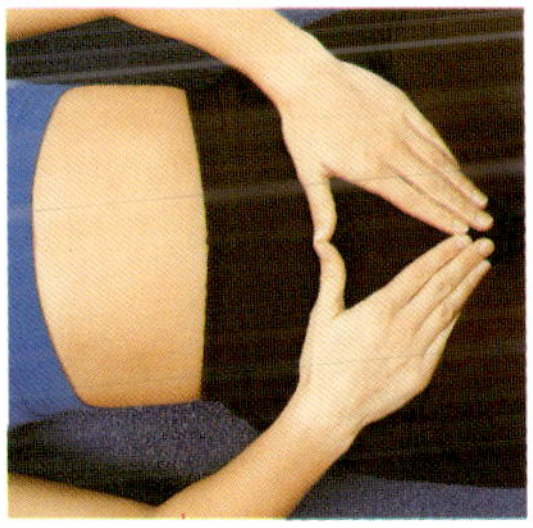

Ziel: *Diese Übung soll Ihnen helfen, in Rückenlage zur Neutralposition der Wirbelsäule zu finden.*

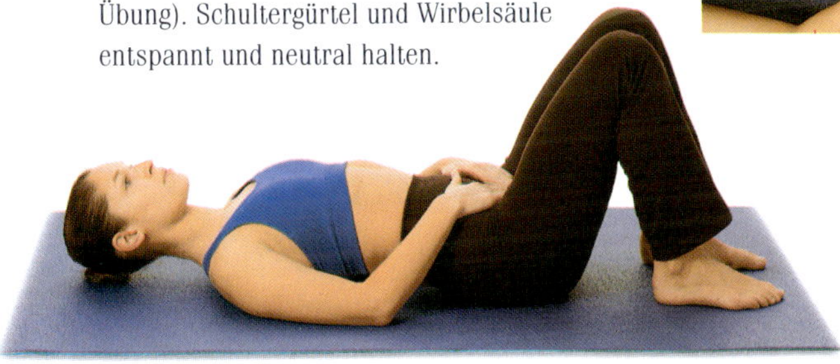

2 Tief und weit einatmen. Spüren Sie, wie Ihr Brustkorb sich weitet und die Luft in Rücken und Seiten strömt.

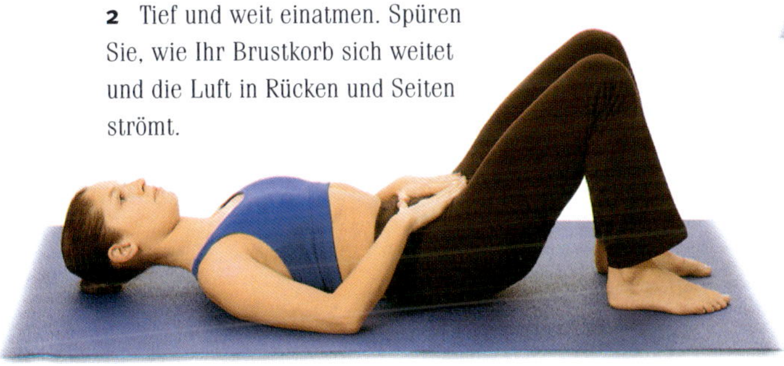

3 Ausatmen, dabei Beckenbodenmuskeln und queren Bauchmuskel anspannen. Ziehen Sie gleichzeitig das Schambein in Richtung Nabel, und kippen Sie das Becken sanft auf sich zu, sodass sich das Steißbein vom Boden abrollt. Um die Haltung der Unterbauchmuskulatur vom Nabel bis zum Schambein richtig zu erspüren, sollten Sie sich diese Bewegung als ein „Ziehen“ von vorn, nicht als „Schieben“ von hinten vorstellen.

4 Einatmen und das Becken in Neutralposition entspannen.

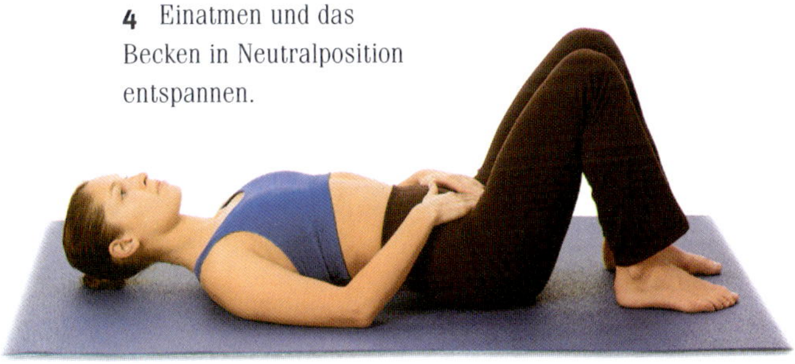

5 Ausatmen und den Rücken leicht wölben.

6 Einatmen und das Becken in Neutralposition entspannen.

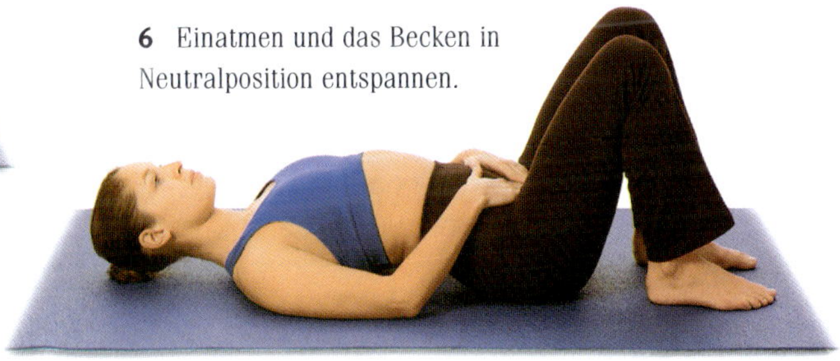

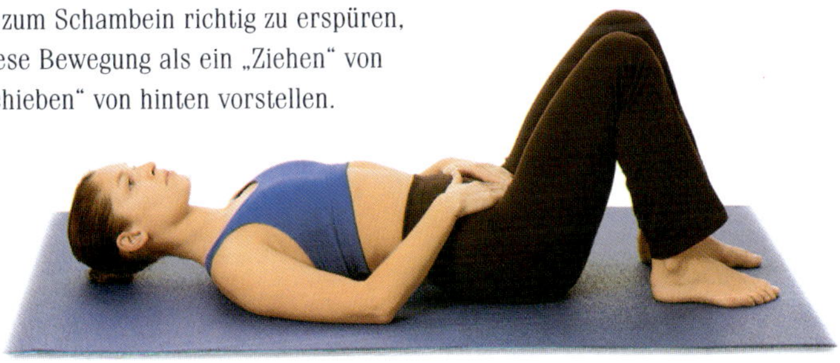

7 Die Ein- und Ausatmungsphasen anfänglich je fünfmal, später bis maximal zehnmal wiederholen. Darauf achten, dass das Becken jedes Mal richtig in die Neutralposition zurückkehrt.

Unterbauchübung 1

1 Legen Sie sich auf den Rücken, die Knie im 45°-Winkel gebeugt, Füße hüftbreit auseinander und flach auf dem Boden. Die Arme mit den Handflächen nach unten neben den Körper oder wie in der vorigen Übung dreieckförmig auf den Bauch legen. Schultergürtel und Wirbelsäule neutral halten.

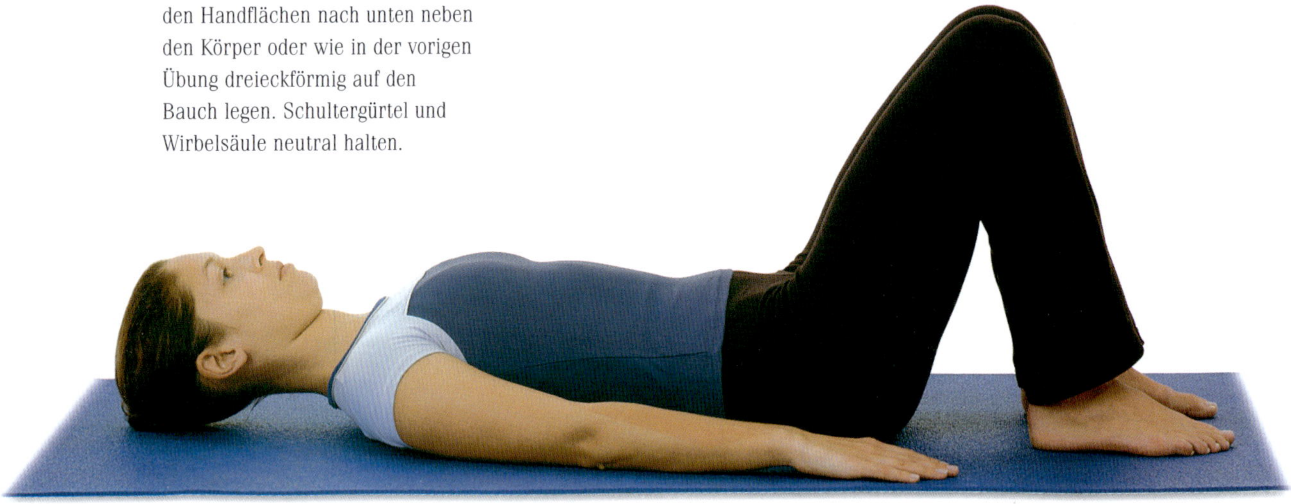

Ziel: *Zentralkern stärken*

Gut für: *Unterbauchmuskulatur*

2 Tief und weit einatmen.

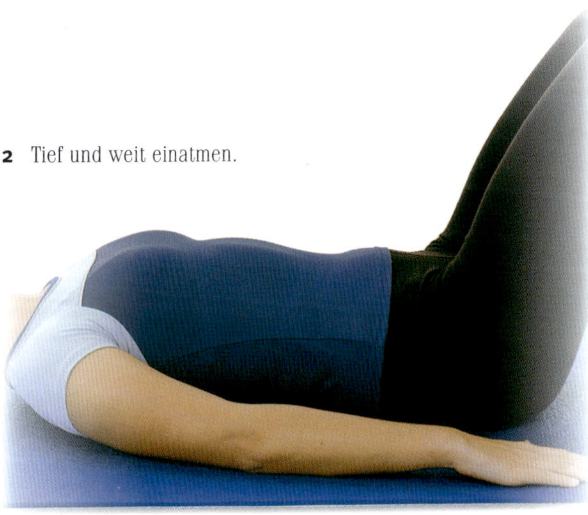

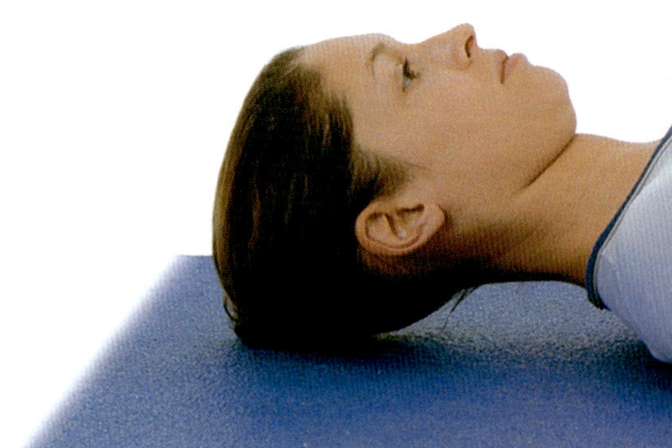

Hinweis

Dies ist eine anspruchsvolle Übung, weil Sie die Verbindung zum Zentrum halten und gleichzeitig entspannt atmen müssen. Außerdem müssen Sie darauf achten, die Beckenkippung durch Anspannung der Unterbauchmuskulatur, nicht des Gesäßmuskels (Gluteus maximus), auszuführen.

3 Ausatmen, Beckenboden hochziehen, Nabel um 30 % zur Wirbelsäule ziehen. Ziehen Sie gleichzeitig das Schambein zum Nabel, und kippen Sie unter Einsatz der Unterbauchmuskulatur das Becken auf sich zu, sodass sich das Steißbein vom Boden abrollt. Dies ist wiederum ein „Ziehen" von vorn, kein „Schieben" von hinten.

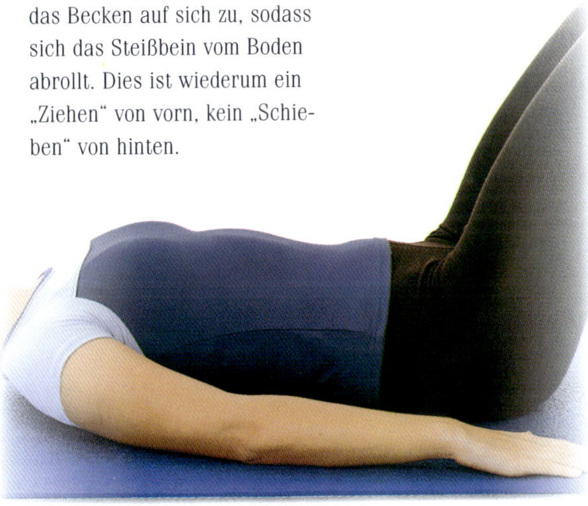

4 Einatmen und die Kippung beibehalten; die Kontraktion des queren Bauchmuskels bleibt bei 30 %.

5 Ausatmen und in die Neutralposition zurückrollen.

6 Die Übung anfänglich fünfmal, später bis maximal zehnmal wiederholen. Die Position jeweils für die Dauer von einmal Ein- und Ausatmen halten; der Unterbauch bleibt dabei zur Mulde angespannt. Wenn Sie die Übung beherrschen, können Sie die Position zwei Ein- und Ausatmungsphasen lang halten und sich allmählich bis auf jeweils zehn Phasen steigern.

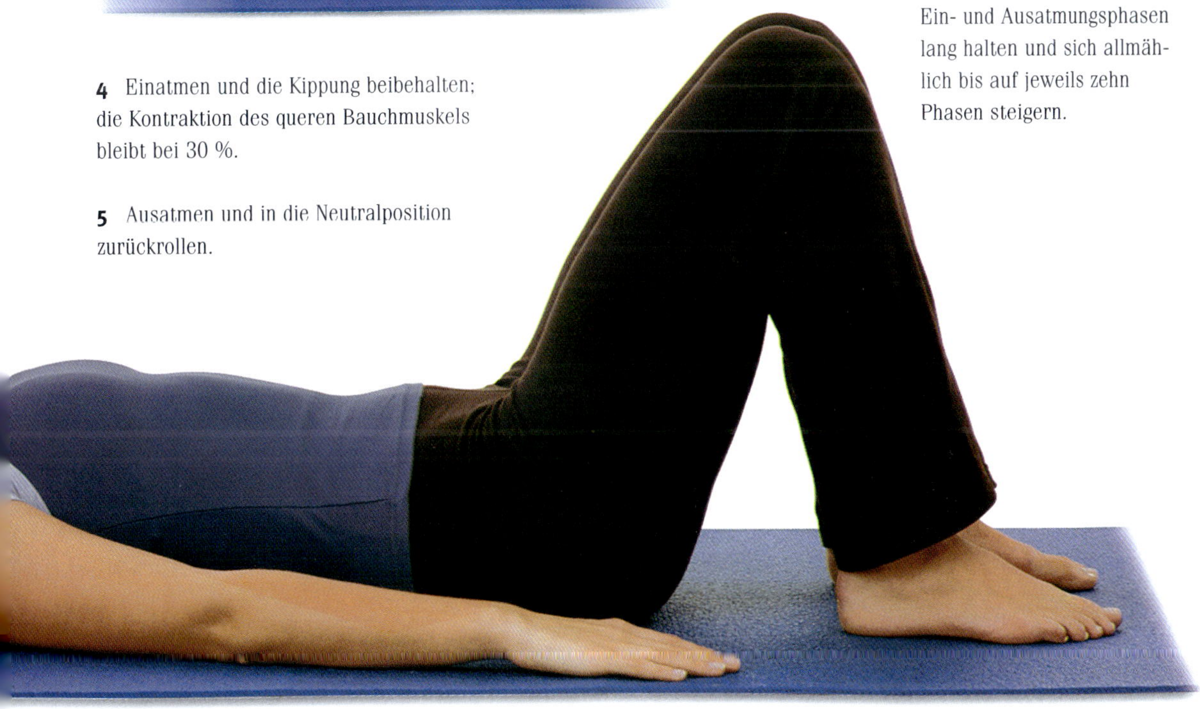

Bauchübung 1

Ziel: *Wirbelsäule dehnen und Zentralkern stärken*

Gut für: *Nacken, Schultern, Wirbelsäule und Bauchmuskulatur*

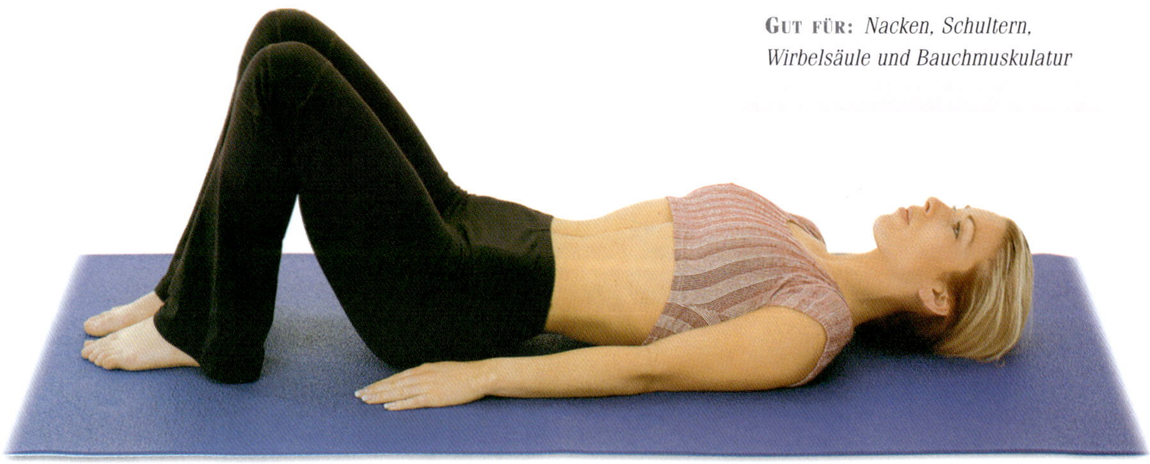

1 Legen Sie sich auf den Rücken, die Knie im 45°-Winkel gebeugt, die Füße in einer Linie mit den Knien. Arme mit den Handflächen nach unten neben den Körper legen. Machen Sie den Hals lang, und entspannen Sie den Oberkörper. Den Schultergürtel neutral halten.

2 Einatmen und den Hals noch mehr „verlängern", indem Sie das Kinn leicht zur Brust beugen. Dabei das Kinn nicht gegen die Brust drücken und den Kopf nicht heben – stellen Sie sich einfach vor, dass sich Ihr Nacken auf dem Boden verlängert.

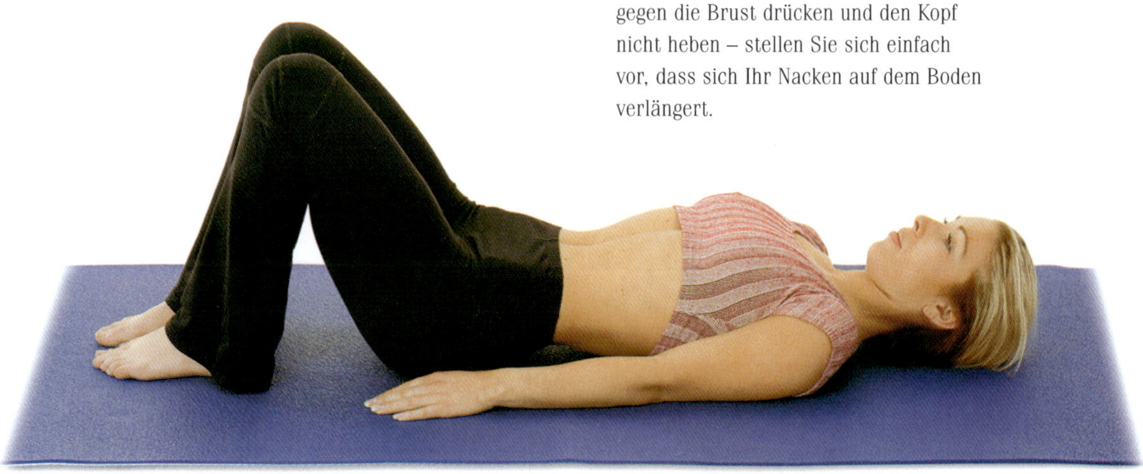

3 Ausatmen, Beckenboden anspannen und Nabel um 30 % zur Wirbelsäule ziehen. Beugen Sie sich leicht vor, sodass sich Kopf und Schultern vom Boden abrollen und der Brustkorb sich zum Becken neigt. Die Arme vom Boden heben, sodass sie auf einer Höhe mit den Schultern sind. Achten Sie darauf, dass Beckenboden und querer Bauchmuskel angespannt bleiben, der Nabel zur Wirbelsäule gezogen und die Wirbelsäule in Neutralposition bleibt. Die Bewegung wird nicht von Kopf und Schultern eingeleitet, sondern erfolgt aus dem Zentrum heraus.

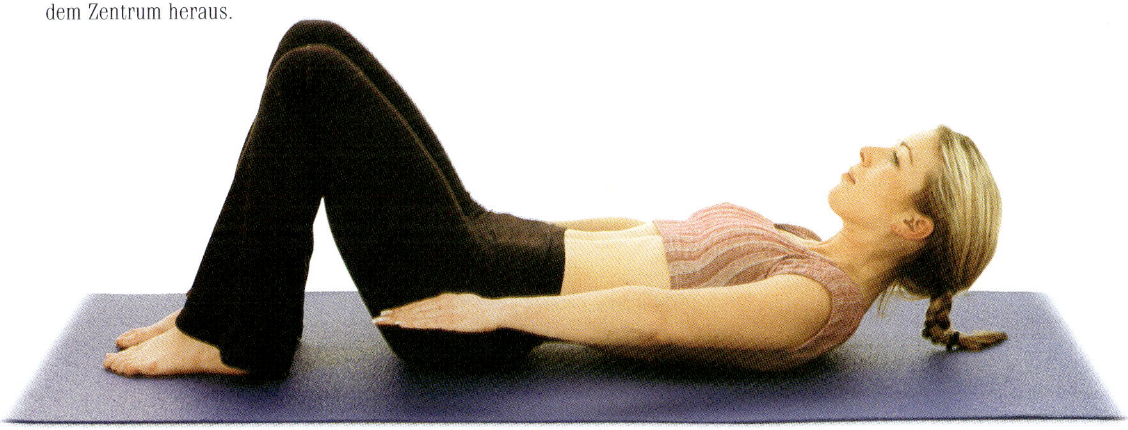

4 Einatmen, dabei die Beugung halten. Der Beckenboden bleibt hochgezogen, Nabel zur Wirbelsäule. Konzentrieren Sie sich nach vorn, auf die zur Mulde angespannte Bauchmuskulatur.

5 Ausatmen, dabei den Körper langsam auf den Boden zurückrollen. Die Übung anfänglich fünfmal wiederholen; später auf höchstens zehnmal steigern.

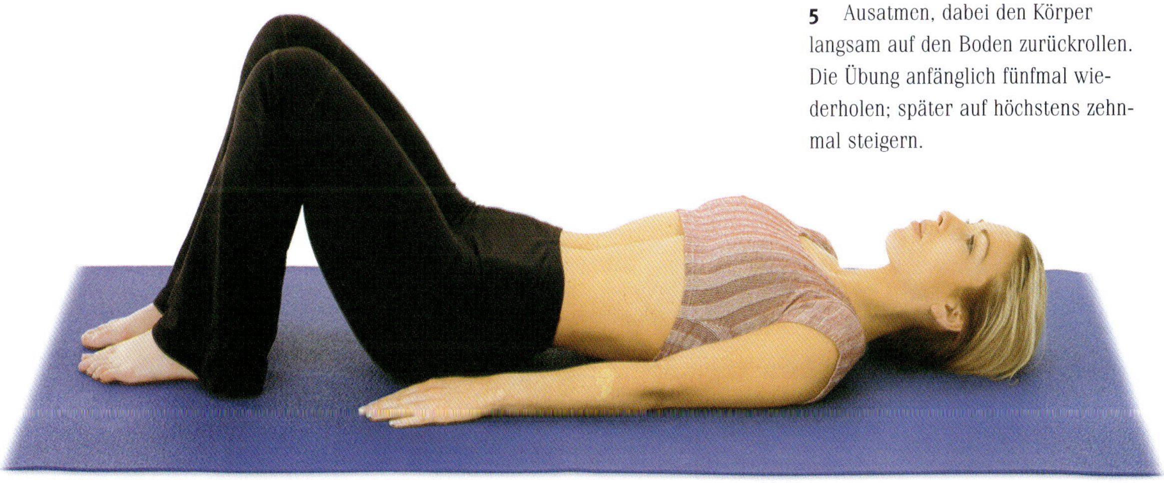

Hüftstreckung

Ziel: *Becken stabilisieren*

Gut für: *Verbindung zum Zentrum sowie Hüftbeuge- und -streckmuskeln*

1 Legen Sie sich auf den Rücken, die Knie im 45°-Winkel gebeugt, die Füße flach auf dem Boden. Arme mit den Handflächen nach unten neben den Körper legen. Schultergürtel und Wirbelsäule neutral halten. Beckenboden anspannen, Nabel zur Wirbelsäule ziehen.

2 Tief und weit einatmen.

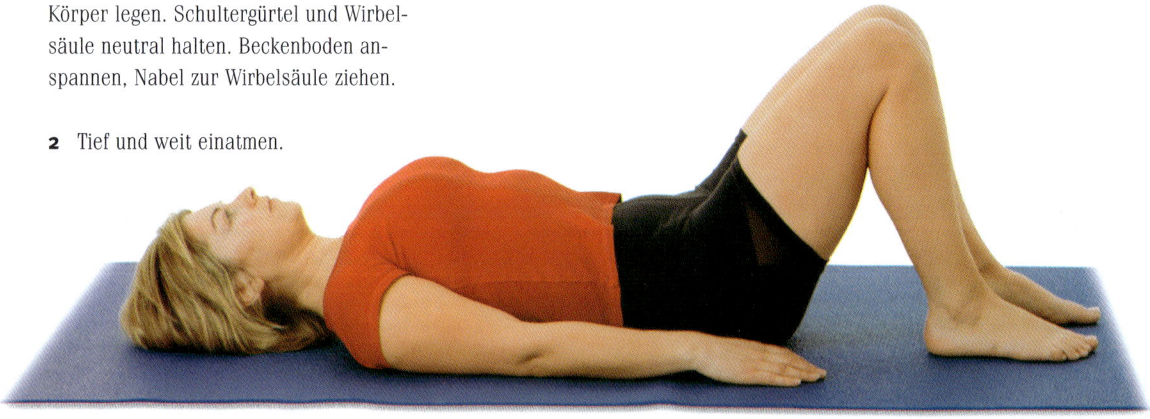

3 Ausatmen, Nabel nach innen und oben ziehen. Dabei ein Bein vom Körper wegschieben, bis es ganz gestreckt ist. Die Ferse bleibt am Boden.

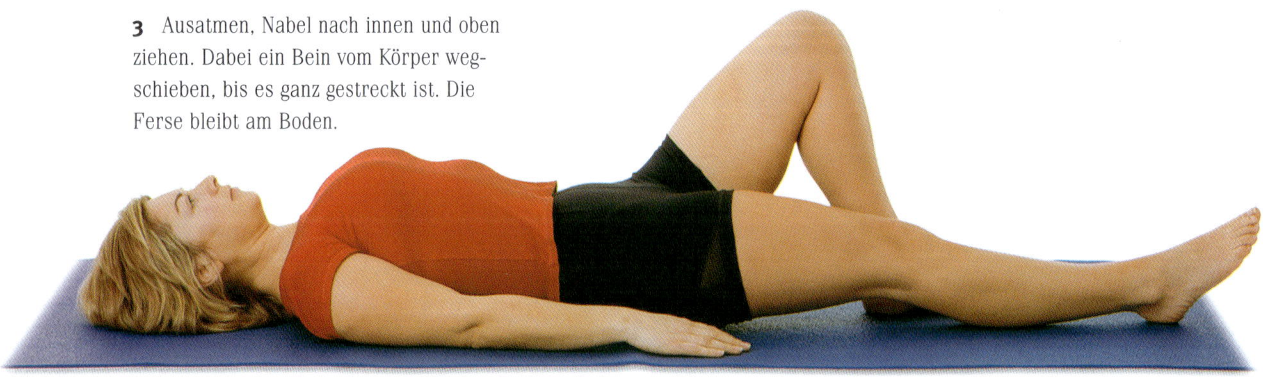

4 Einatmen, das Bein gestreckt halten.

5 Ausatmen, Nabel nach innen und oben ziehen und das Bein wieder anziehen – bis zur 45°-Beugung.

6 Die Übung fünfmal wiederholen, dann zum anderen Bein wechseln. Später bis auf maximal zehn Wiederholungen pro Bein steigern.

Steigerung

Wenn Sie die Übung sicher beherrschen und Ihre Stabilität verbessert haben, können Sie die Beine abwechselnd ausstrecken. Sie müssen aber so stabil sein, dass Ihr Becken dabei nicht kippt.

Hüftbeugung

1 Liegen Sie auf dem Rücken, Knie im 45°-Winkel gebeugt, Füße flach auf dem Boden, Arme mit den Handflächen nach unten neben dem Körper, Schultergürtel und Wirbelsäule in Neutralposition. Beckenboden anspannen und Nabel zur Wirbelsäule ziehen.

2 Tief und weit einatmen.

3 Ausatmen und ein Knie langsam anheben, als ob es von einer unsichtbaren Schnur nach oben gezogen würde. Bewegung anhalten, wenn das Knie über der Hüfte und im 90°-Winkel gebeugt ist.

4 Einatmen, die Kontraktion des queren Bauchmuskels bleibt bei 30 %, das Knie bleibt im 90°-Winkel gebeugt.

5 Ausatmen und den Fuß wieder so auf die Matte senken, dass das Knie im 45°-Winkel gebeugt ist. Beim Senken des Beins nicht den Rücken wölben – kraftvolle Verbindung zum Zentrum halten.

6 Die Übung fünfmal wiederholen, dann zum anderen Bein wechseln. Später auf maximal zehn Wiederholungen pro Bein steigern.

Ziel: *Becken stabilisieren, Unterbauch kräftigen, Hüften mobilisieren*

Gut für: *Queren Bauchmuskel sowie Hüftbeuge- und -streckmuskeln*

Steigerung

Sie können die Beine abwechselnd anheben, wenn Sie Ihre Stabilität ausreichend verbessert haben: Sie müssen so stabil sein, dass Ihr Becken nicht kippt. Achten Sie darauf, dass sich beim Abstellen des Fußes auf dem Boden Bauch und Rücken nicht hochwölben.

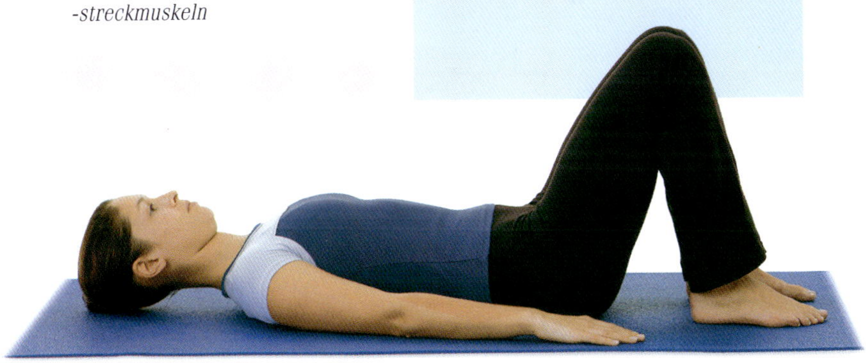

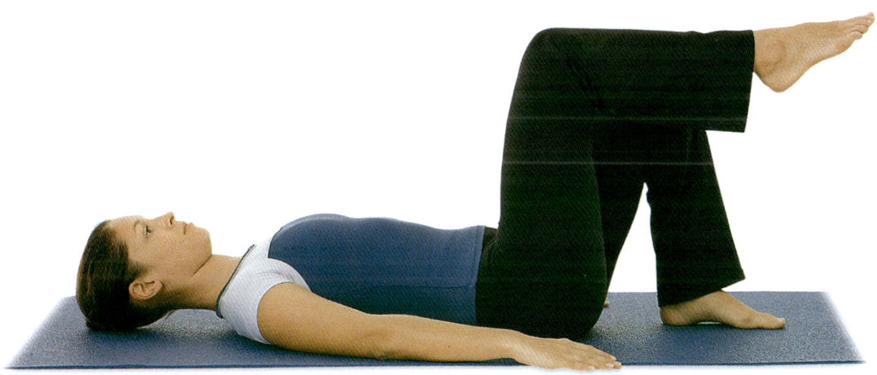

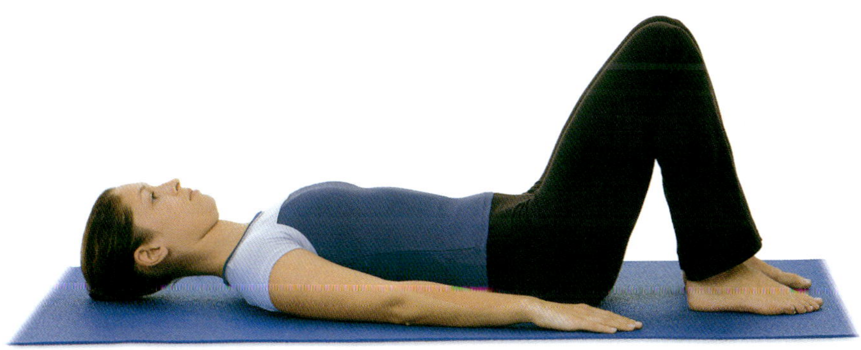

Armrudern

Bei dieser Übung ist es äußerst wichtig, den Rumpf richtig zu halten, sodass sich der Rücken nicht durchwölbt und der Brustkorb nicht vom Boden hebt. Führen Sie den Arm am Anfang nur so weit nach hinten, wie es Ihnen möglich ist, ohne dass Ihre Rippen den Bodenkontakt verlieren.

1 Auf dem Rücken liegen, Knie im 45°-Winkel gebeugt, Füße flach auf dem Boden. Legen Sie die Arme mit den Handflächen nach unten neben den Körper, dabei die Ellenbogen leicht gebeugt, und spüren Sie ihre Kraft. Schultergürtel in Neutralposition entspannen.

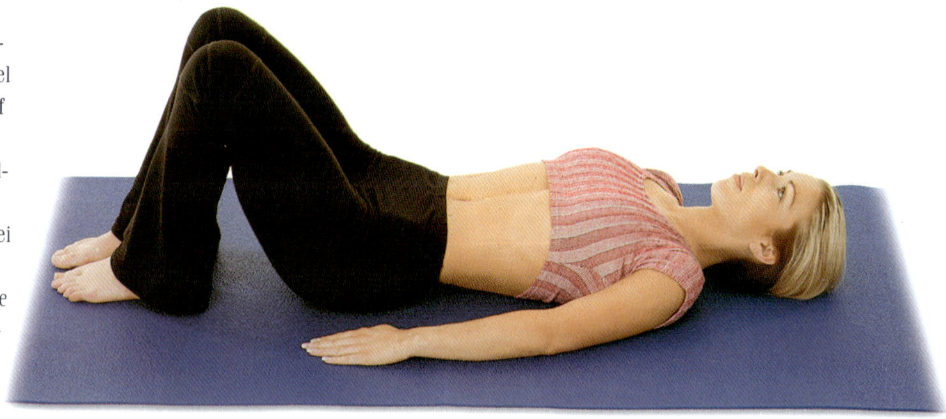

Ziel: *Schultergürtel stabilisieren*

Gut für: *Schultern und Bauch*

2 Weit und tief einatmen und einen Arm anheben, bis die ausgestreckten Finger senkrecht zum Himmel zeigen.

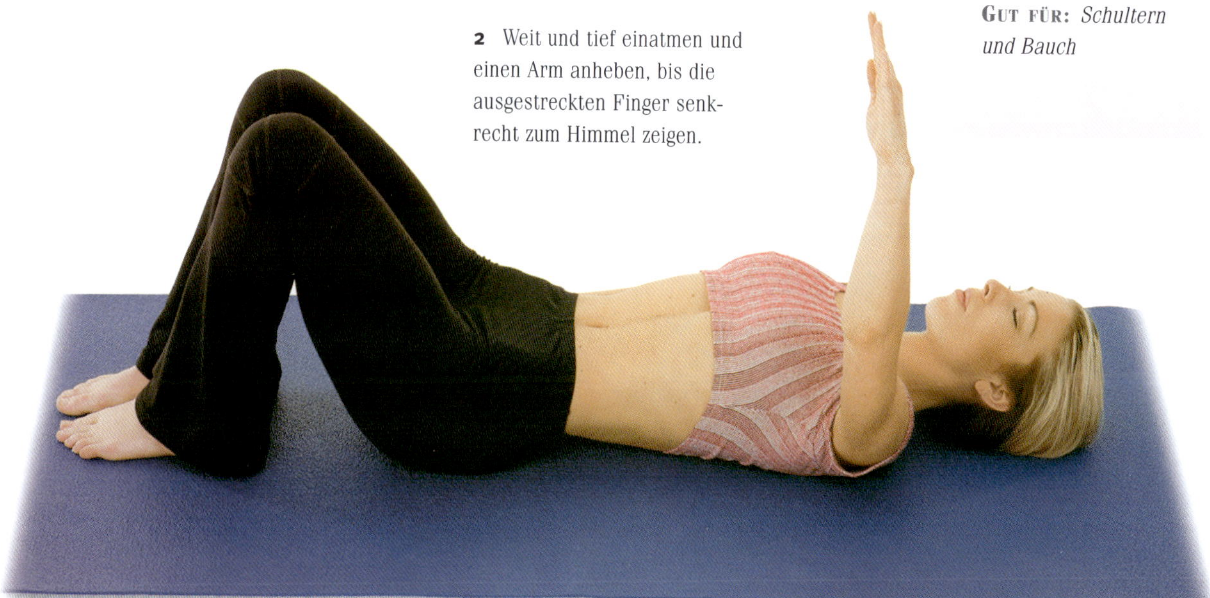

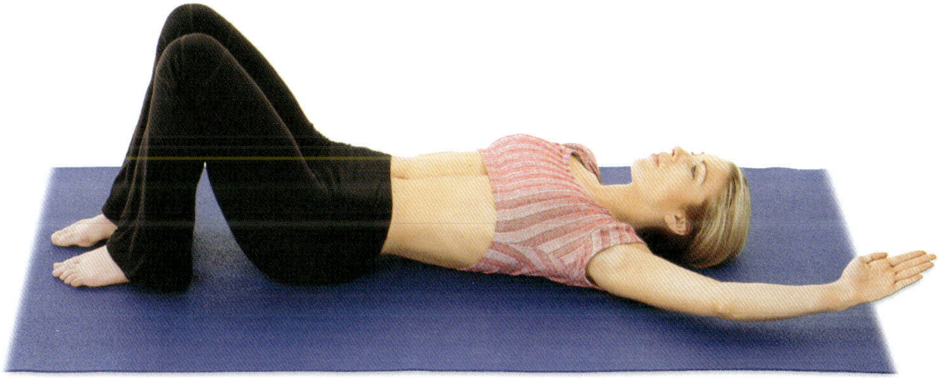

3 Ausatmen, Beckenboden und Queren Bauchmuskel anspannen, Wirbelsäule neutral halten. Den Arm nach hinten bis auf den Boden führen (am Anfang kommen Sie vielleicht nicht ganz so weit). Becken neutral, Bauchmuskulatur angespannt halten. Die Rippen gleiten auf die Hüften zu und die Schulterblätter sinken den Rücken hinab, wobei der Schultergürtel stabil bleibt.

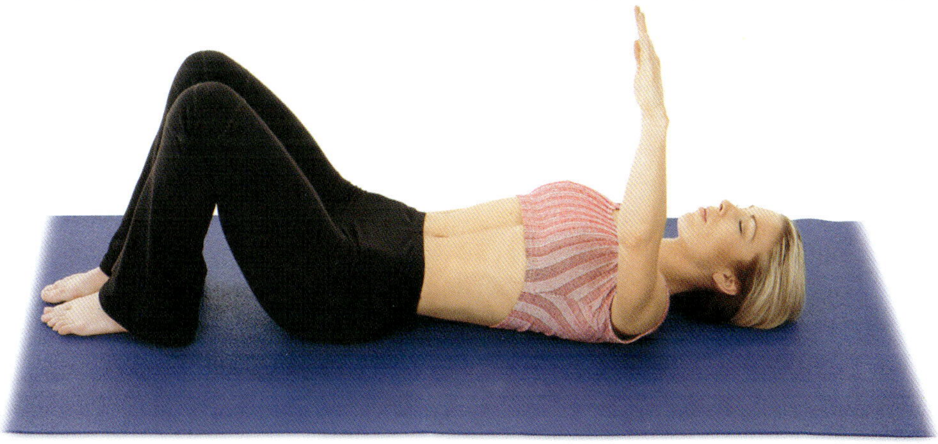

4 Einatmen und den Arm in die Senkrechte zurückführen.

5 Ausatmen und den Arm nach vorn auf den Boden senken. Die Übung zunächst fünfmal, später bis zu zehnmal wiederholen.

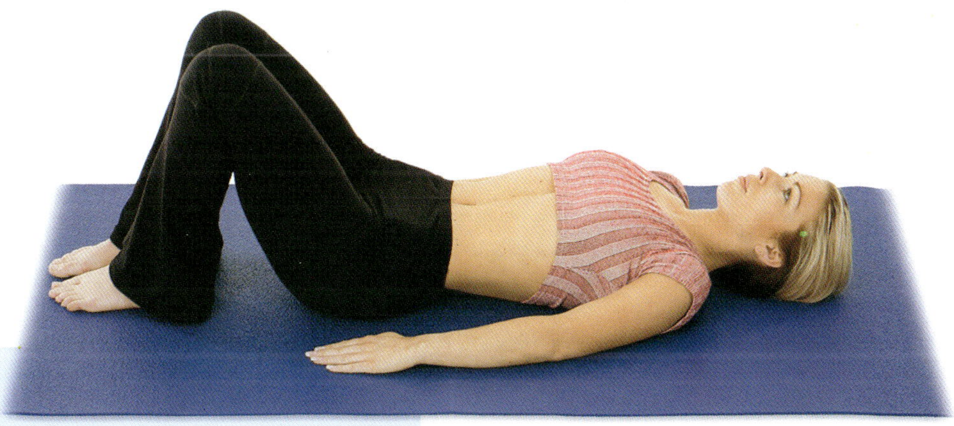

Steigerung

Wenn Sie so geübt sind, dass Ihr Becken dabei in Neutralposition bleibt, können Sie mit beiden Armen abwechselnd in einer fließenden Bewegung rudern, sodass der eine sich über Ihren Kopf hebt, während der andere wieder nach vorn zurückkehrt.

Rumpfdrehung 2

Bei dieser Übung drehen Sie die Beine in die eine und den Kopf in die andere Richtung. Die Schultern sollen dabei nicht den Bodenkontakt verlieren.

Ziel: *Zentralkern kräftigen und stabilisieren*

Gut für: *Nacken, Bauch und Hüften*

1 Legen Sie sich auf den Rücken, die Knie gebeugt, die Füße flach auf dem Boden. Arme rechtwinklig vom Körper wegstrecken, die Handflächen nach oben gewandt, damit die Schulterblätter neutral bleiben. Wirbelsäule auch in Neutralposition, Brustkorb entspannt. Bauchmuskeln und Beckenboden anspannen.

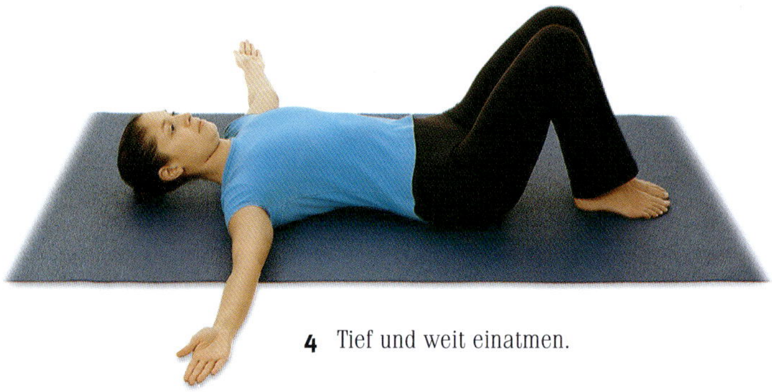

2 Tief und weit einatmen.

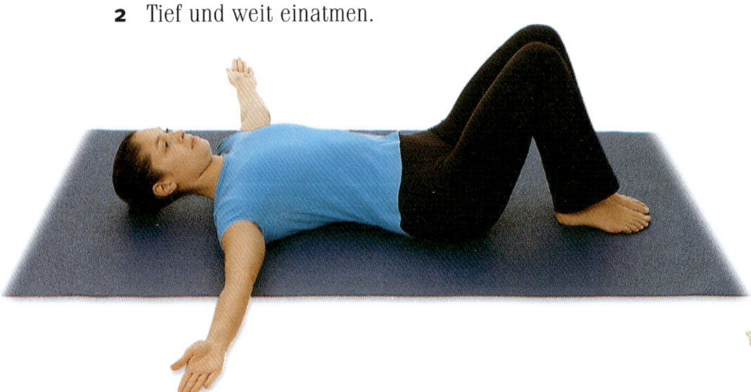

3 Ausatmen, Beckenboden und queren Bauchmuskel anspannen. Den Kopf nach links drehen und gleichzeitig die Knie nach rechts senken. Dabei bleiben beide Schultern am Boden, die Schulterblätter in Neutralposition.

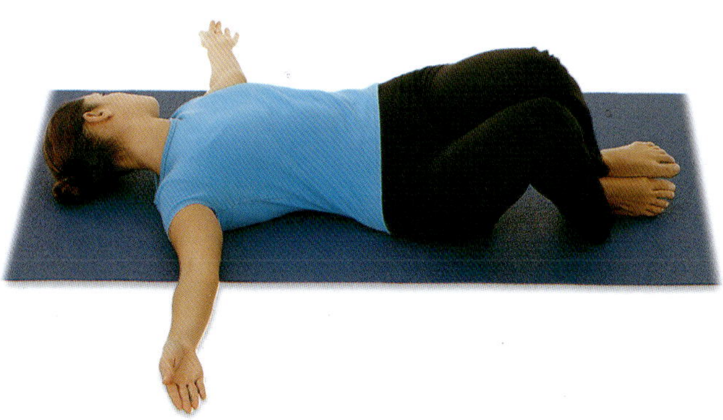

4 Tief und weit einatmen.

5 Ausatmen, dabei Knie wieder aufrichten und den Kopf zur Mitte drehen.

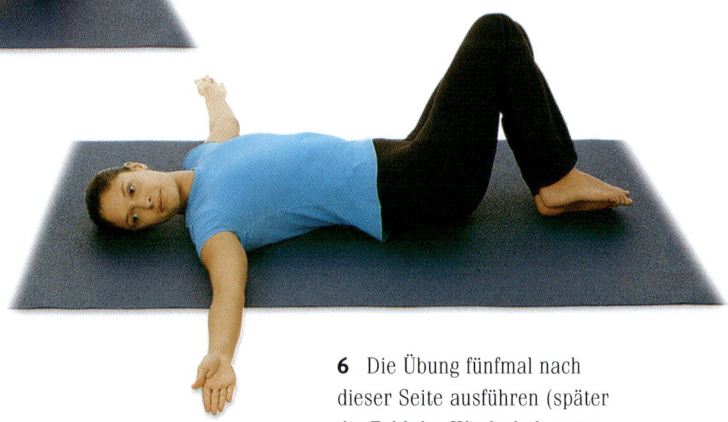

6 Die Übung fünfmal nach dieser Seite ausführen (später die Zahl der Wiederholungen auf maximal zehn steigern). Dann zur anderen Seite wechseln.

C-Bogen 2

Dies ist eine Steigerung der Aufwärmübung C-Bogen. Diesmal die Hände locker außen an die Knie legen. Versuchen Sie, bei jeder Trainingssitzung weiter nach hinten zu rollen, aber nur so weit, wie es bequem gelingt, ohne die Form zu verlieren.

1 Setzen Sie sich auf den Boden, das Gewicht auf beide Gesäßknochen verteilt. Wirbelsäule neutral halten, Schultern entspannen, Schulterblätter sinken lassen.

2 Einatmen und spüren, wie sich der Brustkorb weitet und die Wirbelsäule verlängert.

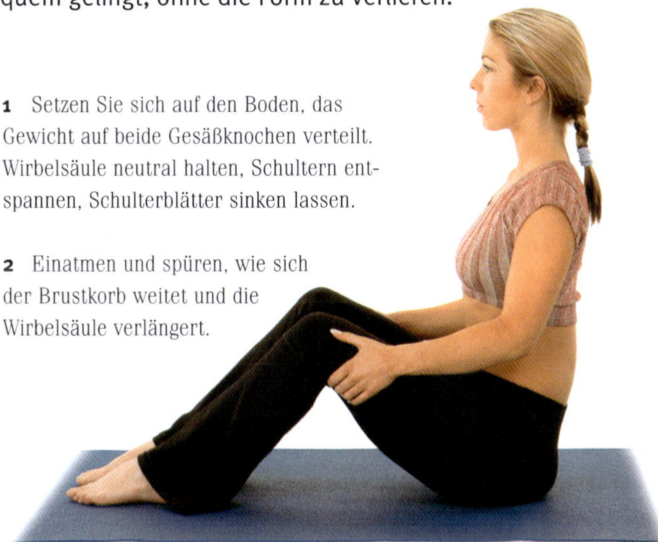

3 Mit den Zehenballen leicht den Boden berühren. Ausatmen, dabei Beckenboden und queren Bauchmuskel anspannen, Nabel um 30 % zur Wirbelsäule. Verbindung zum Zentrum halten und das Becken langsam nach hinten neigen. Leicht vor und zurück schaukeln.

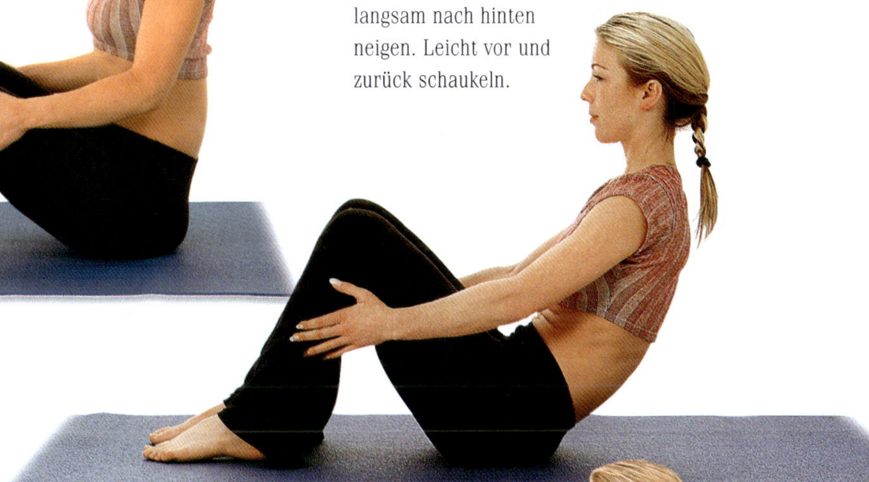

Ziel: *Wirbelsäule mobilisieren und Zentralkern kräftigen*

Gut für: *Wirbelsäule, Nacken, Schultern und Bauchmuskulatur*

4 Auf den Zehen balancierend einatmen und in die Startposition zurückkehren. Die Übung anfänglich fünfmal, später höchstens zehnmal wiederholen.

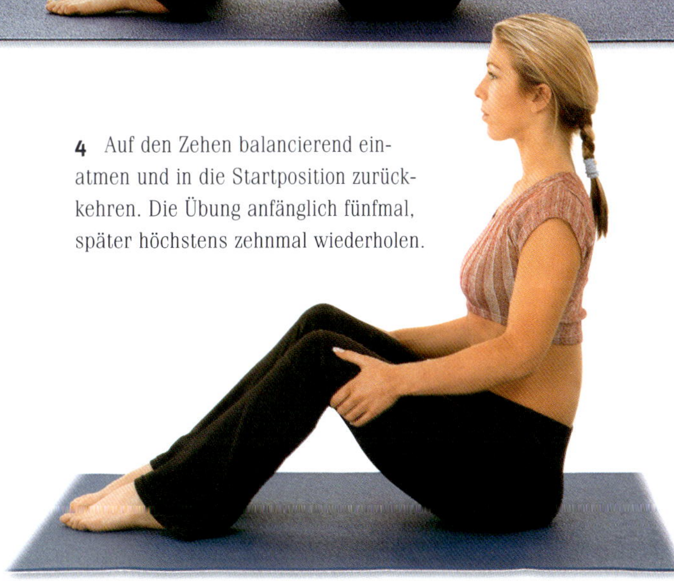

Abwandlung

Die Füße entspannen und die Zehen anheben, sodass nur die Fersen auf dem Boden ruhen (das nimmt die Spannung aus den Hüftbeugemuskeln).

Wirbelsäule dehnen 1

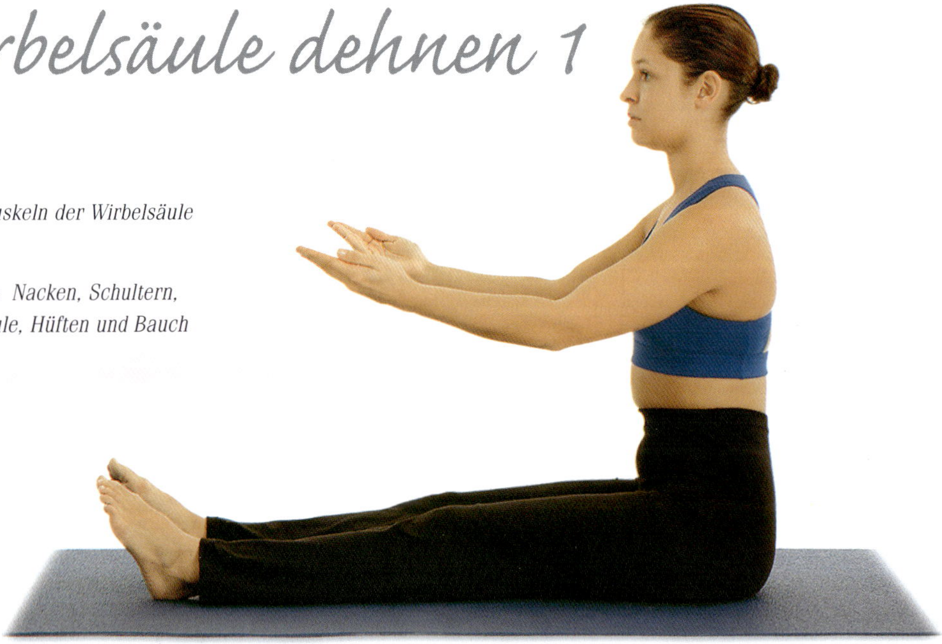

Ziel: *Muskeln der Wirbelsäule dehnen*

Gut für: *Nacken, Schultern, Wirbelsäule, Hüften und Bauch*

1 Setzen Sie sich auf den Boden, das Gewicht gleichmäßig auf beide Gesäßknochen verteilt, die ausgestreckten Beine hüftbreit auseinander (sollten die Kniesehnen dabei zu stark angespannt werden, beugen Sie die Knie leicht, oder setzen Sie sich auf ein gerolltes Handtuch). Die Wirbelsäule lang machen.

2 Die Arme knapp unter Schulterhöhe locker nach vorn strecken, die Handflächen nach oben. Den Schultergürtel in Neutralposition entspannen.

3 Einatmen und die Wirbelsäule aus der Hüfte strecken.

4 Ausatmen, Beckenboden und queren Bauchmuskel anspannen. Das Kinn sanft zur Brust neigen. Die Bauchmuskeln nach innen gewölbt halten, sodass die Rippen nach unten gleiten. Beugen Sie sich in Richtung Ihrer Füße, als ob Sie sich über einen großen Strandball abrollen.

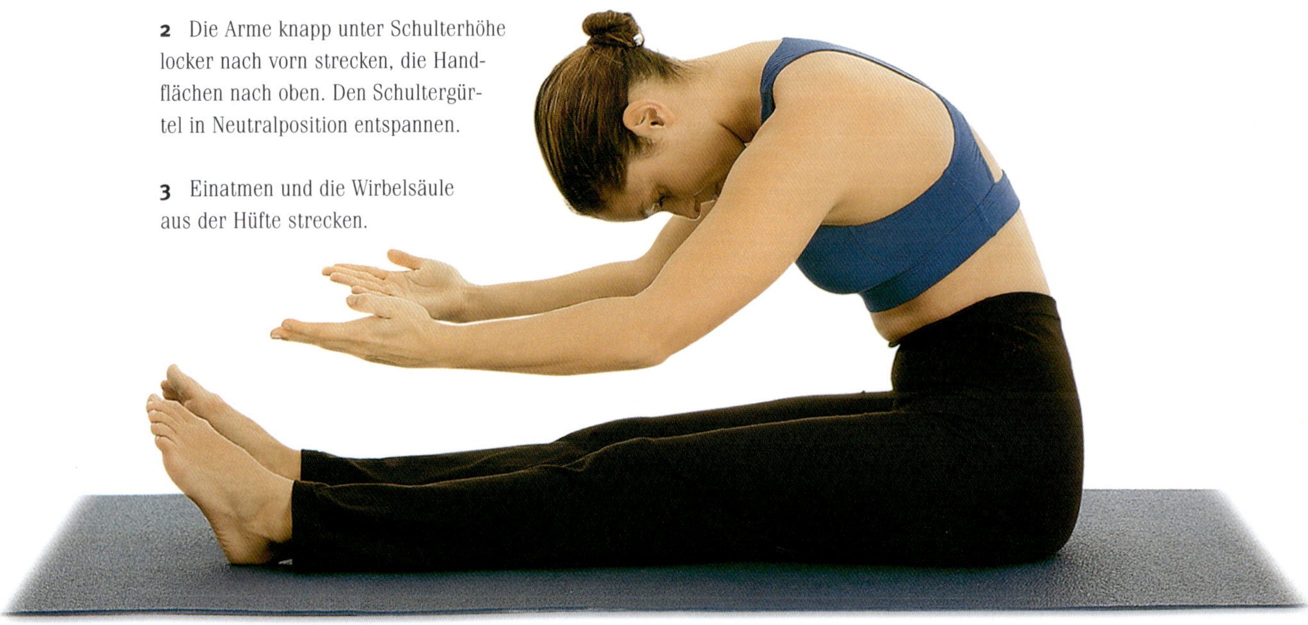

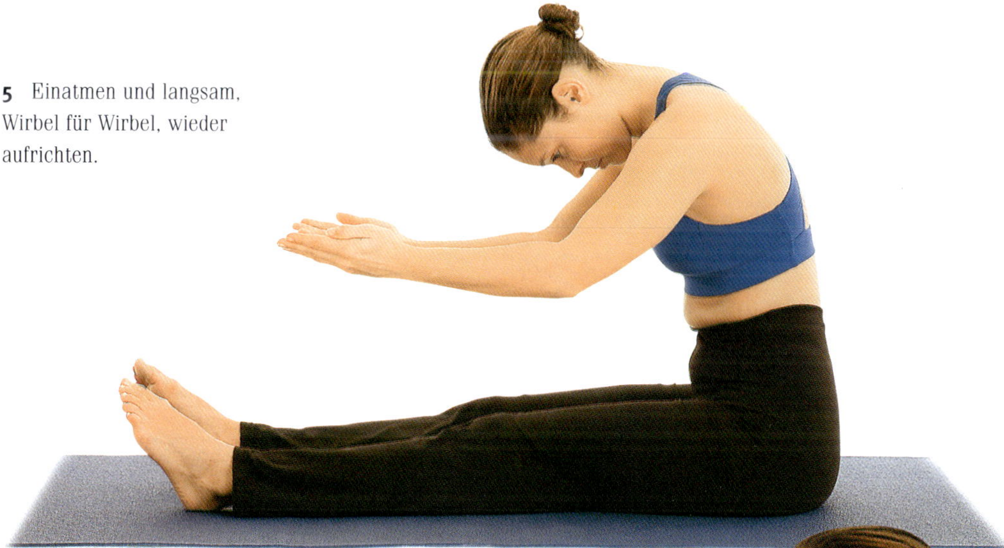

5 Einatmen und langsam, Wirbel für Wirbel, wieder aufrichten.

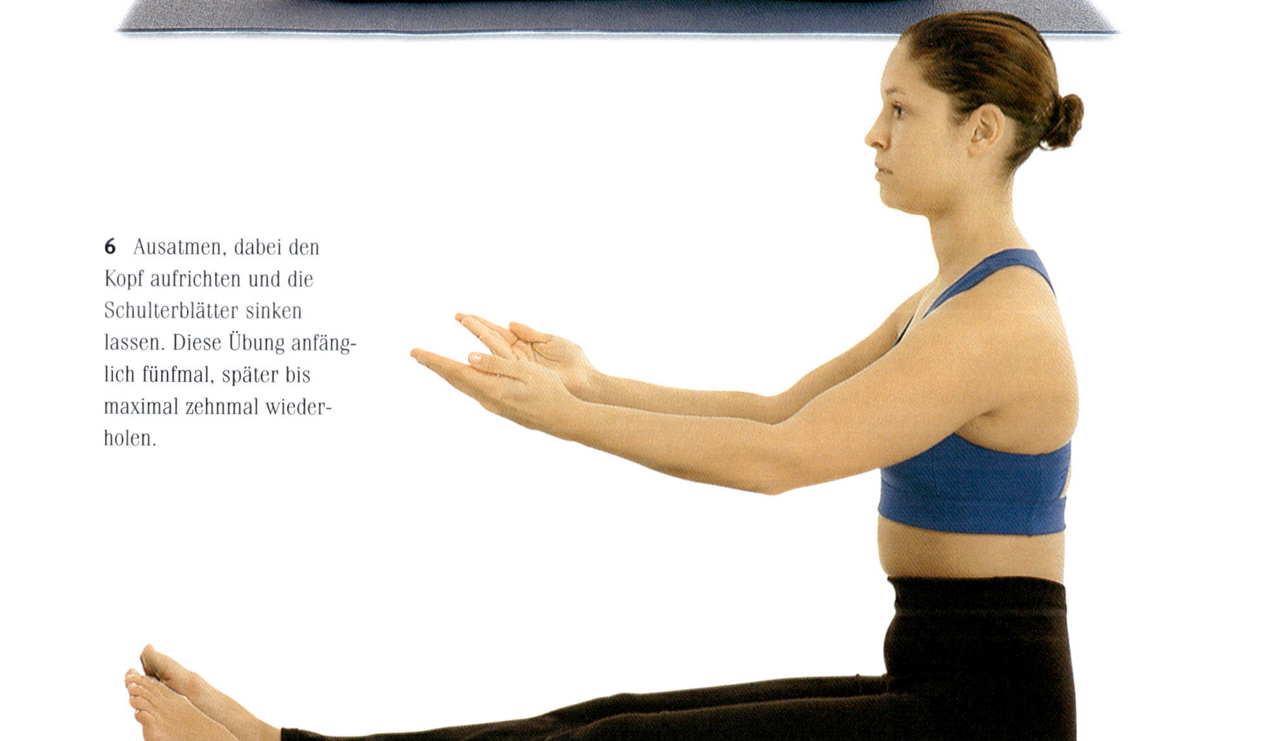

6 Ausatmen, dabei den Kopf aufrichten und die Schulterblätter sinken lassen. Diese Übung anfänglich fünfmal, später bis maximal zehnmal wiederholen.

Wirbelsäule drehen 1

Ziel: *Wirbelsäule kräftigen und mobilisieren*

Gut für: *schrägen Bauchmuskel, vielgespaltenen Rückenmuskel, queren Bauchmuskel und Schultergürtel*

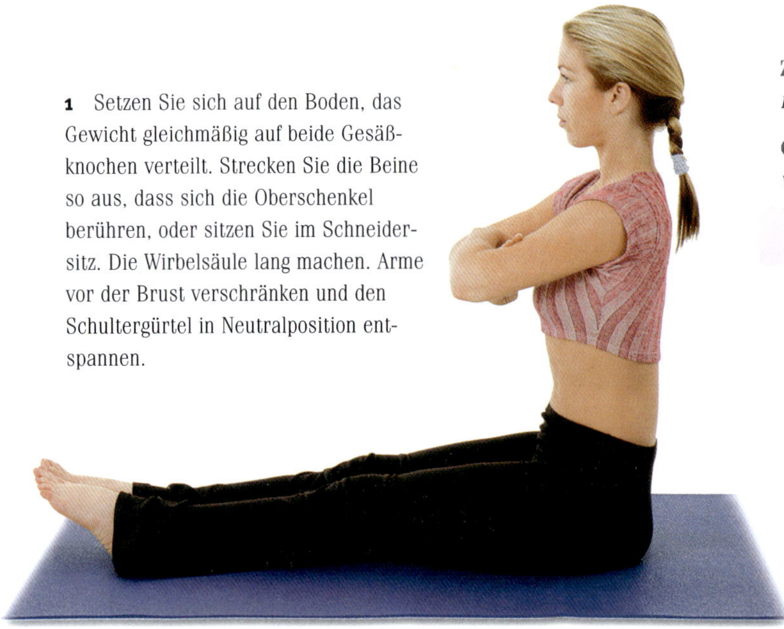

1 Setzen Sie sich auf den Boden, das Gewicht gleichmäßig auf beide Gesäßknochen verteilt. Strecken Sie die Beine so aus, dass sich die Oberschenkel berühren, oder sitzen Sie im Schneidersitz. Die Wirbelsäule lang machen. Arme vor der Brust verschränken und den Schultergürtel in Neutralposition entspannen.

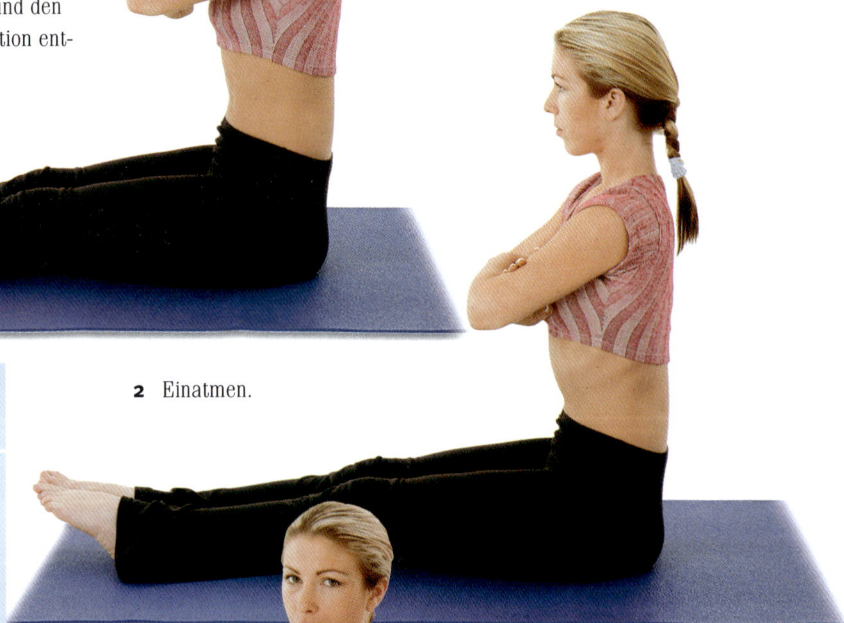

2 Einatmen.

Steigerung

Wenn Sie sich Ihrer Haltung und Körperbeherrschung sicher sind, können Sie sich abwechselnd nach links und rechts drehen und sich bis auf maximal zehn Wiederholungen pro Seite steigern.

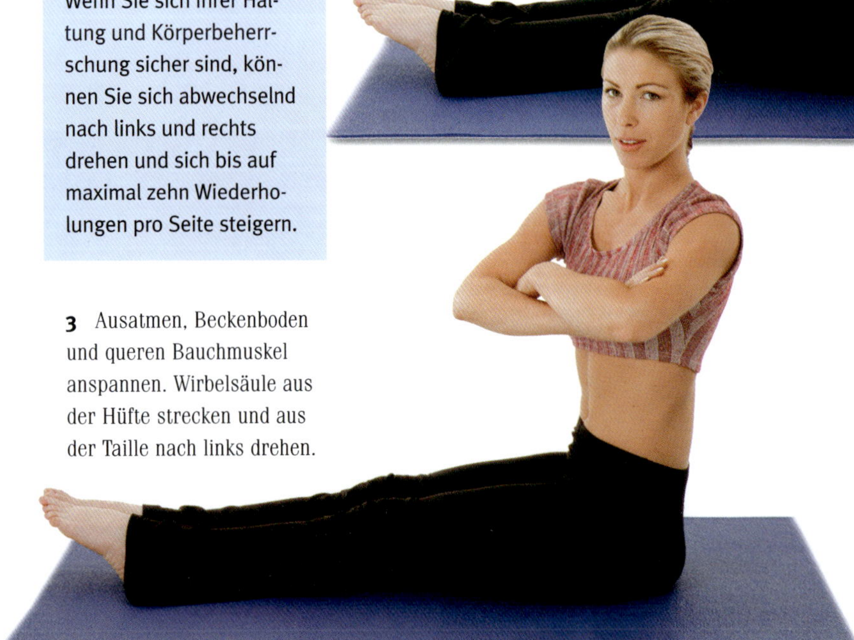

3 Ausatmen, Beckenboden und queren Bauchmuskel anspannen. Wirbelsäule aus der Hüfte strecken und aus der Taille nach links drehen.

4 Einatmen. Beckenboden und querer Bauchmuskel bleiben angespannt, während Sie sich zur Mitte zurückdrehen. Übung fünfmal in die eine Richtung, dann fünfmal in die andere Richtung wiederholen. Dabei darauf achten, dass die Drehung von der Bauchmuskulatur und nicht von den Schultern ausgeht.

Schwan 1

1 Legen Sie sich auf den Bauch. Die Stirn ruht auf einem gefalteten Handtuch oder einem Kissen. Arme mit den Handflächen nach oben neben dem Körper ausstrecken, Schultern in Neutralposition. Die Oberschenkel berühren sich, die Füße sind lang gestreckt.

2 Einatmen, dabei die Wirbelsäule lang machen und die Schulterblätter nach unten gleiten lassen.

3 Ausatmen, dabei Beckenboden und queren Bauchmuskel anspannen.

Ziel: *Schultergürtel und Wirbelsäule stärken und stabilisieren; Wirbelsäulen-Streckmuskeln trainieren*

Gut für: *Schultern, Wirbelsäule, queren Bauchmuskel, Kniesehnen, Gesäßmuskel*

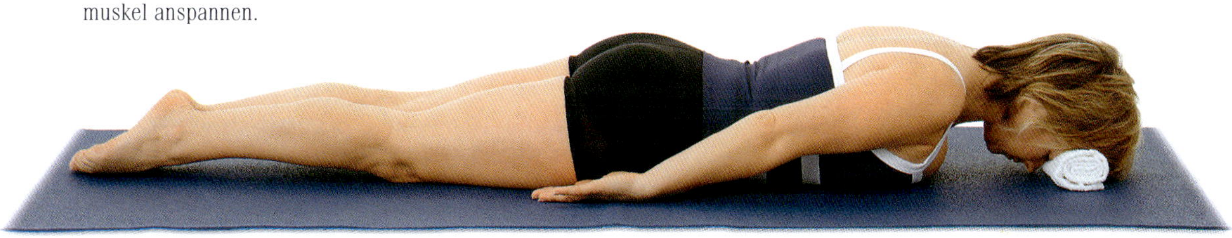

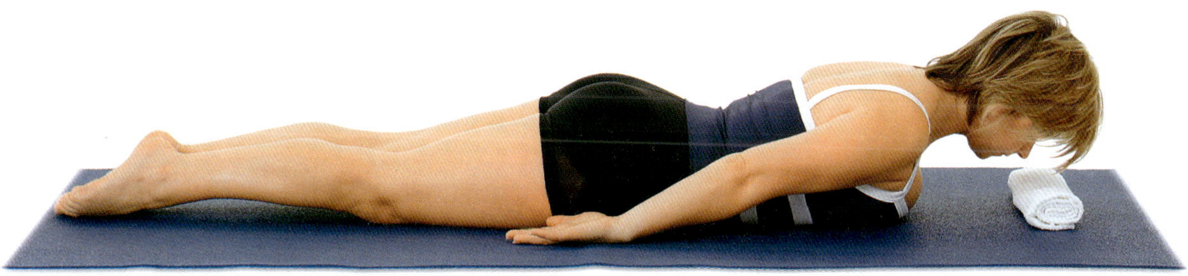

4 Einatmen und den Oberkörper aus der Hüfte heraus vom Boden heben. Rücken strecken, Schulterblätter nach unten ziehen. Bauchmuskeln zur Unterstützung angespannt lassen. Den Brustkorb weit geöffnet und die Schultern neutral halten. Den Blick auf den Boden gerichtet halten; Nacken und Kopf nicht nach hinten schieben.

5 Ausatmen und den Oberkörper wieder auf den Boden senken; dabei Nabel und Beckenboden einziehen. Die Übung anfänglich fünfmal, später bis höchstens zehnmal wiederholen.

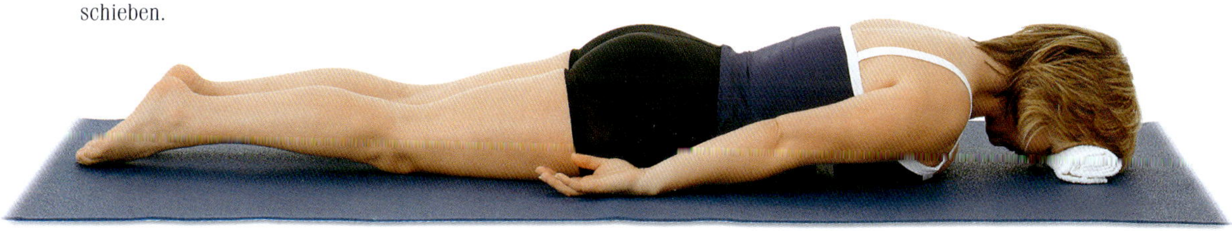

Schwimmen 1

Ziel: *Wirbelsäule und Beine dehnen*

Gut für: *Schultern, Wirbelsäulen-Streckmuskeln und queren Bauchmuskel*

1 Legen Sie sich mit ausgestreckten Beinen auf den Bauch; die Stirn ruht auf Ihren Händen. Wirbelsäule und Schultergürtel in Neutralposition entspannen.

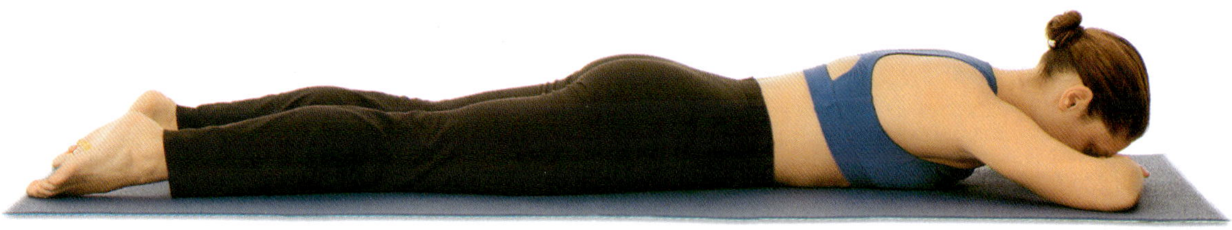

2 Einatmen, dabei Beckenboden und queren Bauchmuskel anspannen.

3 Ausatmen und das linke Bein vom Boden heben. Die Zehen ausstrecken und das Bein vom Körper weg dehnen. Dabei den Nacken lang und Becken und Rippen korrekt ausgerichtet halten.

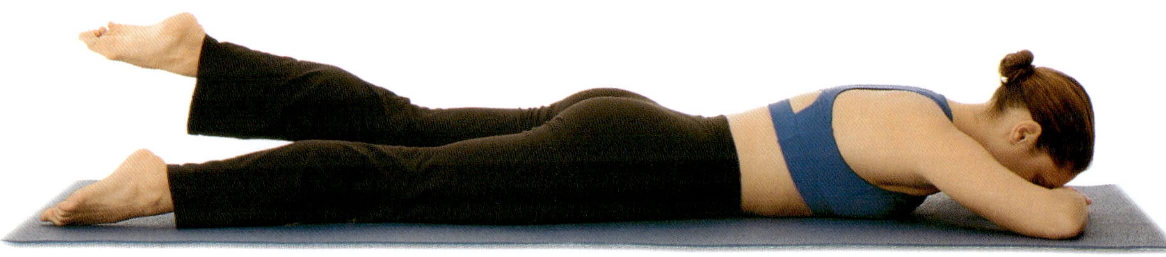

4 Einatmen und in die Ausgangsstellung zurückkehren.

5 Die Bewegung mit dem rechten Bein wiederholen. Die ganze Übung zuerst fünfmal, später bis zu zehnmal wiederholen.

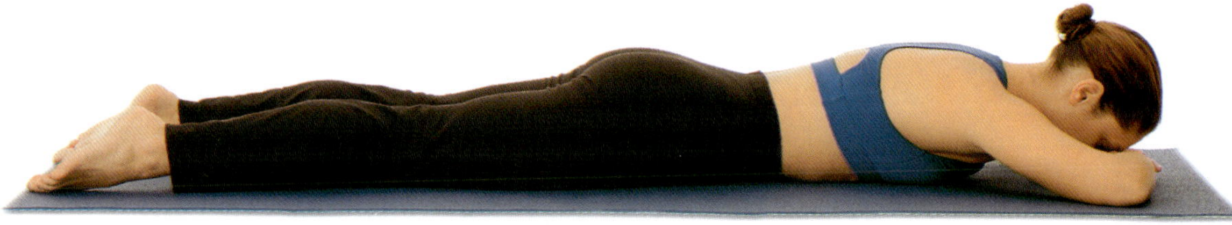

Beinschwinge 1

Die folgenden Übungen werden als Serie ausgeführt: Absolvieren Sie erst beide mit einem Bein, und wiederholen Sie sie dann mit dem anderen. Jede Bewegung anfänglich fünfmal, später bis zu zehnmal wiederholen.

ZIEL: *Lendenwirbelbereich stärken, Hüften mobilisieren, Gesäßmuskeln und Kniesehnen trainieren*

GUT FÜR: *Hüftbeugemuskeln, queren Bauchmuskel und großen Gesäßmuskel*

1 Legen Sie sich auf die Seite, den unteren Arm gerade ausgestreckt, Handfläche nach oben. Die Hüften liegen parallel übereinander. Das untere Knie im 90°-Winkel nach hinten abknicken. Das obere Bein auf Hüfthöhe gerade ausgestreckt halten. Die obere Schulter entspannt halten; den freien Arm über den Nabel legen. Den Schultergürtel in Neutralposition entspannen.

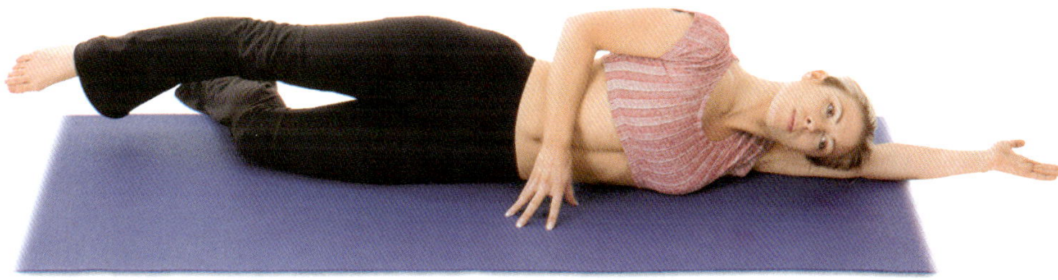

2 Einatmen, Beckenboden und queren Bauchmuskel anspannen. Den oberen Fuß anwinkeln und das Bein im 90°-Winkel nach vorn führen. Das Becken bleibt in Neutralposition.

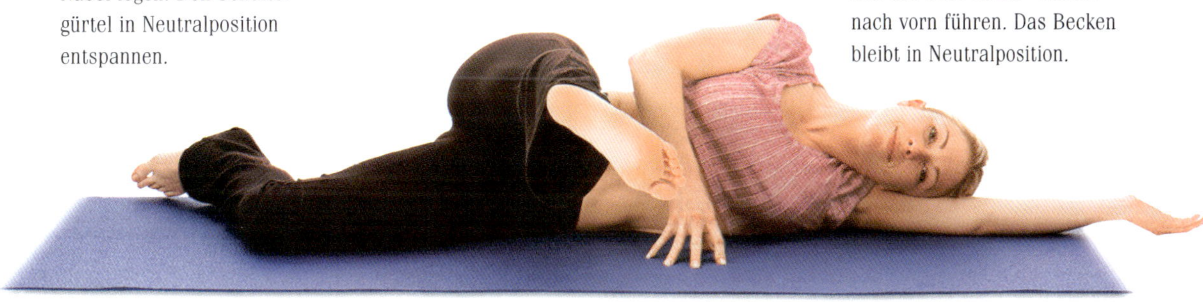

3 Ausatmen, den Fuß durchstrecken und das Bein in die Ausgangsposition zurücknehmen. Dabei bleibt das Bein auf Hüfthöhe, das Becken in Neutralposition.

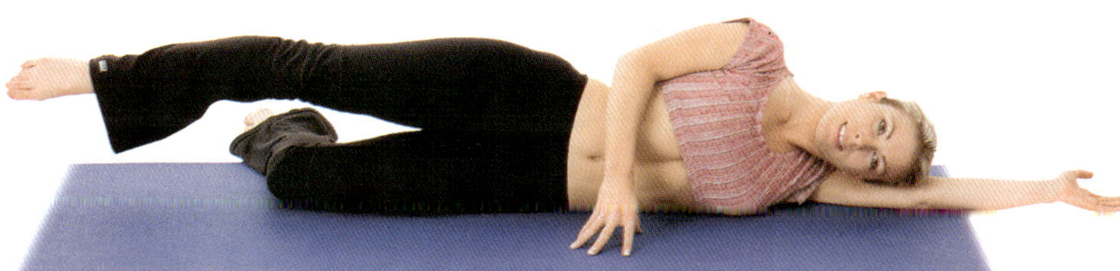

Beinseithebung 1

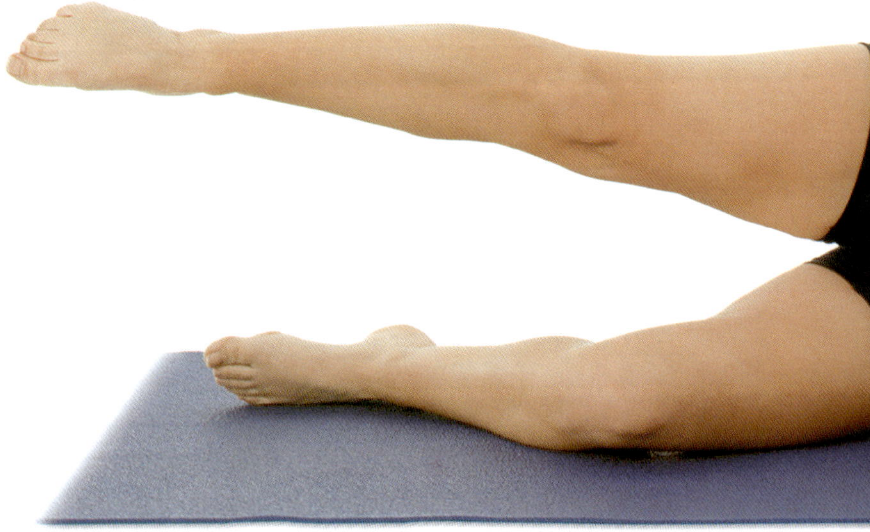

Ziel: *Hüften mobilisieren, Gesäß und Kniesehnen trainieren*

Gut für: *Hüftbeugemuskeln, queren Bauchmuskel, großen Gesäßmuskel und Kniesehnen*

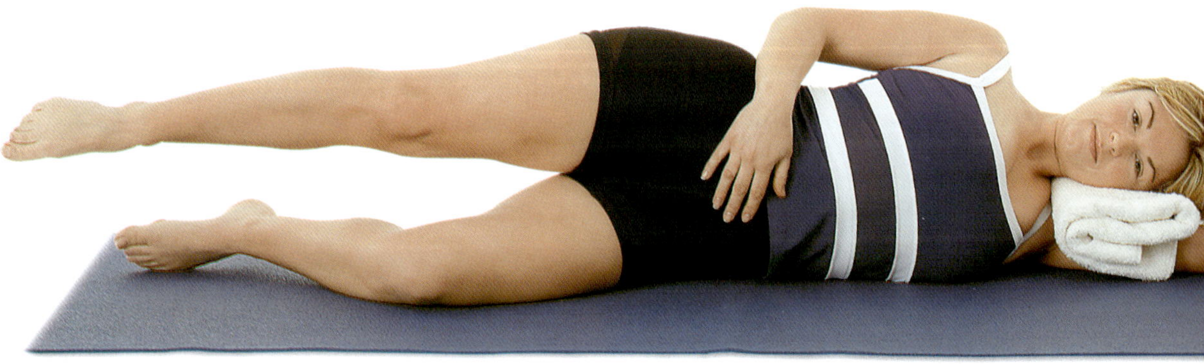

1 Legen Sie sich auf die Seite, den unteren Arm gerade ausgestreckt, die Handfläche nach oben. Die Hüften liegen genau aufeinander. Den Unterschenkel des unteren Beins nach hinten abwinkeln. Das obere Bein auf Hüfthöhe gerade ausgestreckt halten. Die obere Schulter entspannt halten; den freien Arm über den Nabel legen. Schultergürtel in Neutralposition entspannen.

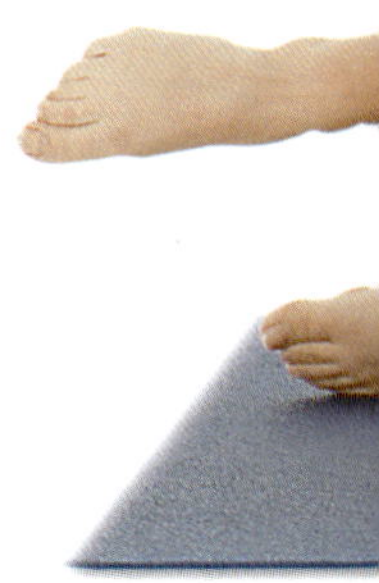

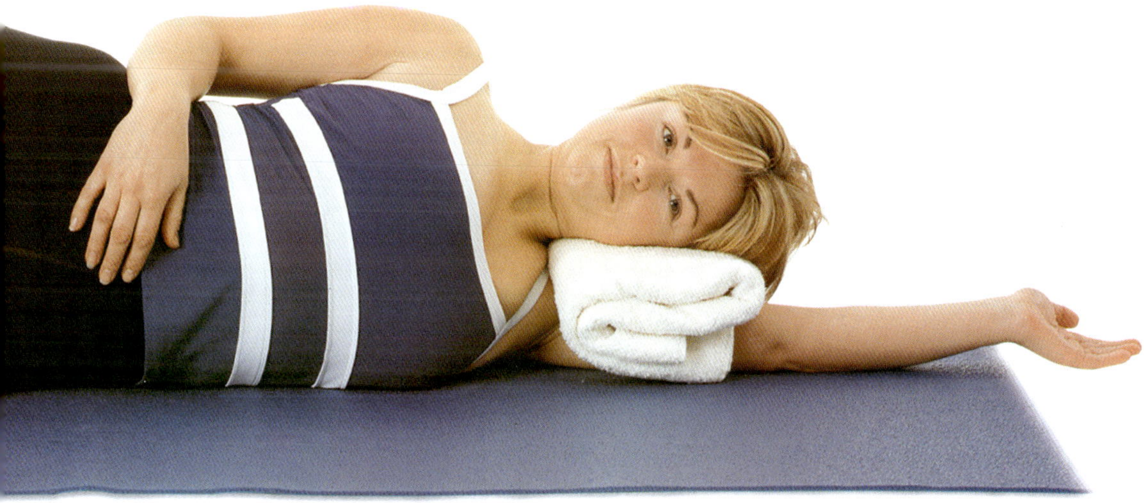

2 Einatmen, Beckenbodenmuskeln und queren Bauchmuskel anspannen. Den Fuß durchstrecken und das Bein leicht anheben.

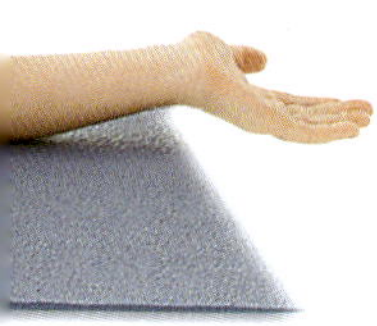

3 Ausatmen und das Bein wieder in die Ausgangsposition absenken.

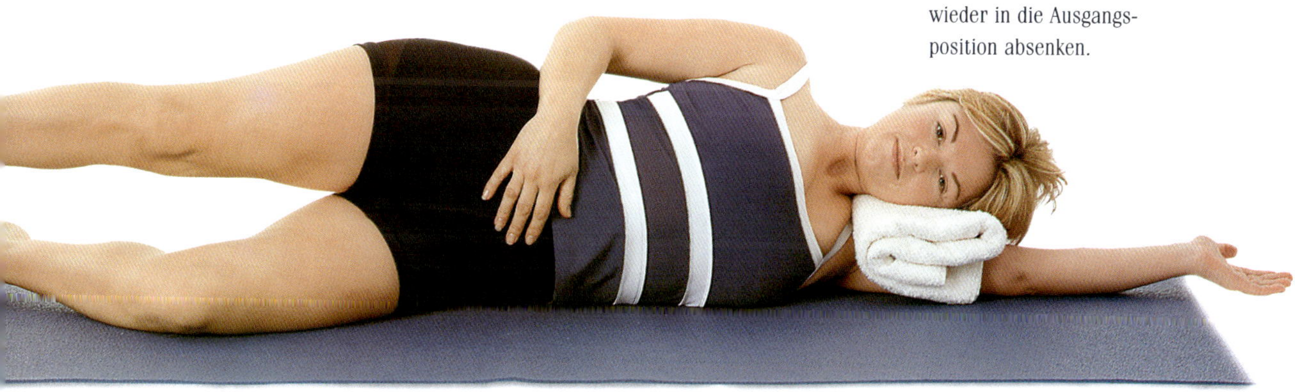

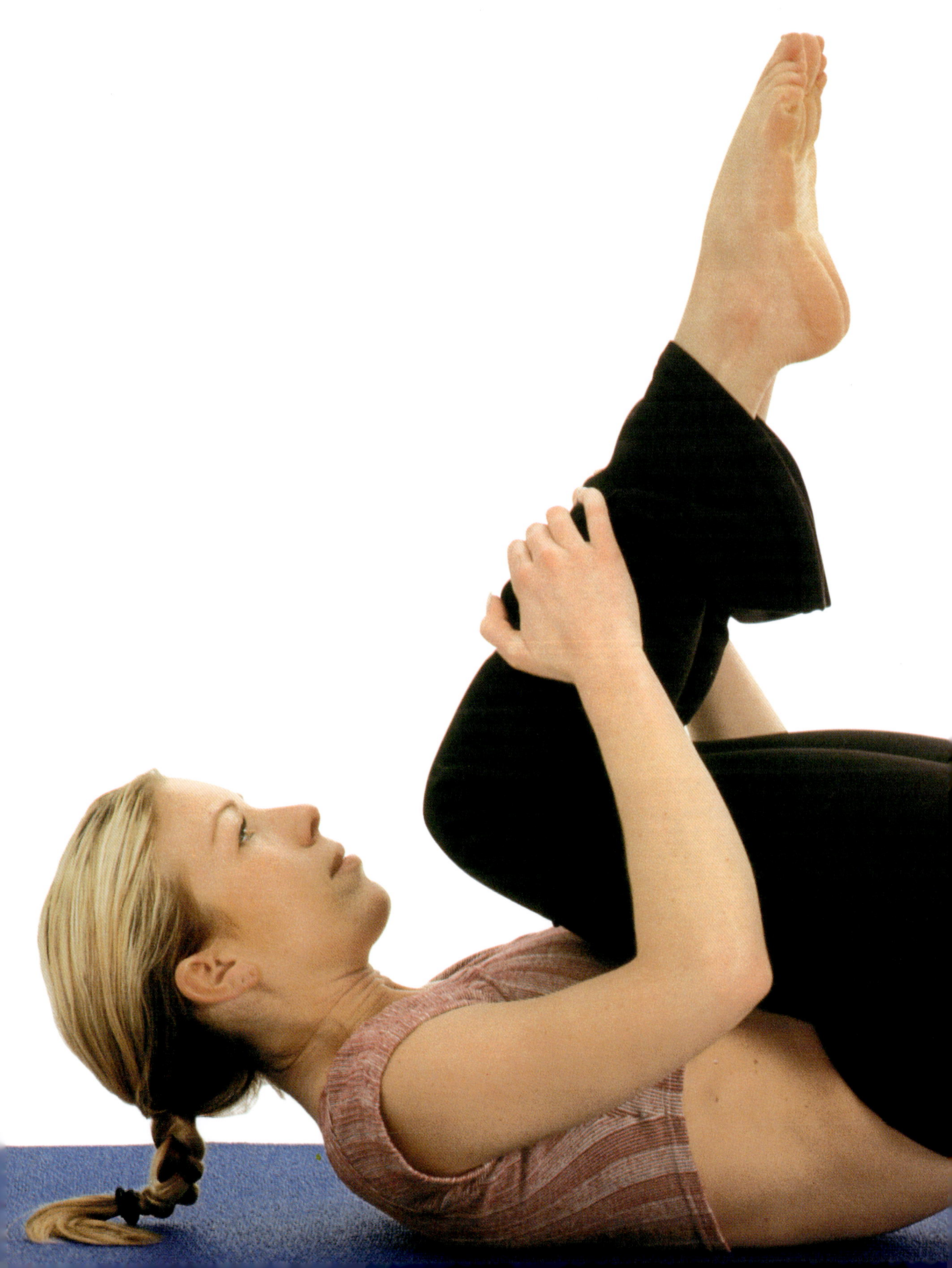

7 Mittelschwere Übungen

Viele der folgenden Übungen haben Ähnlichkeit mit den Anfängerübungen, sind jedoch durch leichte Abwandlungen etwas anspruchsvoller. In farbigen Boxen werden die Ziele jeder Übung erläutert und Hinweise zu Steigerungen oder Variationen gegeben. Bei manchen Übungen finden Sie auch Tipps zur Unterstützung der Bewegung, bis Sie in der Lage sind, sie ohne solche Hilfen auszuführen. Auch hier stellen sich die Fortschritte erst nach und nach ein; machen Sie sich also keine Sorgen, wenn Sie diese zusätzliche Unterstützung anfangs in Anspruch nehmen müssen.

Wie bisher sollten Sie mit fünf Wiederholungen anfangen und sich später bei jeder Sitzung um eine steigern, bis Sie zehn korrekt ausführen können – d. h. als langsame, kontrollierte, fließende Bewegung. Entspannen Sie sich, finden Sie Ihren eigenen Rhythmus, und denken Sie immer daran, dass Konzentration, Präzision und Atmung von entscheidender Bedeutung sind.

Atmung 2

Fangen Sie – wie beim Anfängerprogramm – mit dieser Übung an, um Ihre Aufmerksamkeit auf das Atmen zu konzentrieren.

Ziel: *queren Bauchmuskel durch Atmung aktivieren, um den Zentralkern zu stärken*

Gut für: *queren Bauchmuskel, vielgespaltenen Rückenmuskel und Beckenboden*

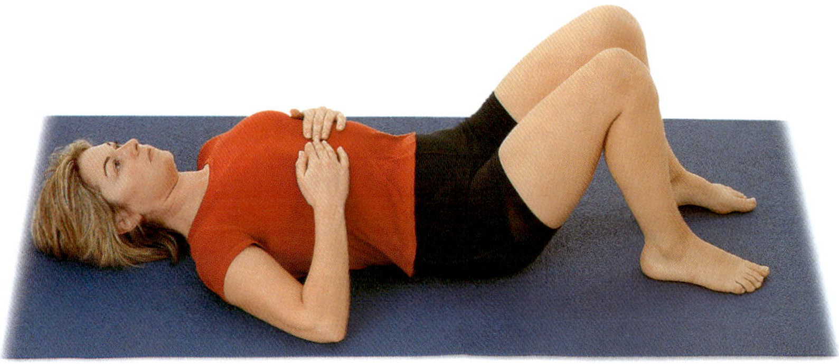

1 Legen Sie sich auf den Rücken, die Knie im 45°-Winkel gebeugt, die Füße hüftbreit auseinander und flach auf dem Boden, den Schultergürtel in Neutralposition. Die Hände auf den Brustkorb legen.

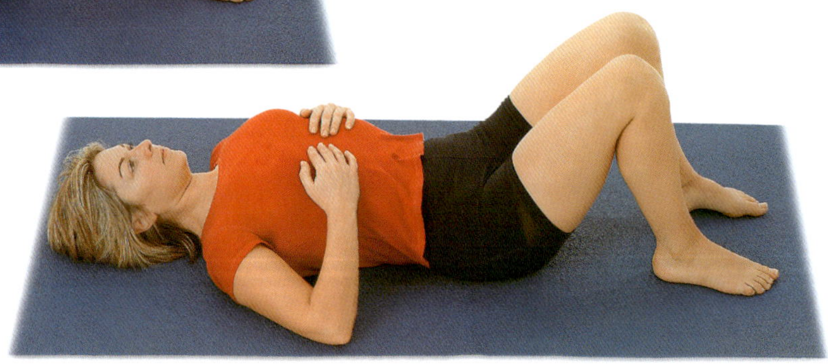

2 Tief einatmen. Spüren Sie, wie Ihr Brustkorb sich weitet und die Atemluft in Rücken und Seiten strömt.

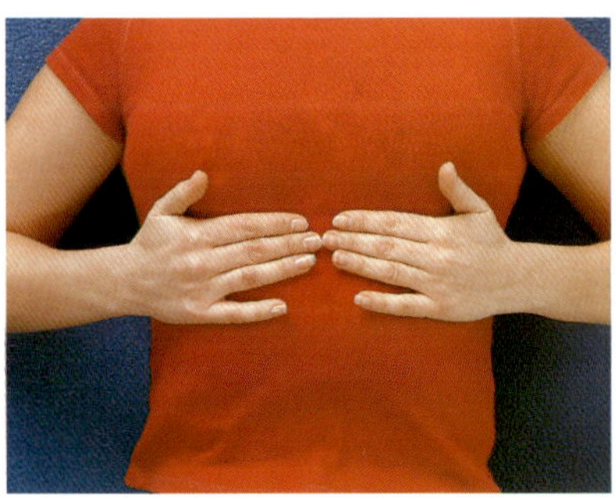

3 Ausatmen, dabei sanft den Beckenboden hochziehen und den queren Bauchmuskel anspannen (30 %). Spüren Sie, wie Ihr Brustkorb sich nach innen und unten auf die Hüften zu bewegt.

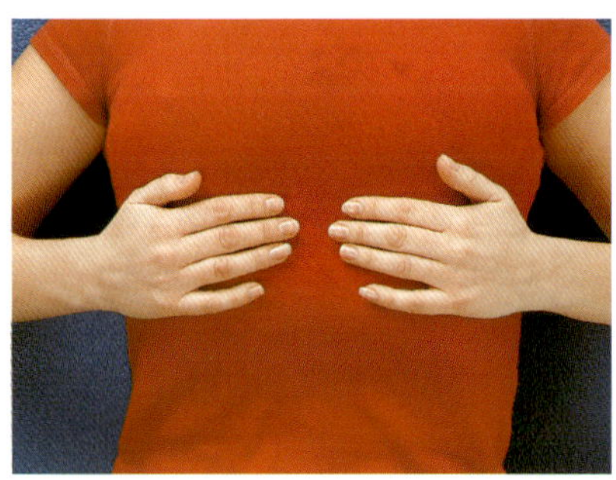

4 Konzentriert so weiteratmen. Anfänglich fünfmal ein- und ausatmen, später bis auf zehnmal steigern. Achten Sie darauf, sanft zu atmen: Mit entspanntem Kiefer durch den Mund ausatmen, statt die Luft durch zusammengepresste Lippen zu stoßen.

Hinweis

Hierbei sollen Sie sich entspannen und bewusst wahrnehmen, wie die Atemluft in den Körper und aus ihm heraus strömt. Zur Förderung der Konzentration sollten Sie zwischen dem Ein- und Ausatmen jeweils bis drei zählen und dann auf vier ein- bzw. ausatmen.

Beckenkippübung 2

1 Legen Sie sich auf den Rücken, die Knie im 45°-Winkel gebeugt, die Füße flach auf dem Boden. Schultergürtel und Wirbelsäule in Neutralposition entspannen.

2 Tief und weit einatmen. Spüren Sie, wie Ihr Brustkorb sich weitet und die Luft in Rücken und Seiten strömt.

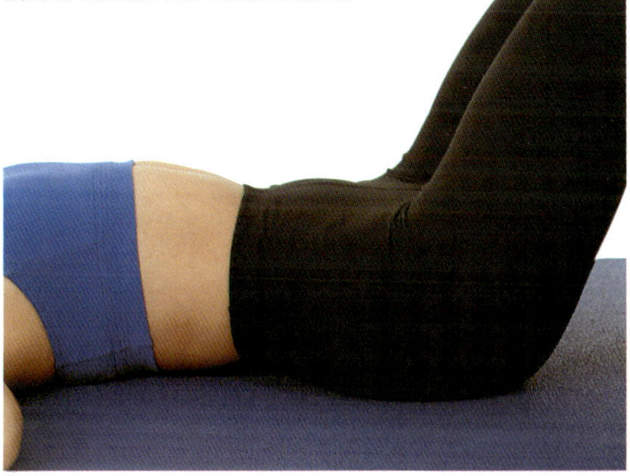

3 Ausatmen, dabei Beckenboden und queren Bauchmuskel anspannen. Ziehen Sie zugleich das Schambein in Richtung Nabel und kippen Sie das Becken sanft auf sich zu, sodass sich Ihr Steißbein vom Boden abrollt.

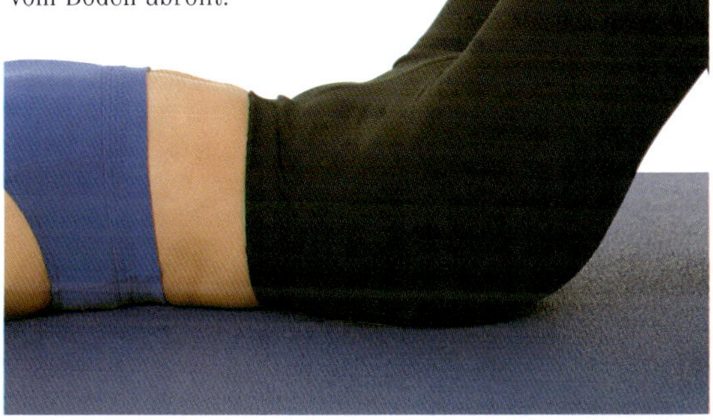

Ziel: *Zentralkern stärken*

Gut für: *Bauchmuskulatur*

4 Einatmen und Becken wieder in Neutralposition entspannen.

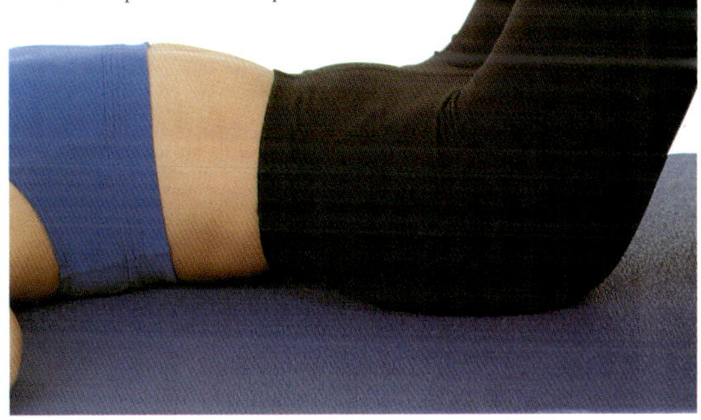

5 Ausatmen, den Rücken leicht wölben.

6 Einatmen und Becken in Neutralposition entspannen. Die Übung anfänglich fünfmal, später bis zu zehnmal wiederholen.

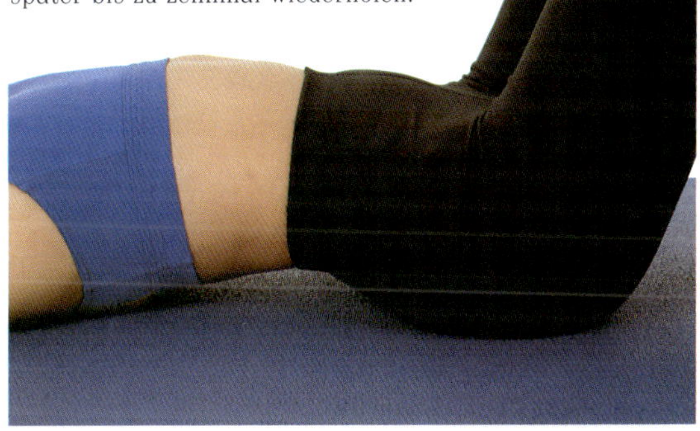

Hinweis

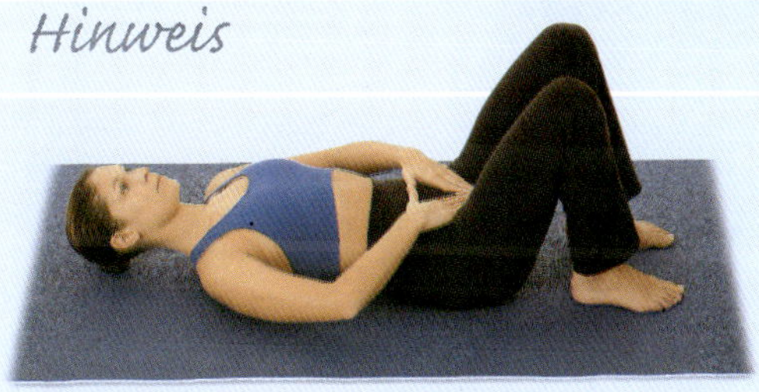

Wenn Sie zur Ausführung der Bewegung ein Feedback brauchen, legen Sie Ihre Hände so auf den Bauch, dass Ihre Daumen knapp unter dem Nabel die Grundlinie eines Dreiecks bilden und Ihre zum Schambein abgespreizten Finger dessen Spitze.

Unterbauchübung 2

Bei der Unterbauchübung für Anfänger sollten Sie die Beckenkippung nur für die Dauer eines Einatmens halten. Jetzt halten Sie die Kontraktion 10–20 Sekunden lang und atmen dabei rhythmisch ein und aus – nicht die Luft anhalten.

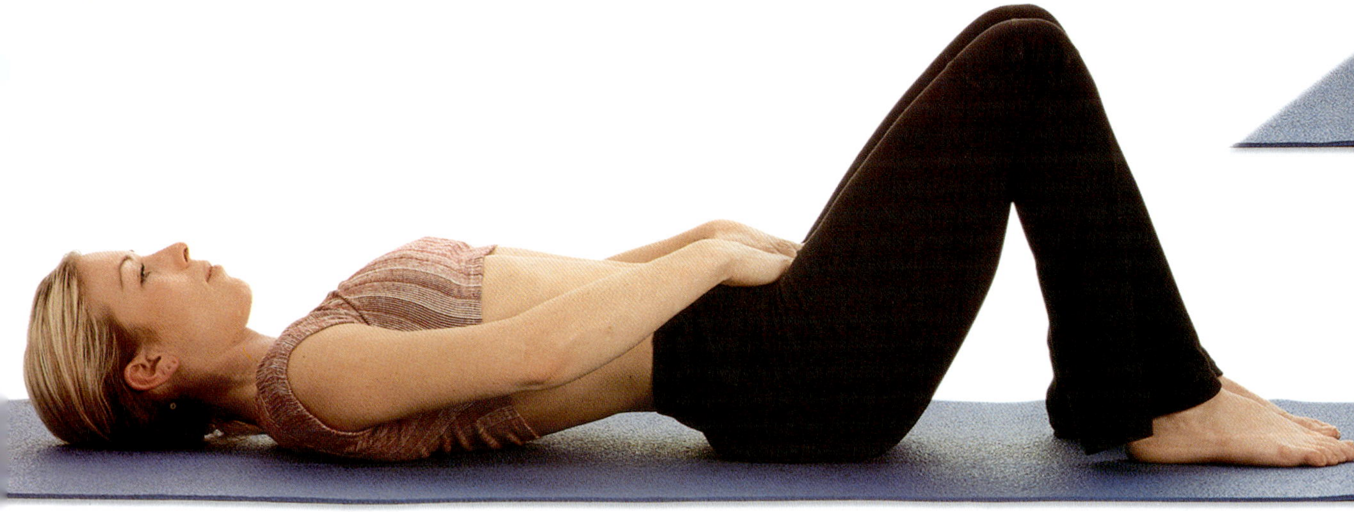

1 Legen Sie sich auf den Rücken, die Knie im 45°-Winkel gebeugt, Füße hüftbreit auseinander und flach auf dem Boden. Die Arme entweder mit den Handflächen nach unten neben den Körper oder dreieckförmig auf den Bauch legen. Schultergürtel und Wirbelsäule in Neutralposition entspannen.

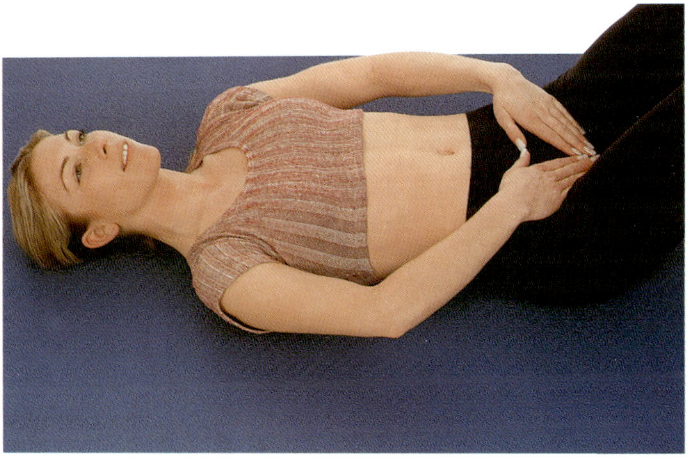

2 Tief und weit einatmen.

ZIEL: *Zentralkern stärken*

GUT FÜR: *Unterbauchmuskulatur*

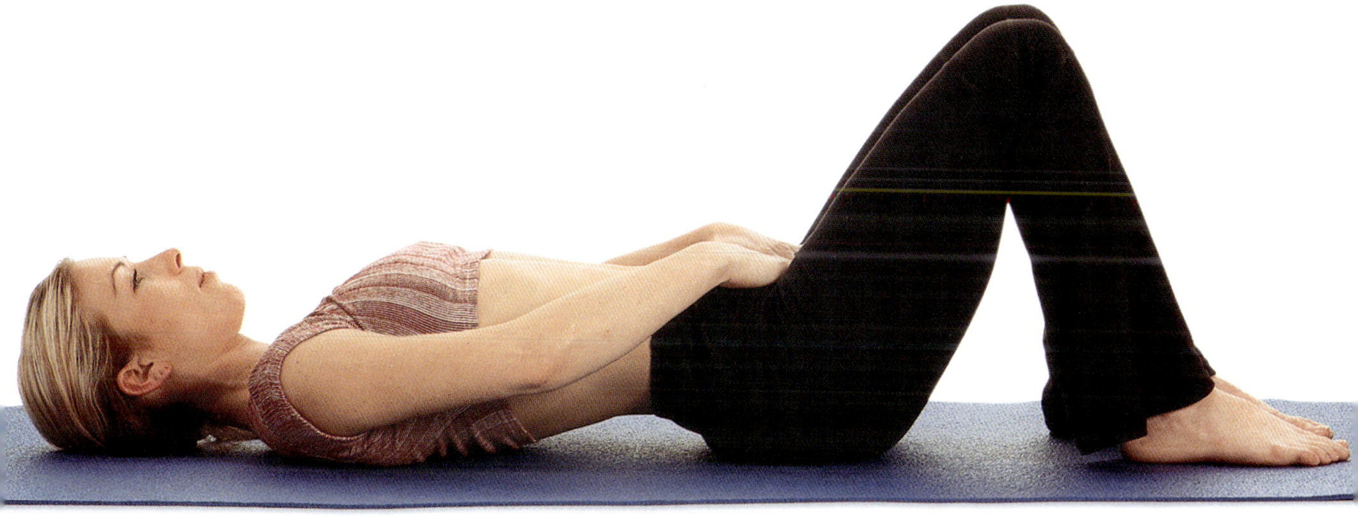

3 Ausatmen. Ziehen Sie dabei das Schambein zum Nabel, und kippen Sie Ihr Becken unter Einsatz der Bauchmuskulatur auf sich zu.

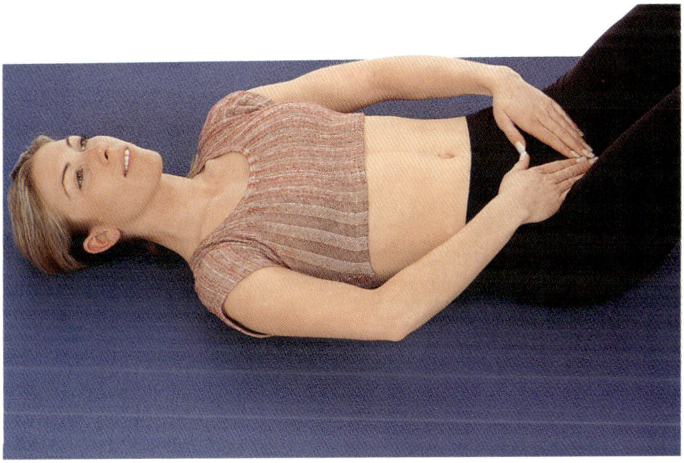

4 Einatmen und Kippung beibehalten; die Kontraktion des queren Bauchmuskels bleibt bei 30 %. 10–20 Sekunden rhythmisch atmen.

5 Ausatmen und in die Neutralposition zurückrollen. Übung anfänglich fünfmal, später bis zu zehnmal wiederholen.

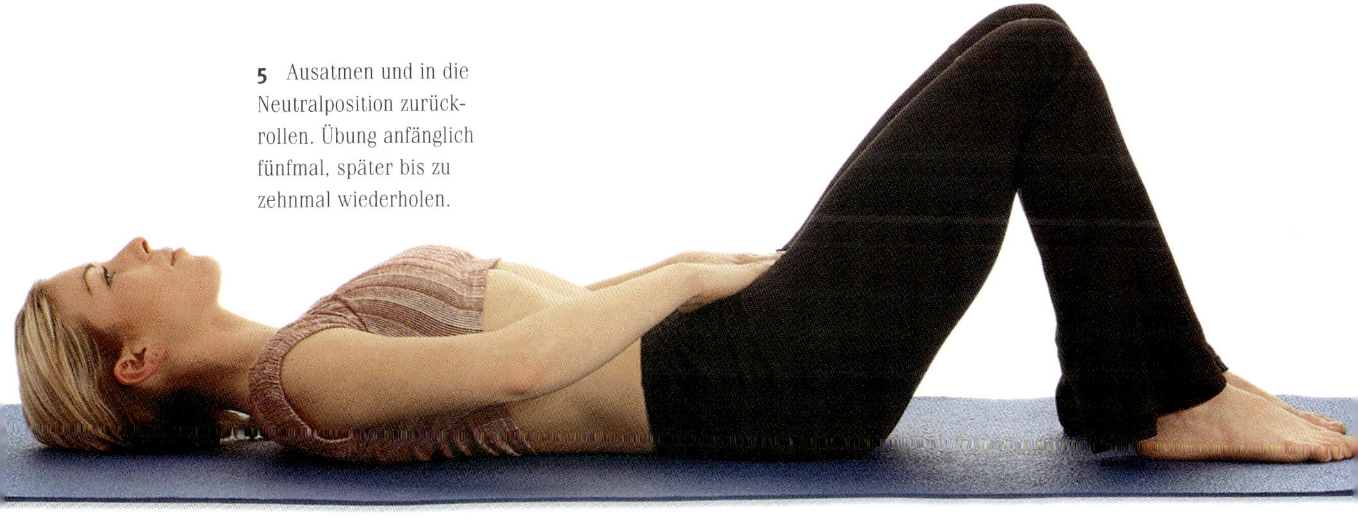

Bauchübung 2

Bei der Bauchübung für Anfänger haben Sie die Beugung nur für die Dauer eines Einatmens gehalten. Bei dieser Übung verringern Sie die Beugung beim Einatmen um etwa 5 % und erhöhen sie beim Ausatmen wieder, ohne zwischendurch den Boden zu berühren. Fixieren Sie den Blick auf Ihre Knie, damit Kopf und Hals richtig ausgerichtet bleiben. Wenn Ihr Kopf zu schwer wird, können Sie ihn mit einer Hand – bei weit abgespreiztem Ellenbogen – leicht unterstützen. Sie dürfen ihn aber nicht umklammern und nach vorn ziehen.

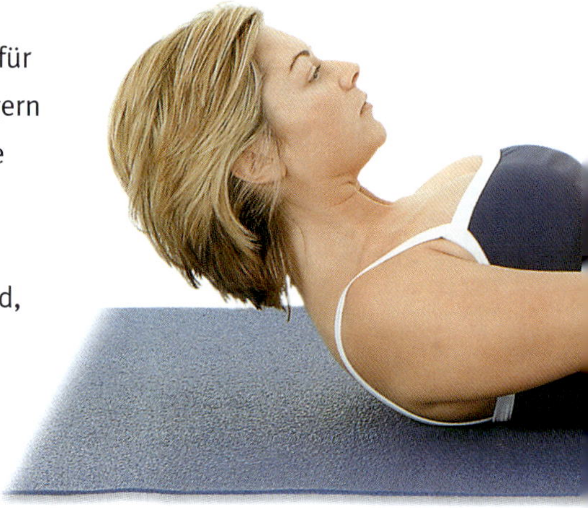

1 Legen Sie sich auf den Rücken, die Knie im 45°-Winkel gebeugt, die Füße hüftbreit auseinander. Arme mit den Handflächen nach unten neben den Körper legen. Machen Sie den Hals lang und entspannen Sie den Oberkörper. Den Schultergürtel neutral halten.

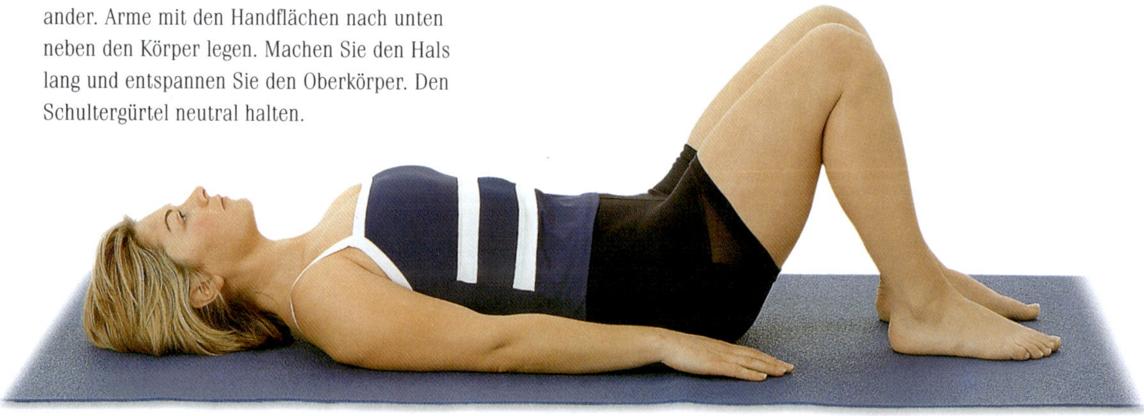

2 Einatmen und den Nacken noch stärker „verlängern", indem Sie das Kinn leicht zur Brust beugen, ohne dabei den Kopf anzuheben.

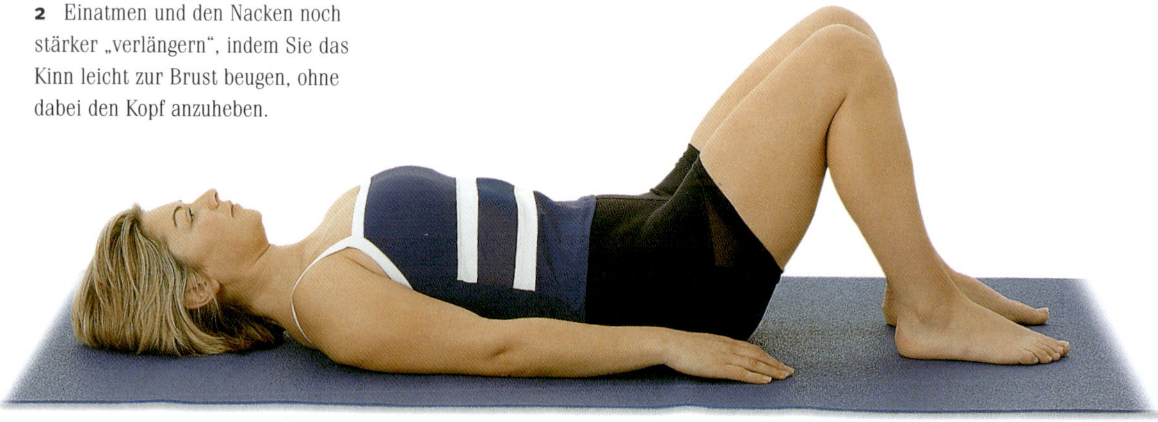

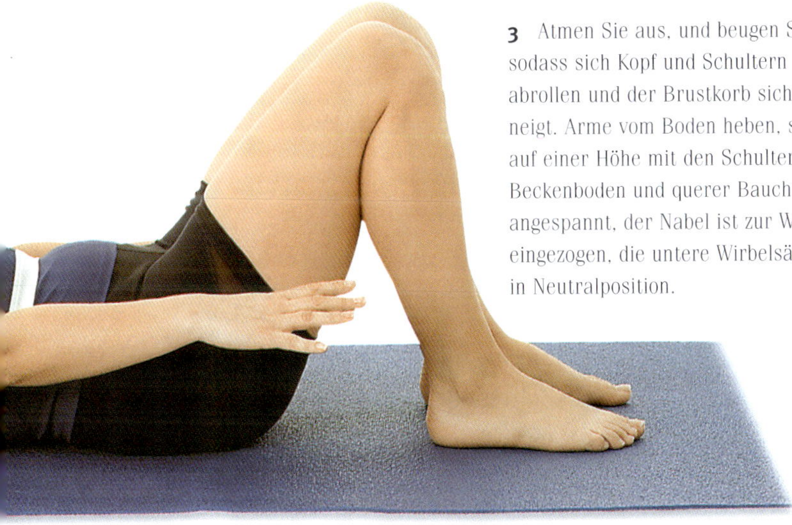

3 Atmen Sie aus, und beugen Sie sich vor, sodass sich Kopf und Schultern vom Boden abrollen und der Brustkorb sich zum Becken neigt. Arme vom Boden heben, sodass sie auf einer Höhe mit den Schultern sind. Beckenboden und querer Bauchmuskel sind angespannt, der Nabel ist zur Wirbelsäule eingezogen, die untere Wirbelsäule bleibt in Neutralposition.

ZIEL: *Wirbelsäule dehnen, Zentralkern stärken und stabilisieren*

GUT FÜR: *Nacken, Schultern, Wirbelsäule und Bauchmuskulatur*

4 Einatmen und die Beugung um 5 % verringern, sodass sich die Wirbelsäule etwas streckt, während der Bauch zur Mulde angespannt bleibt. NICHT den Boden berühren.

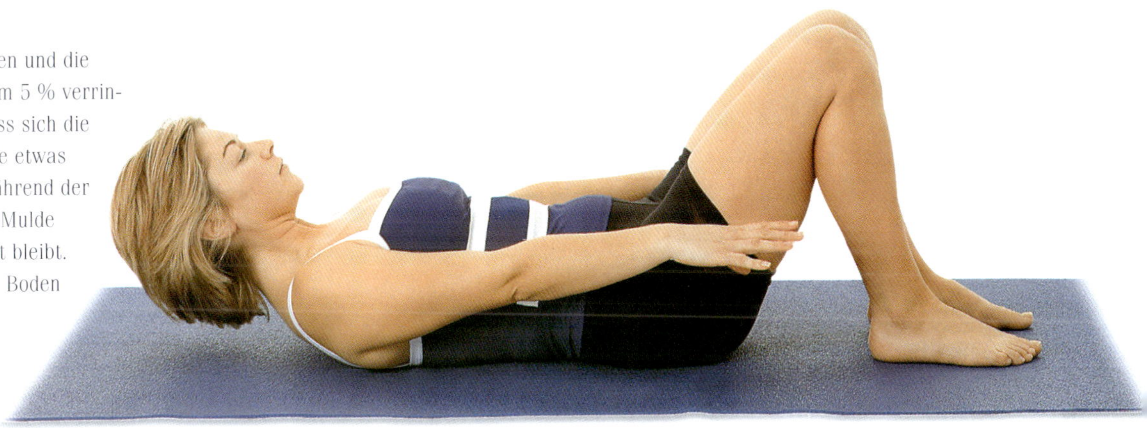

5 Ausatmen, Beckenboden hochziehen und Nabel um 5 % zur Wirbelsäule ziehen, bis Sie wieder so stark gebeugt sind wie in Schritt 3. Übung fünfmal, später bis zu zehnmal wiederholen.

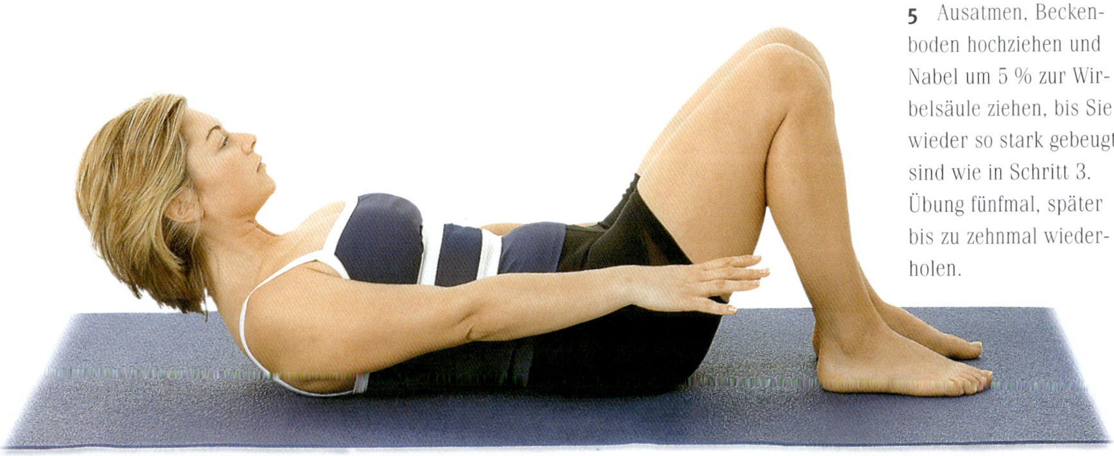

Die Hundert

Diese vermutlich bekannteste Pilates-Übung vereint die Hauptziele der Pilates-Methode: Kräftigung und Stabilisierung des Zentralkerns und Förderung einer kontrollierten, rhythmischen Atmung. Die Bauchübungen 1 und 2 sind eine ausgezeichnete Vorbereitung auf diese Übung. Die „Hundert" umfasst in ihrer schwierigsten Variante auch eine leichte Auf-und-Ab-Bewegung der Arme, doch hier werden die Arme zur Verbesserung der Stabilität waagerecht gehalten.

1 Legen Sie sich auf den Rücken, die Knie im 45°-Winkel gebeugt, die Füße flach auf dem Boden. Die Oberschenkel berühren sich. Die Arme mit den Handflächen nach unten neben den Körper legen und mit leicht gebeugten Ellenbogen kraftvoll gespannt halten. Schultergürtel in Neutralposition entspannen.

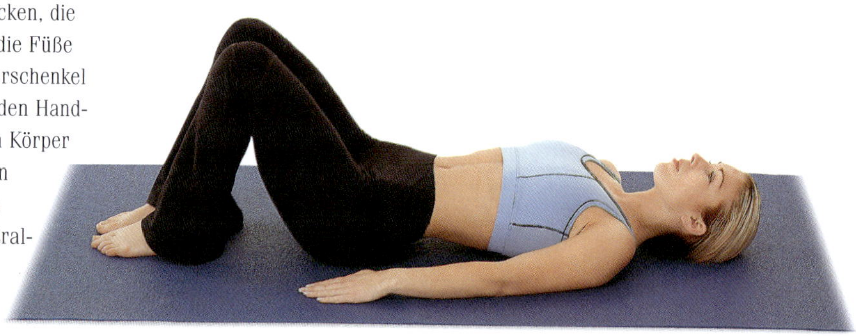

2 Einatmen und den Nacken lang machen.

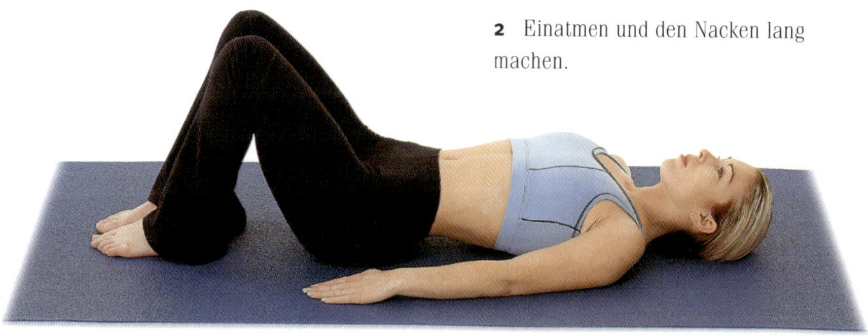

Ziel: *Dehnung der Wirbelsäule, Stabilisierung von Schultergürtel und Becken, Stärkung des Zentralkerns und kontrollierte Atmung*

Gut für: *Nacken, Schultern, Wirbelsäule, Bauch und Atmung*

3 Ausatmen und nach vorn beugen, sodass sich Kopf und Schultern vom Boden abrollen und der Brustkorb sich zum Becken neigt. Die Arme vom Boden heben und auf Schulterhöhe halten. Beckenboden und querer Bauchmuskel sind angespannt, der Nabel ist zur Wirbelsäule gezogen, die untere Wirbelsäule bleibt neutral.

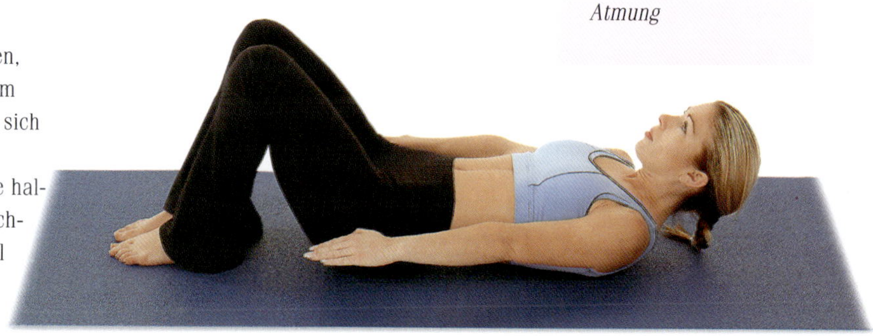

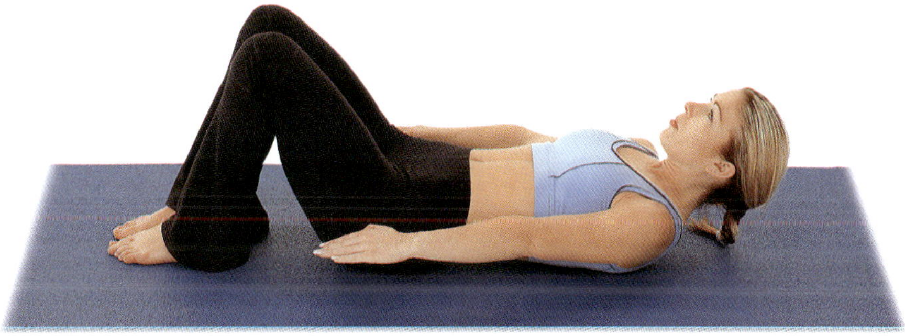

4 Einatmen und bis fünf zählen; dabei die Kontraktion des queren Bauchmuskels bei 20–30 % halten.

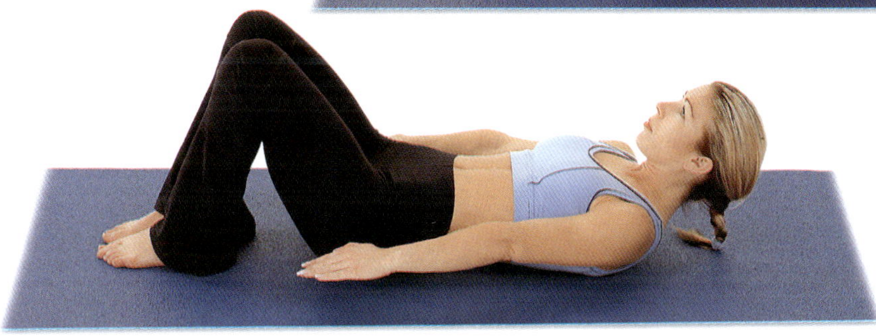

5 Ausatmen und bis fünf zählen; dabei die Beugung halten und die Kontraktion auf 30 % steigern.

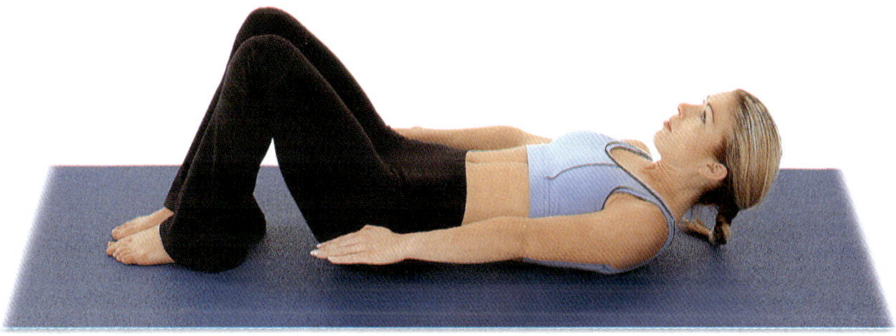

6 Die Übung fünfmal, später bis zu zehnmal wiederholen. Bei jeder Wiederholung die Verbindung zum Zentrum halten und darauf achten, dass sich die Bauchmuskulatur nicht vorwölbt.

Steigerung

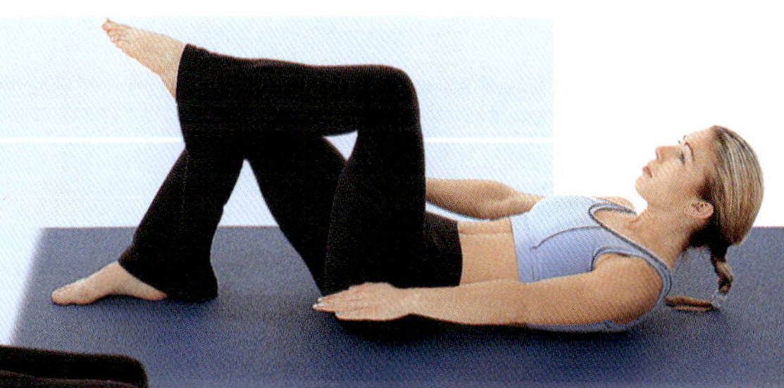

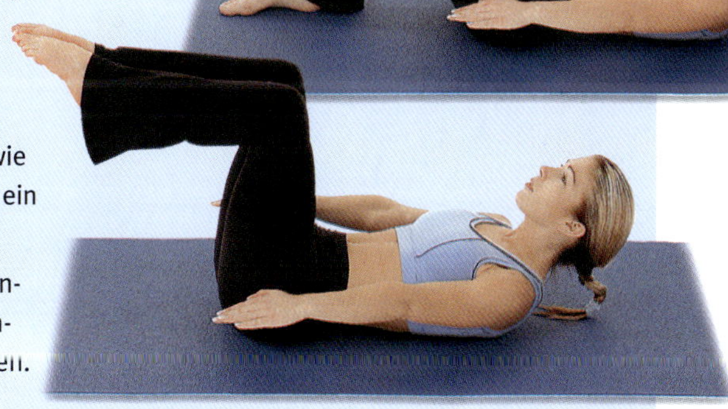

Probieren Sie diese Variationen nur aus, wenn Sie sich Ihrer Stabilität sicher sind. Sie MÜSSEN Becken und Wirbelsäule neutral halten können, ohne die Lendenwirbelpartie zu wölben oder anzuspannen oder die Hüften anzuheben.

1 Heben Sie einen Fuß, bis das Knie genau über der Hüfte im 90°-Winkel gebeugt ist. Dazu erst einatmen und das Becken wie in Unterbauchübung 2 (Seite 88) kippen, dann ausatmen und ein Bein wie in der Hüftbeugeübung (Seite 71) anheben.

2 Füße anheben, sodass die Knie über den Hüften im 90°-Winkel gebeugt sind. Zunächst ein Bein wie oben beschrieben anheben, dann einatmen; beim Ausatmen das andere Bein heben.

Beinkreisen mit gebeugtem Knie

Diese ausgezeichnete Übung zur Mobilisierung der Hüftgelenke ist besonders hilfreich, wenn Sie viel sitzen oder Auto fahren und Ihre Hüftmuskeln und inneren Oberschenkelmuskeln nur selten gedehnt werden. Beim Kreisen darauf achten, dass Sie ausatmen, während Sie das Bein nach außen bewegen, da Sie in diesem Moment maximale Stabilität und eine gute Verbindung zum Zentrum brauchen. In der schwierigsten Version wird die Übung mit gestrecktem Bein durchgeführt.

1 Auf den Rücken legen, die Knie im 45°-Winkel gebeugt, die Füße hüftbreit auseinander und flach auf dem Boden. Arme mit den Handflächen nach unten neben den Körper oder dreieckförmig auf den Bauch legen – die Seiten des Dreiecks sollen bei der Übung waagerecht bleiben. Schultergürtel und Wirbelsäule in Neutralposition entspannen.

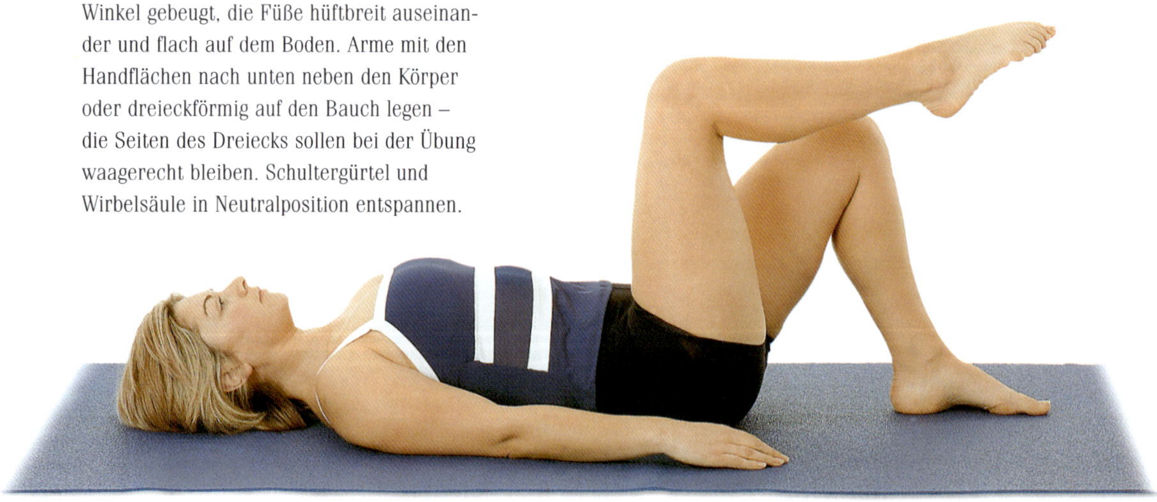

2 Einatmen.

3 Ausatmen, Beckenboden und queren Bauchmuskel anspannen und ein Knie anheben, bis es über der Hüfte im 90°-Winkel gebeugt ist. Die Position halten.

4 Einatmen; Beckenboden und querer Bauchmuskel bleiben angespannt. Das Knie im Uhrzeigersinn nach innen zur Mittellinie kreisen lassen – stellen Sie sich vor, dass Sie mit dem Bein in der Hüftgelenkpfanne rühren.

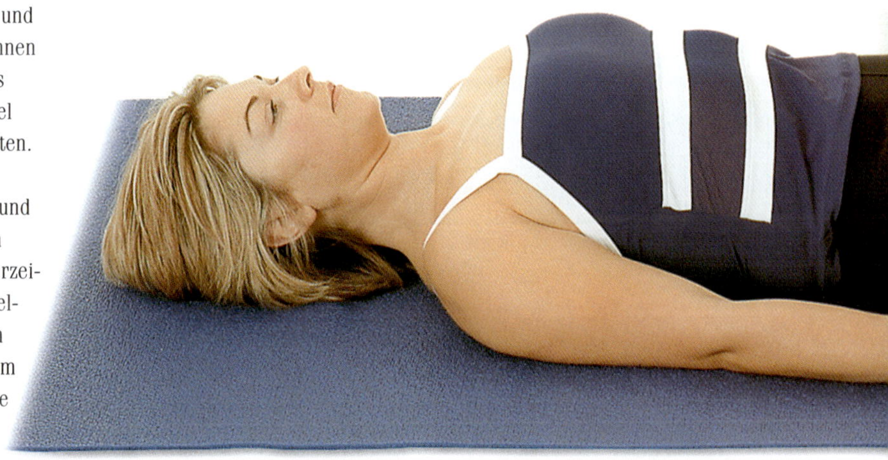

5 Ausatmen und den Kreis vervollständigen, indem Sie das Knie nach außen bewegen.

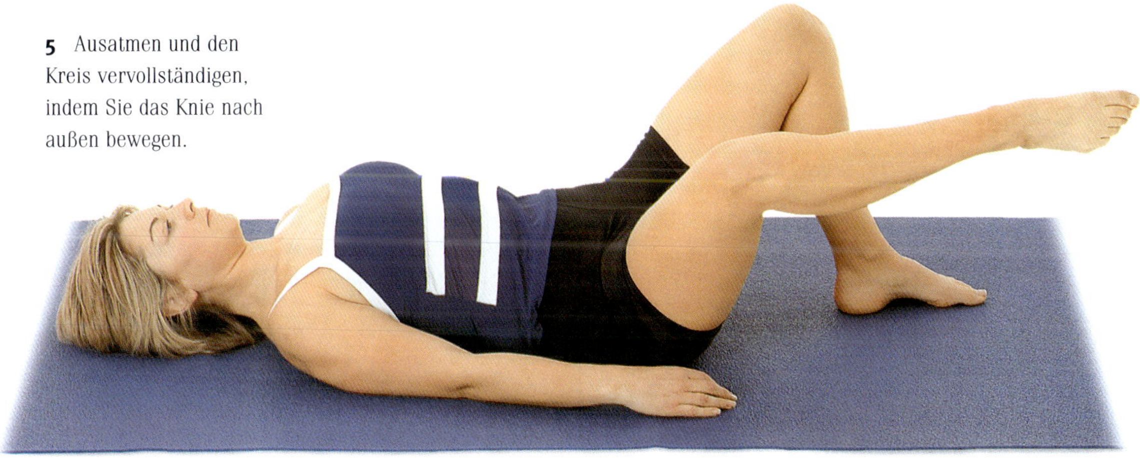

6 Das Knie fünfmal im Uhrzeigersinn und fünfmal gegen den Uhrzeigersinn kreisen lassen.

7 Mit dem anderen Bein wiederholen.

Steigerung

Beide Knie auf 90° hochziehen und die Finger auf die Kniescheiben legen. Kleine Kreise mit beiden Knien ausführen; die Finger geben Ihnen Feedback, ob sich die Beine gleichmäßig bewegen. Dabei ist es sehr wichtig, das Becken stabil zu halten, damit sich der Rücken nicht vom Boden hochwölbt.

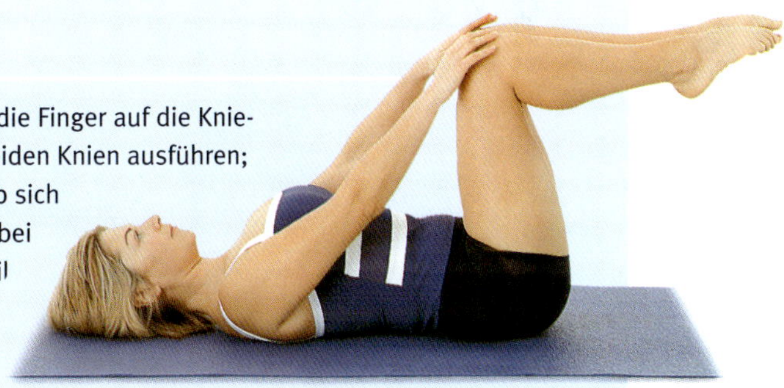

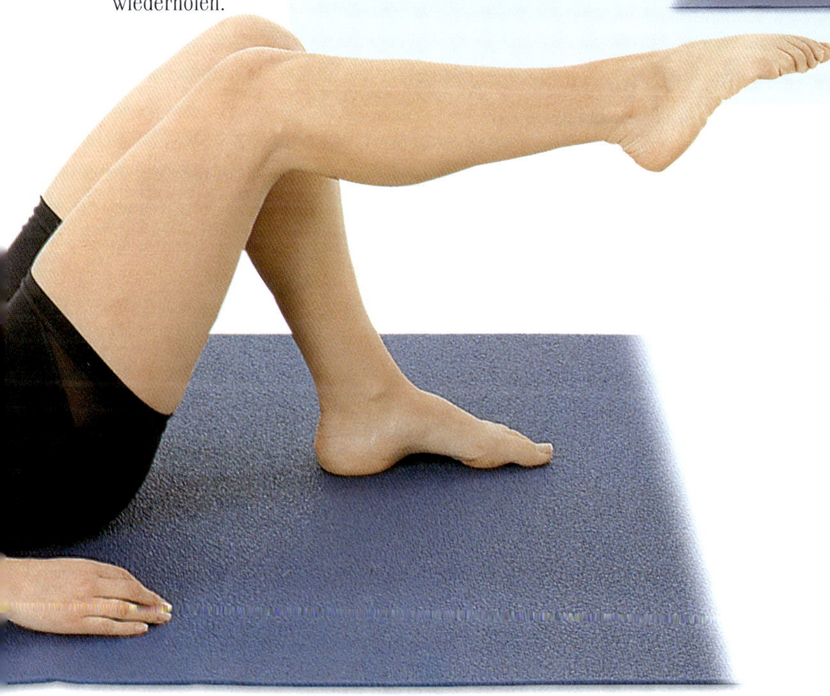

Ziel: *Hüftgelenke mobilisieren, Hüftmuskeln und innere Oberschenkelmuskeln dehnen*

Gut für: *Bauchmuskeln, Hüften und innere Oberschenkel*

1 Setzen Sie sich auf den Boden, das Gewicht auf die Gesäßknochen verteilt, das Becken leicht nach hinten geneigt und die Wirbelsäule zum C-Bogen gekrümmt (Seite 75). Die Knie sind im 45°-Winkel gebeugt, die Beine berühren sich. Umfassen Sie mit den Händen Ihre Schienbeine, und halten Sie Ihre Schultern in Neutralposition.

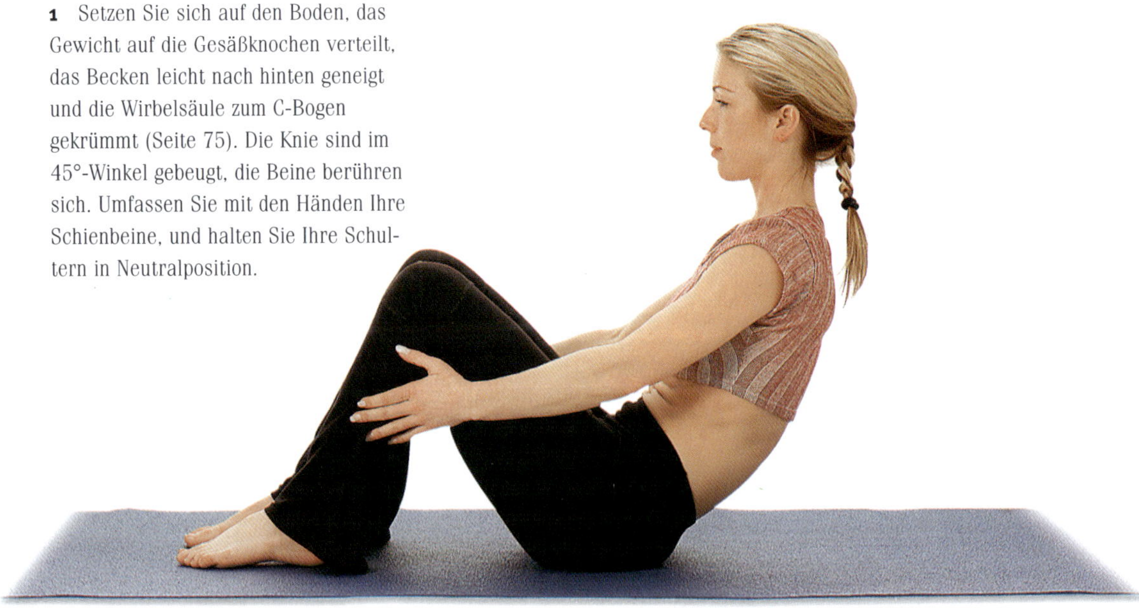

Ziel: *Zentrierung auf die Bauchmuskulatur, Dehnung der Wirbelsäulen-Streckmuskeln*

Gut für: *Wirbelsäule, Hals, Schultern und Bauch*

2 Einatmen. Der Beckenkippung und dem C-Bogen folgend rückwärts auf den Boden rollen.

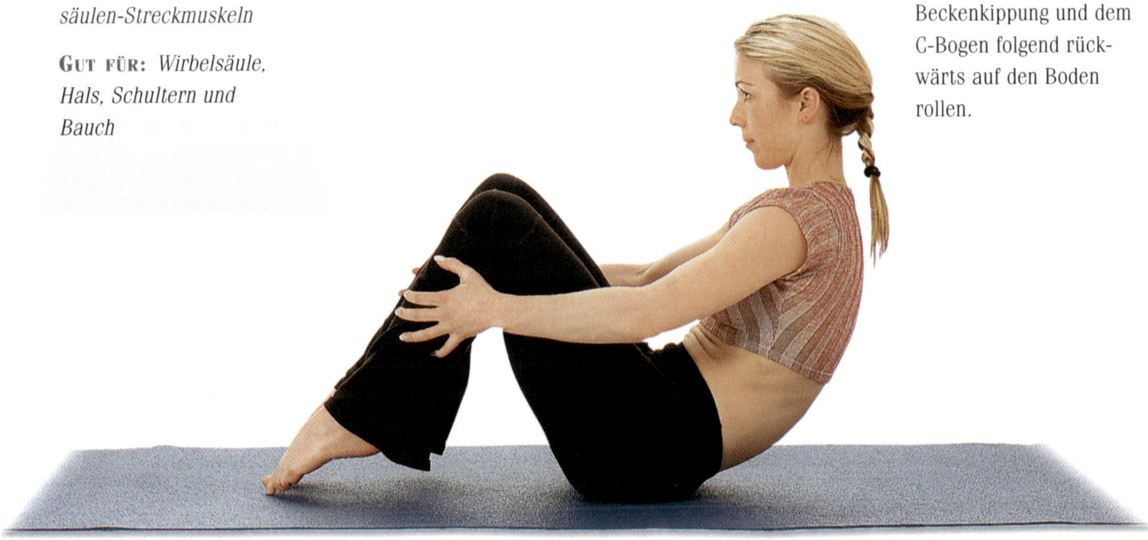

3 Ausatmen. Den Blick auf die Knie gerichtet halten; der Kopf bleibt dem C-Bogen folgend leicht nach vorn gebeugt.

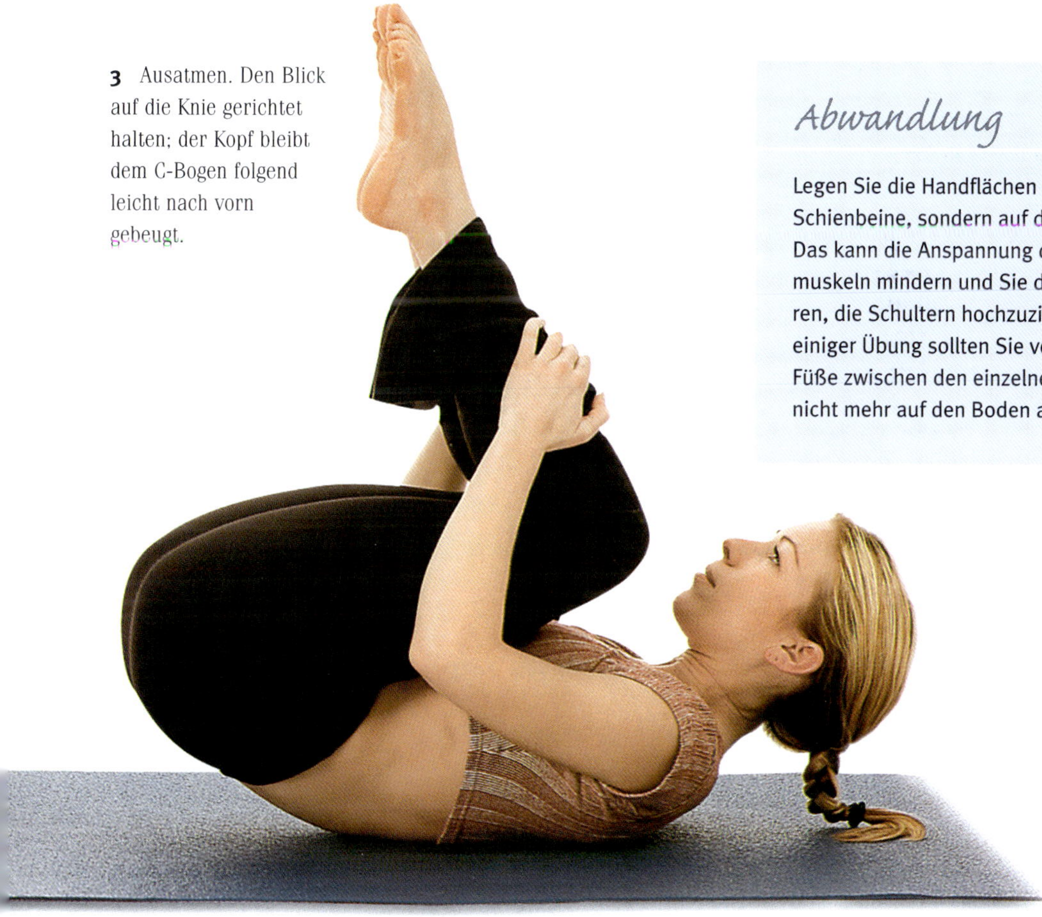

Abwandlung

Legen Sie die Handflächen nicht auf die Schienbeine, sondern auf die Waden. Das kann die Anspannung der Schultermuskeln mindern und Sie davor bewahren, die Schultern hochzuziehen. Nach einiger Übung sollten Sie versuchen, die Füße zwischen den einzelnen Rollen nicht mehr auf den Boden aufzusetzen.

4 In die Startposition zurückrollen – dabei Verbindung zum Zentrum halten und das Gleichgewicht wahren. Die Beine bleiben in einer Linie mit den Händen.

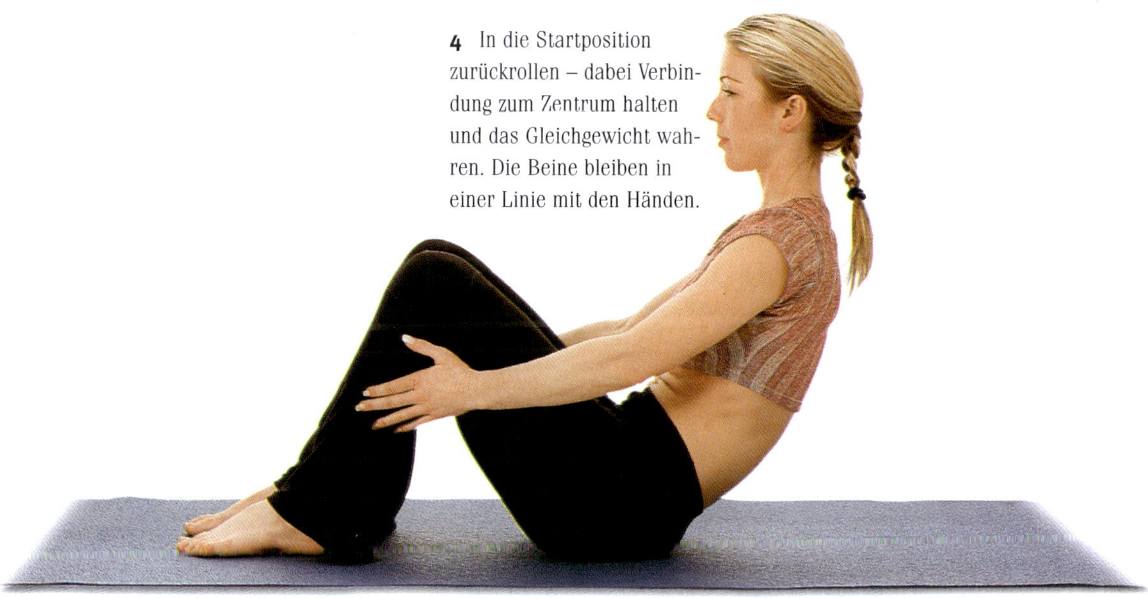

Einseitige Beindehnung

Dies ist eine Steigerung der Hüftstreckung (Seite 70). Beginnen Sie langsam, den Körper zunächst noch flach auf dem Boden und die Beine im 90°-Winkel gebeugt. Strecken Sie Ihre Beine in einem Tempo aus, bei dem Sie den übrigen Körper in Neutralposition halten können. Mit zunehmender Kraft und Kontrolle über den Zentralkern können Sie den Körper dann beugen, bevor Sie die Beine ausstrecken.

1 Legen Sie sich auf den Rücken: Die Oberschenkel berühren sich, Knie im 45°-Winkel gebeugt, Füße flach auf dem Boden, Arme mit den Handflächen nach unten und leicht gebeugten Ellenbogen neben dem Körper.

2 Einatmen und den Nacken lang machen.

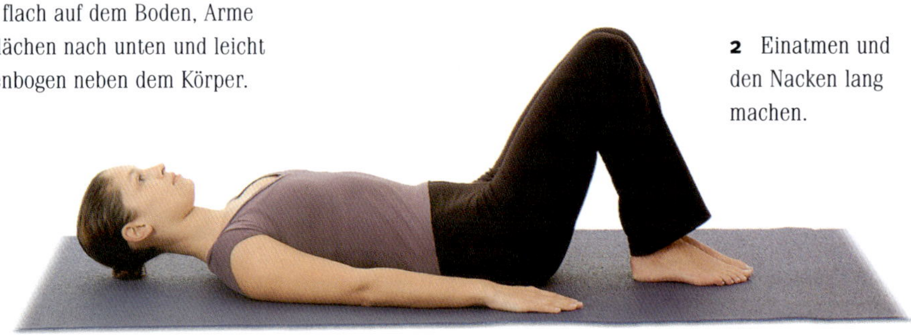

3 Ausatmen, Beckenboden und queren Bauchmuskel anspannen, um das Becken zu kippen, Nabel zur Wirbelsäule ziehen, Wirbelsäule neutral halten. Beide Knie auf 90° Beugung anheben; die Beine bleiben dabei in Kontakt.

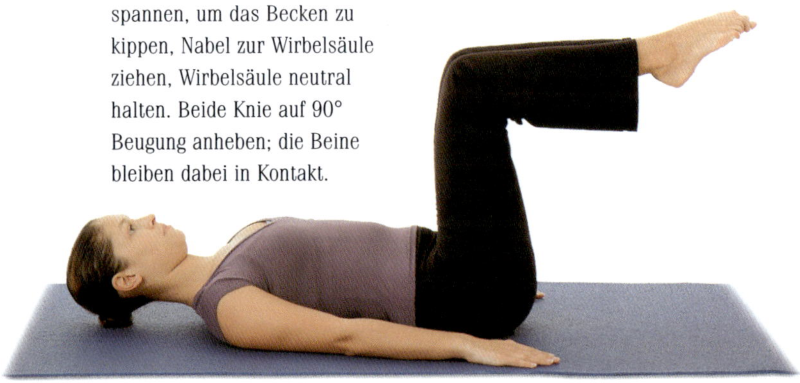

4 Einatmen und diese Position halten.

Ziel: *Koordination fördern, Bauchmuskeln stärken und stabilisieren, Beinmuskeln dehnen*

Gut für: *Nacken, Schultern, queren Bauchmuskel, Hüftbeugemuskeln (exzentrisch), Hüftstreckmuskeln und Quadrizeps (konzentrisch)*

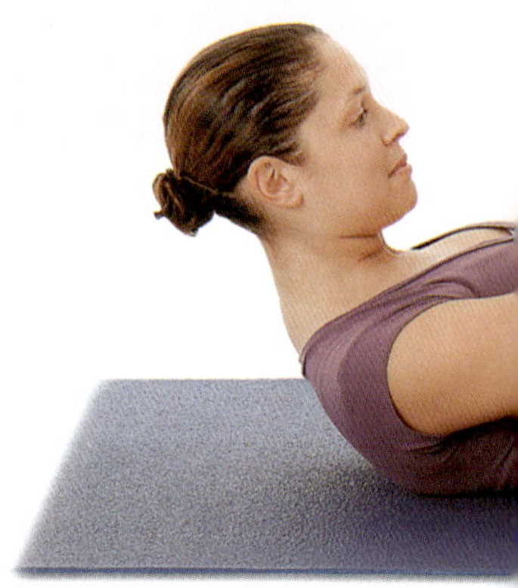

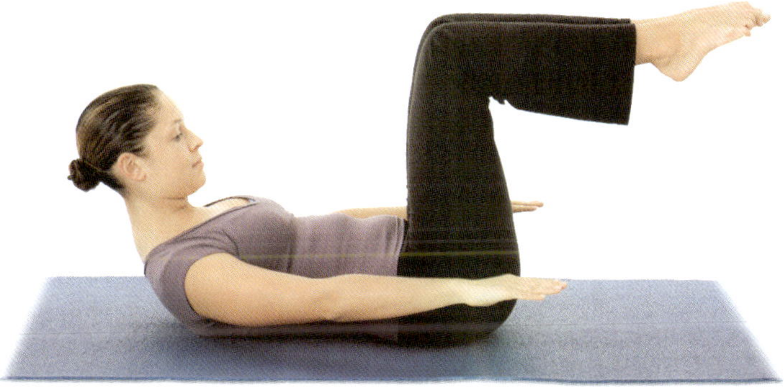

5 Ausatmen und nach vorn beugen, sodass Kopf und Schultern vom Boden abrollen und der Brustkorb sich zum Becken neigt. Die Arme auf Schulterhöhe anheben. Beckenboden und querer Bauchmuskel bleiben angespannt, Nabel zur Wirbelsäule gezogen, untere Wirbelsäule neutral halten.

6 Zur Vorbereitung einatmen.

7 Ausatmen, ein Bein vom Körper wegstrecken. Der quere Bauchmuskel bleibt dabei angespannt.

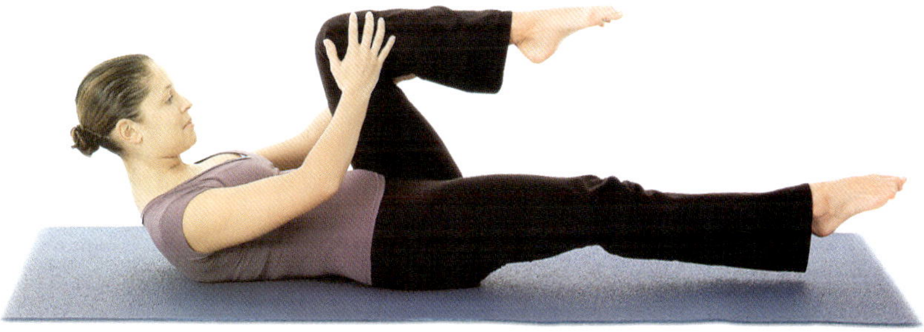

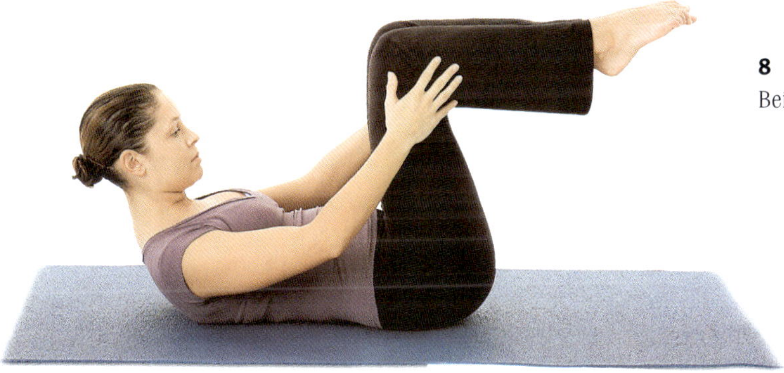

8 Einatmen und das Bein wieder anziehen.

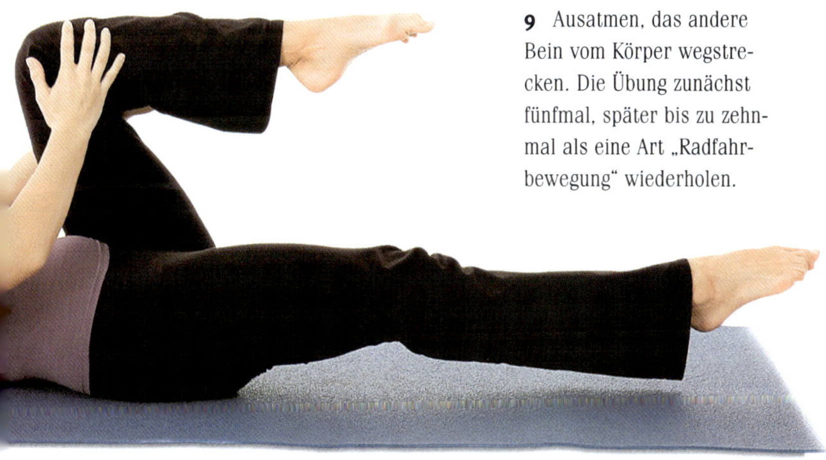

9 Ausatmen, das andere Bein vom Körper wegstrecken. Die Übung zunächst fünfmal, später bis zu zehnmal als eine Art „Radfahrbewegung“ wiederholen.

Abwandlung

Wenn Ihnen diese Übung zu schwer ist, ersetzen Sie sie durch die Anfängerübung „Hüftstreckung“ (Seite 70) und fahren Sie dann mit den restlichen Übungen dieser Stufe fort.

Beidseitige Beindehnung

Diese Übung erfordert einen sehr starken und stabilen Zentralkern. Falls Sie noch nicht ganz so stabil sind, heben Sie jeweils nur ein Bein auf einmal.

Ziel: *Koordination fördern, Bauchmuskulatur stärken und stabilisieren, Beinmuskeln dehnen*

Gut für: *queren Bauchmuskel, Brustmuskeln und Hüftbeugemuskeln (exzentrisch und konzentrisch)*

1 Legen Sie sich auf den Rücken, Knie im 45°-Winkel gebeugt, Füße hüftbreit auseinander und flach auf dem Boden, die Oberschenkel berühren sich. Arme mit den Handflächen nach unten und leicht gebeugten Ellenbogen neben den Körper legen.

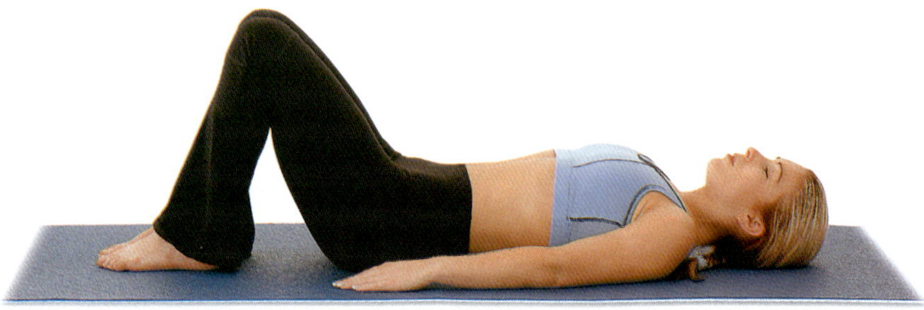

2 Einatmen und die Halswirbelsäule lang machen.

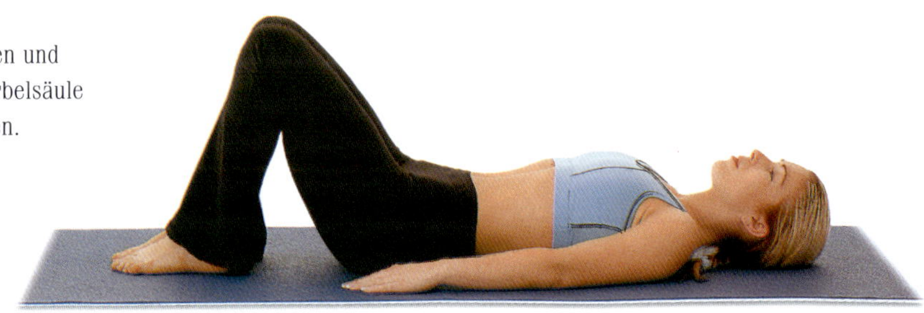

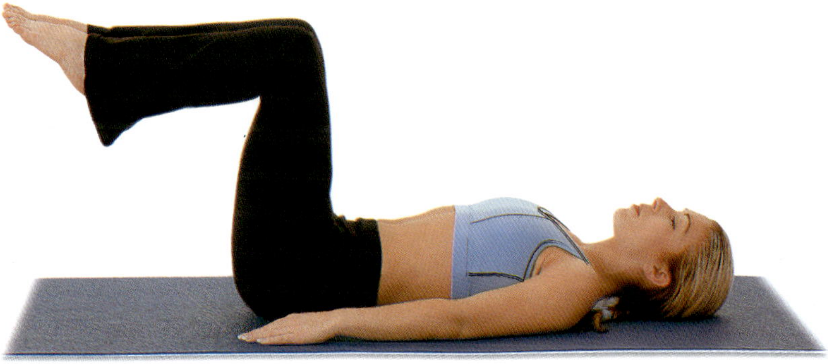

3 Ausatmen und das Becken kippen, dazu Beckenboden und queren Bauchmuskel anspannen, Nabel zur Wirbelsäule ziehen, diese neutral halten. Oberschenkel zusammenhalten, die Knie bis auf 90° Beugung anheben.

4 Einatmen und die Position halten.

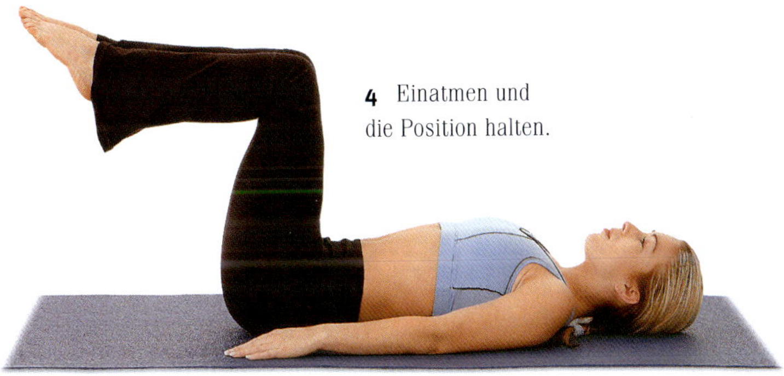

5 Ausatmen und nach vorn beugen, sodass Kopf und Schultern vom Boden abrollen und der Brustkorb sich zum Becken neigt. Arme auf Schulterhöhe anheben. Beckenboden und querer Bauchmuskel bleiben angespannt, Nabel zur Wirbelsäule eingezogen, untere Wirbelsäule neutral halten.

6 Zur Vorbereitung einatmen.

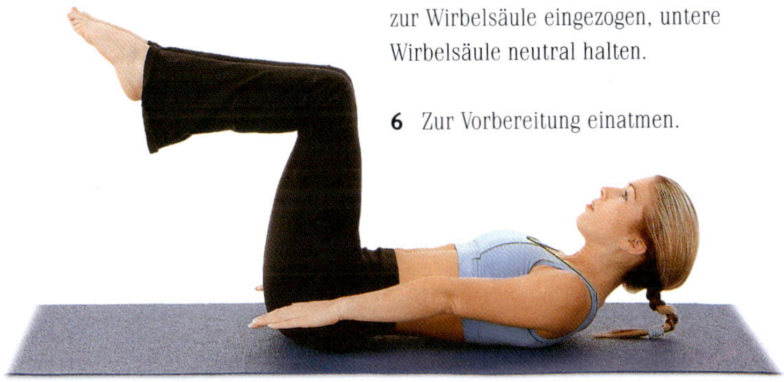

7 Ausatmen, beide Arme und Beine von der Mittellinie des Körpers wegstrecken.

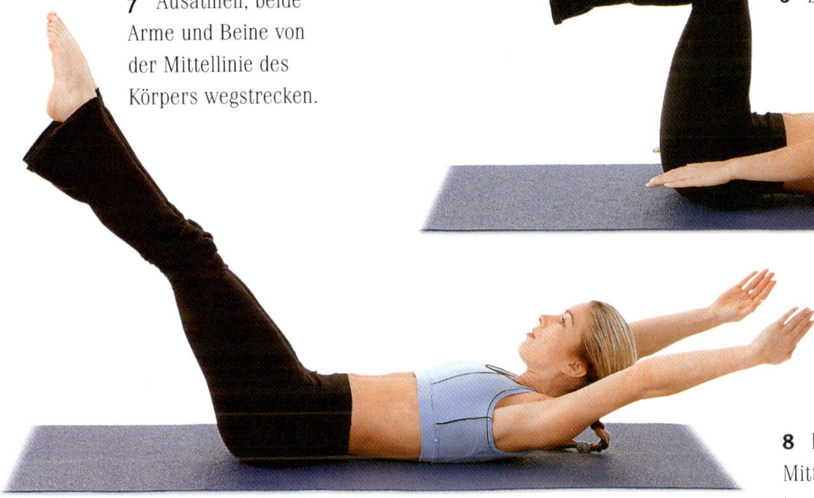

8 Einatmen, Arme und Beine zur Mitte zurückführen. Diese Übung ist sehr schwierig: Fangen Sie deshalb mit nur drei Wiederholungen an, und steigern Sie sich langsam auf fünf, dann allmählich auf zehn Wiederholungen.

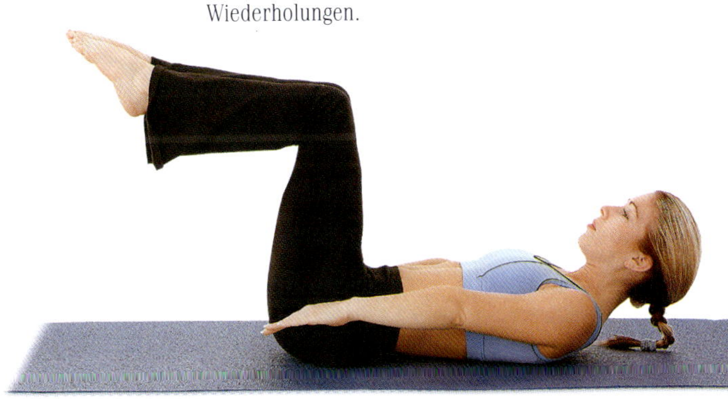

Abwandlung

Hierbei wird der Oberkörper ebenfalls gebeugt und vom Boden abgerollt, doch ohne die Beine zu bewegen. Sie brauchen ein starkes, stabiles Zentrum. Einatmen und die Arme zur Decke heben, dann ausatmen und die Schulterblätter nach unten ziehen.

Die Arme sollen kraftvoll wie schlagende Flügel, aber nicht übermäßig angespannt sein. Schultern und Schultergürtel müssen stabil sein. Schulterblätter beim Senken der Arme nach unten ziehen. So können Sie Ihre Arme in optimaler Haltung im Halbkreis führen, ohne dass dabei Anspannungen im Nacken oder Schulterbereich entstehen.

Schulterbrücke

Eine ideale Übung, um die Anspannung des Tages abzulegen. Dabei wird das Becken nicht ruckartig angehoben, sondern die Wirbelsäule Wirbel für Wirbel vom Boden abgerollt – immer nur so weit, wie es für Sie angenehm ist: zuerst nur der Unterleib, dann bis zum Nabel, bis zum Brustkorb und zuletzt bis zu den Schulterblättern. Die Schulterblätter müssen entspannt bleiben.

1 Legen Sie sich auf den Rücken, die Knie im 45°-Winkel gebeugt, Füße hüftbreit auseinander, Arme mit den Handflächen nach unten neben dem Körper. Den Hals lang machen, den Oberkörper entspannen und den Schultergürtel neutral halten.

2 Einatmen.

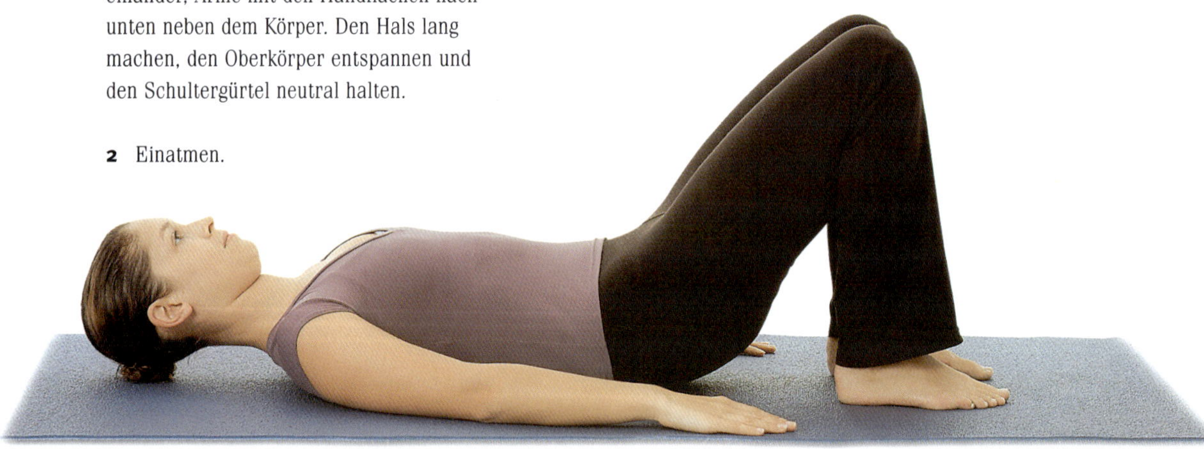

3 Ausatmen und das Becken zum Brustkorb kippen; dazu Beckenboden und queren Bauchmuskel anspannen, Nabel zur Wirbelsäule ziehen. Die Wirbelsäule bleibt neutral. Vom Steißbein ausgehend die Wirbelsäule Wirbel für Wirbel vom Boden abrollen – bis zu den Schulterblättern, sodass Ihr Körper eine Brücke bildet. Nicht bis zur Halswirbelsäule abrollen.

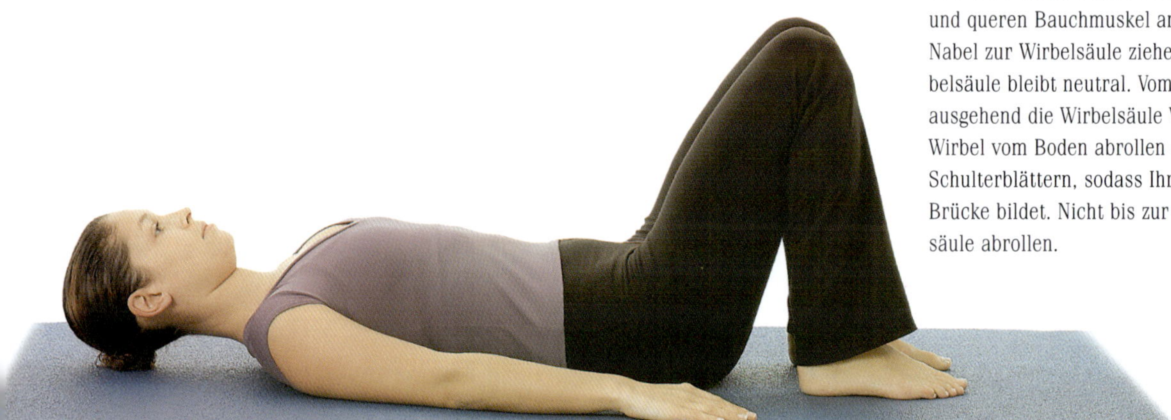

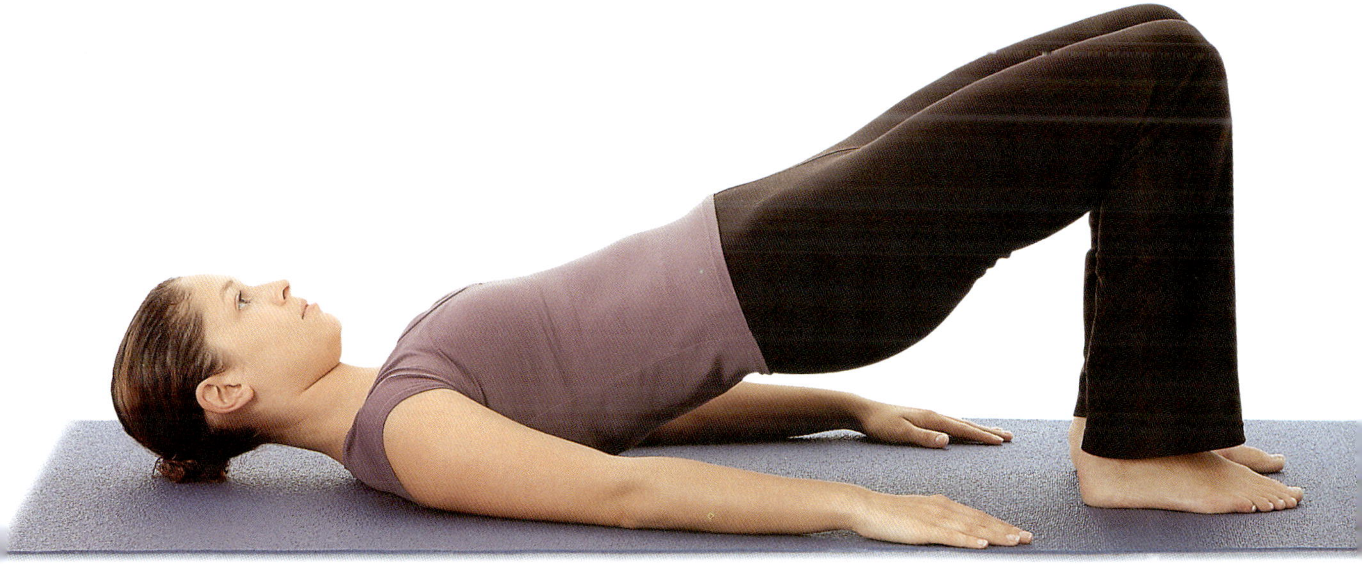

4 Einatmen; dabei die Kontraktion des queren Bauchmuskels halten.

ZIEL: *Den Körper dehnen, die Wirbelsäule gelenkig abrollen*

GUT FÜR: *queren Bauchmuskel, großen Gesäßmuskel und Kniesehnen*

5 Ausatmen und den Rücken Wirbel für Wirbel in die Ausgangsposition zurückrollen; zuletzt das Steißbein ablegen. Die Übung anfänglich fünfmal wiederholen und die Zahl der Wiederholungen allmählich bis auf zehn steigern.

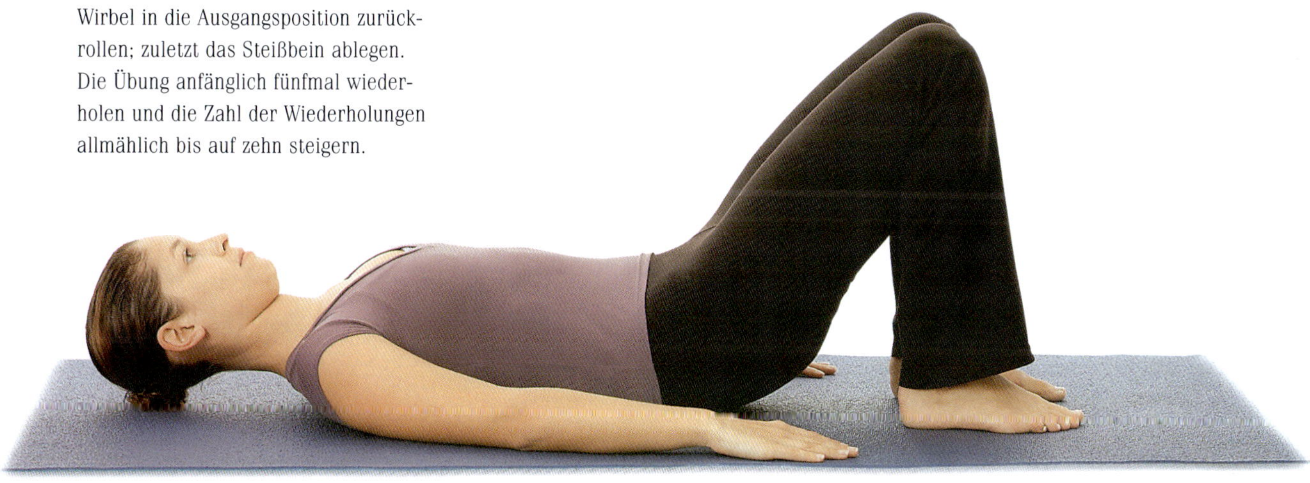

Wirbelsäule dehnen 2

Diese Übung ist die gleiche wie im Anfängerteil (Seite 76). Sie ist jedoch an dieser Stelle besonders wichtig, da die Vorwärtsbeugung des Körpers zum Ausgleich der Muskelarbeit dient.

ZIEL: *Bauchmuskeln stärken und Muskeln der Wirbelsäule dehnen*

GUT FÜR: *Bauchmuskeln, Wirbelsäule und Hüften*

1 Setzen Sie sich auf den Boden, das Gewicht gleichmäßig verteilt, Wirbelsäule in Neutralposition. Machen Sie die Wirbelsäule lang. Beine ausstrecken, die Füße hüftbreit auseinander (wenn Ihre Kniesehnen zu stark angespannt sind, Knie leicht beugen). Arme knapp unter Schulterhöhe nach vorn strecken, Handflächen nach oben. Den Schultergürtel in Neutralposition entspannen.

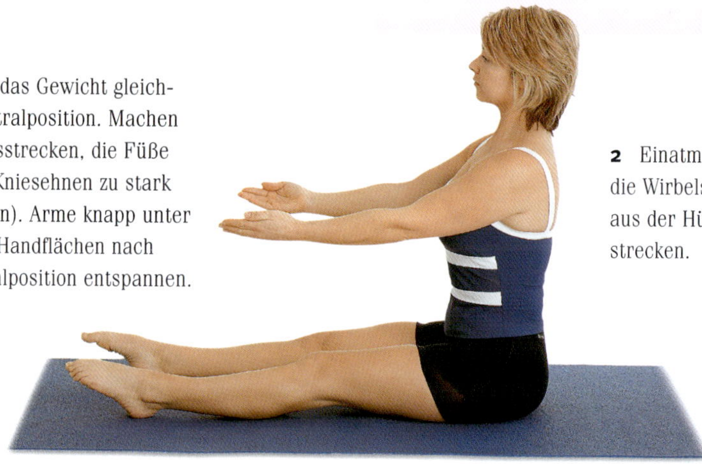

2 Einatmen und die Wirbelsäule aus der Hüfte strecken.

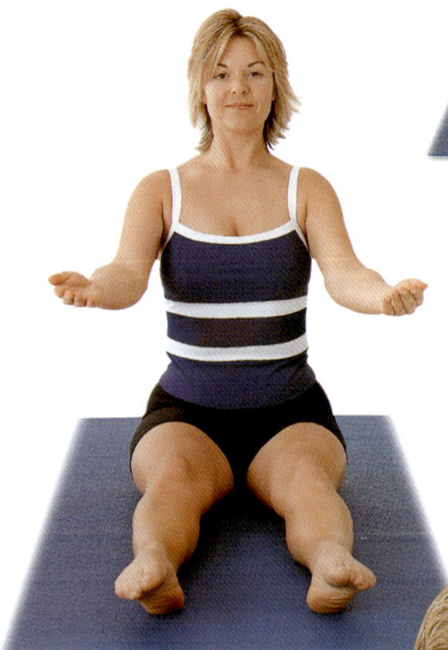

3 Ausatmen, Beckenboden und queren Bauchmuskel anspannen. Kinn leicht zur Brust neigen. Rippen nach unten gleiten lassen; die Bauchmuskeln nach innen gewölbt halten. Beugen Sie sich in Richtung Füße, als ob Sie sich über einen großen Ball abrollen.

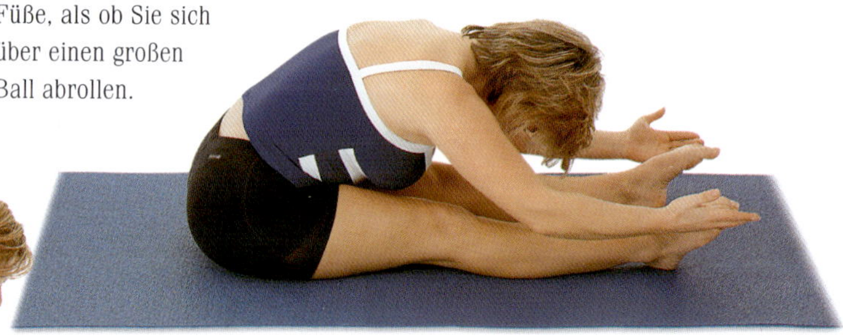

4 Einatmen und langsam, Wirbel für Wirbel, wieder aufrichten.

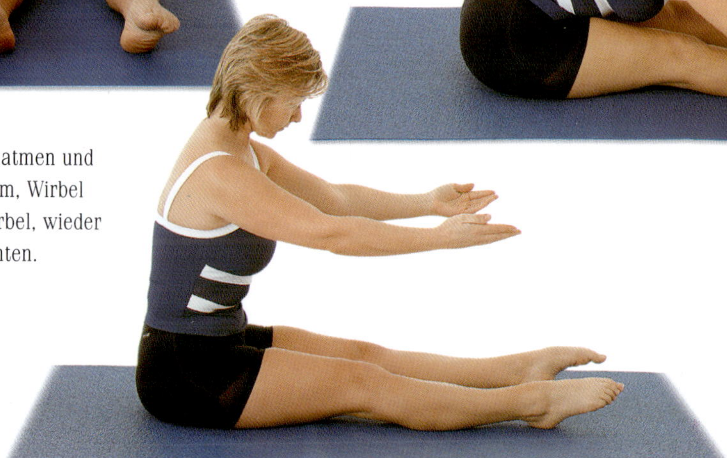

5 Ausatmen, dabei den Kopf aufrichten und die Schulterblätter sinken lassen. Diese Übung anfänglich fünfmal, später bis maximal zehnmal wiederholen.

Wirbelsäule drehen 2

Dies ist eine sehr entspannende Übung. Beim Ausatmen ziehen Sie den Körper hoch und drehen sich wie ein Korkenzieher, beim Einatmen drehen Sie sich wieder zur Mitte. Führen Sie die Bewegung zuerst nur in eine Richtung aus, wobei die Gesäßknochen am Boden bleiben müssen. Später können Sie sich in einer fließenden Bewegung abwechselnd nach beiden Seiten drehen. Als Steigerung können Sie die Drehung beim Ausatmen halten und dann noch etwas verstärken, bevor Sie einatmen und zur Mitte zurückkehren.

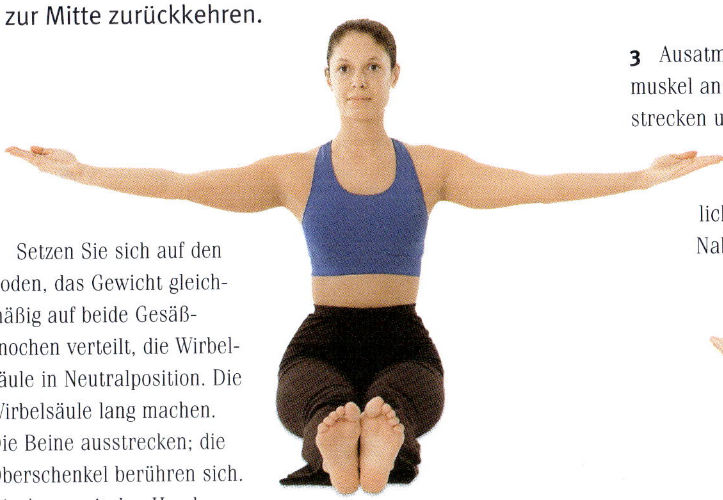

1 Setzen Sie sich auf den Boden, das Gewicht gleichmäßig auf beide Gesäßknochen verteilt, die Wirbelsäule in Neutralposition. Die Wirbelsäule lang machen. Die Beine ausstrecken; die Oberschenkel berühren sich. Die Arme mit den Handflächen nach oben seitlich ausstrecken. Den Schultergürtel in Neutralposition entspannen.

3 Ausatmen, Beckenboden und queren Bauchmuskel anspannen. Wirbelsäule aus der Hüfte strecken und zur Seite drehen. Die Drehbewegung wird durch die Bauchmuskelkontraktion eingeleitet – als ob seitlicher Zug auf den Nabel ausgeübt würde.

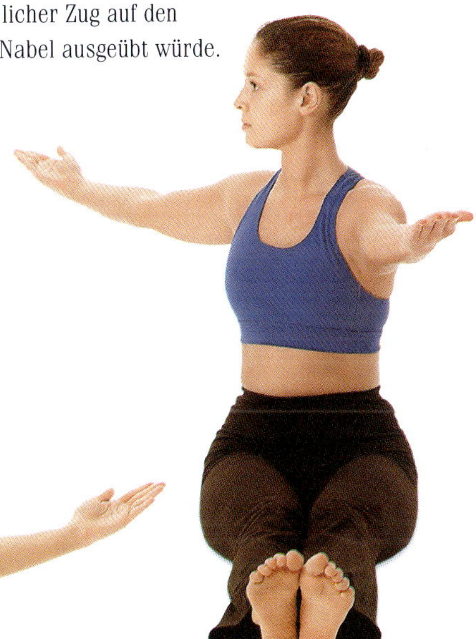

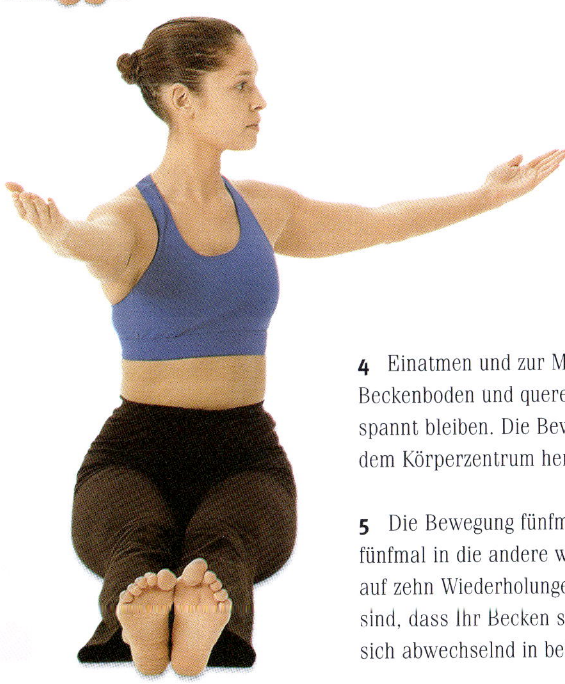

2 Einatmen.

Ziel: *Aktivierung des schrägen Bauchmuskels und der Wirbelsäulen-Drehmuskeln*

Gut für: *Bauchmuskeln, vielgespaltenen Rückenmuskel und Schultergürtel*

4 Einatmen und zur Mitte zurückdrehen, wobei Beckenboden und querer Bauchmuskel angespannt bleiben. Die Bewegung erfolgt wieder aus dem Körperzentrum heraus.

5 Die Bewegung fünfmal in eine Richtung, dann fünfmal in die andere wiederholen, allmählich bis auf zehn Wiederholungen steigern. Wenn Sie sicher sind, dass Ihr Becken stabil genug ist, können Sie sich abwechselnd in beide Richtungen drehen.

Schwan 2

Bei den Steigerungen der Übung sollen die auf Schulterhöhe gehaltenen Hände Sie stabilisieren, damit Sie Ihren Oberkörper weiter vom Boden heben können, gleichzeitig aber die Kontrolle über das Zentrum behalten und der Versuchung widerstehen, sich auf die Hände zu stützen. Die Schultern bleiben in Neutralposition; Rippen und Becken müssen integriert bleiben, damit sich Rippen und Bauchmuskeln nicht vorwölben.

1 Legen Sie sich auf den Bauch. Die Stirn ruht auf einem gefalteten Handtuch oder einem Kissen auf dem Boden. Arme mit den Handflächen nach oben neben dem Körper ausstrecken, Schultern in Neutralposition. Die Oberschenkel berühren sich, die Füße sind lang gestreckt.

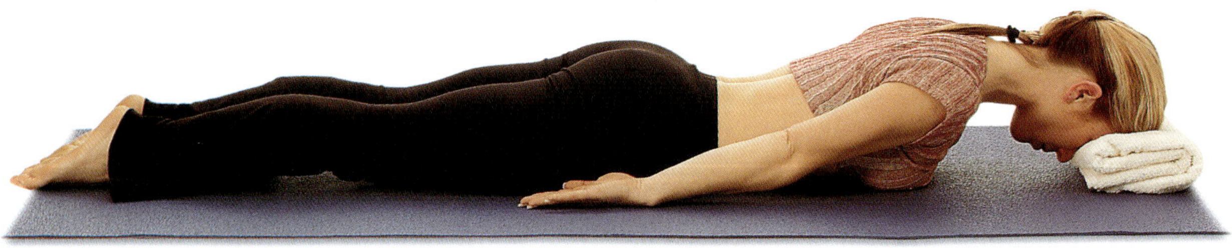

2 Einatmen.

3 Ausatmen, dabei Beckenboden und queren Bauchmuskel anspannen und die Wirbelsäule lang machen.

4 Einatmen und den Oberkörper aus der Hüfte heraus vom Boden heben. Rücken strecken, Schulterblätter nach unten ziehen. Die Bauchmuskeln bleiben zur Unterstützung angespannt, der Brustkorb weit geöffnet, die Schultern neutral. Blick auf den Boden richten; Nacken und Kopf nicht nach hinten schieben.

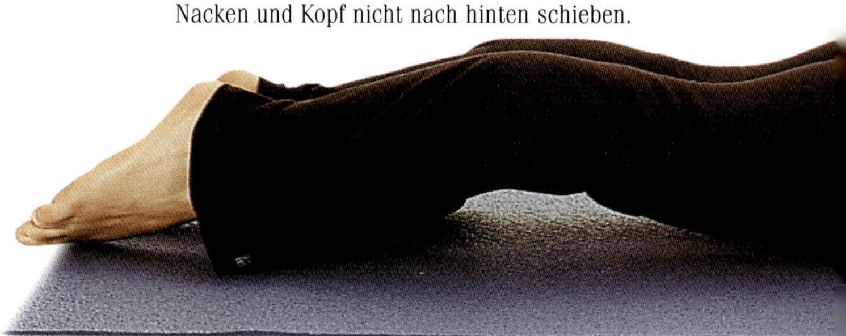

Ziel: *Schultergürtel und Wirbelsäule stärken und stabilisieren*

Gut für: *Schultern, Wirbelsäule, queren Bauchmuskel, Kniesehnen und Gesäßmuskel*

Steigerung

1 Wenn Sie die Grundübung gut beherrschen, die Arme vorm Oberkörper anwinkeln; die Schulterblätter bleiben entspannt und neutral.

2 Arm- und Beinbewegungen kombinieren, indem Sie jeweils Arm und Bein einer Seite gemeinsam heben und strecken.

3 Arm- und Beinbewegungen über Kreuz kombinieren: Heben und strecken Sie den rechten Arm und das linke Bein und umgekehrt.

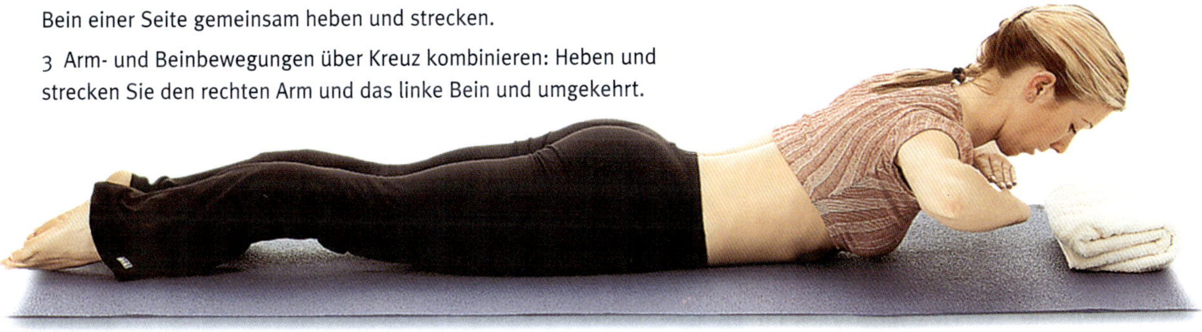

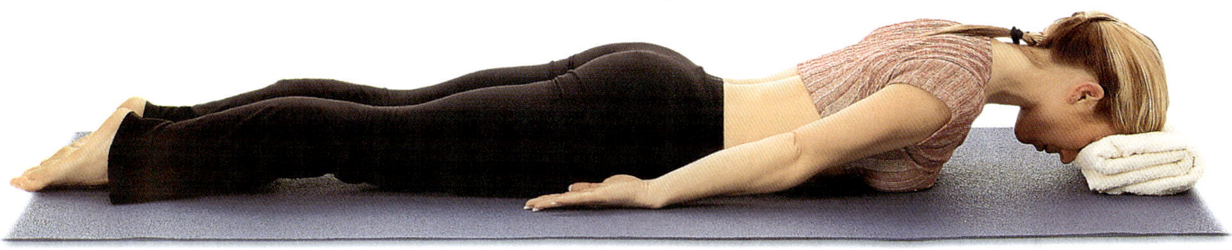

5 Ausatmen und den Oberkörper wieder auf den Boden senken; dabei die Verbindung zum Zentrum halten. Die Übung anfänglich fünfmal, später bis zu zehnmal wiederholen.

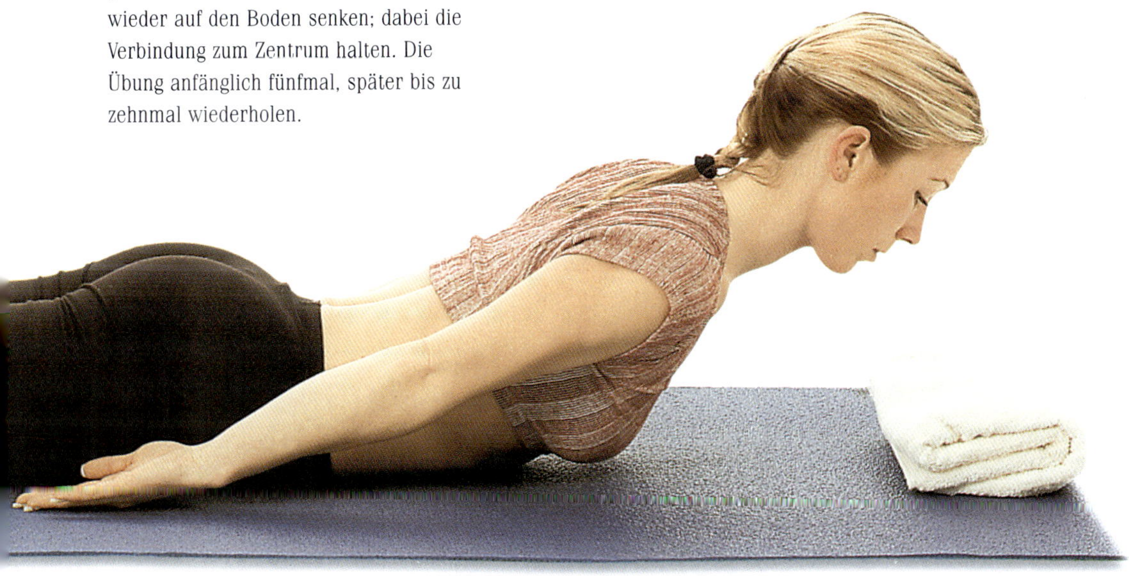

Schwimmen 2

ZIEL: *Wirbelsäule dehnen, Zentrum stärken und stabilisieren*

GUT FÜR: *queren Bauchmuskel, Schulterstabilisatoren, Wirbelsäulen-Streckmuskeln*

Wer Rücken- oder Hüftprobleme hat, sollte vor dieser Übung ärztlichen Rat einholen, da beidseitige Bewegungen manche Beschwerden verschlimmern können. Gehen Sie die Übung langsam an: Unerlässlich ist eine gute Zentralstabilität, da Arme und Beine in verschiedene Richtungen ziehen.

1 Legen Sie sich auf den Bauch, die Stirn auf den Händen, Beine hüftbreit auseinander, Wirbelsäule und Schultergürtel neutral und entspannt.

2 Einatmen, dabei Beckenboden und queren Bauchmuskel anspannen.

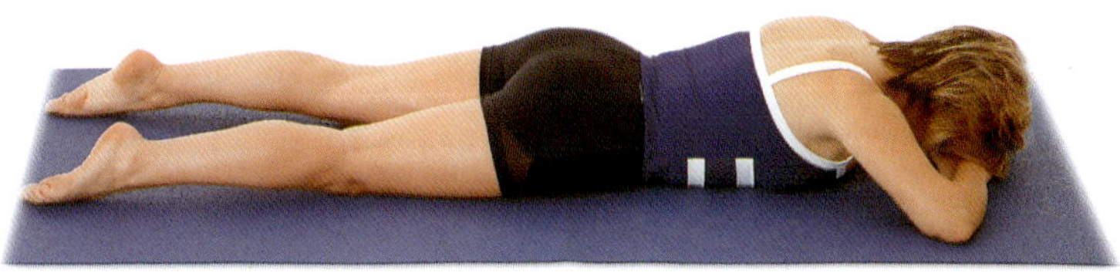

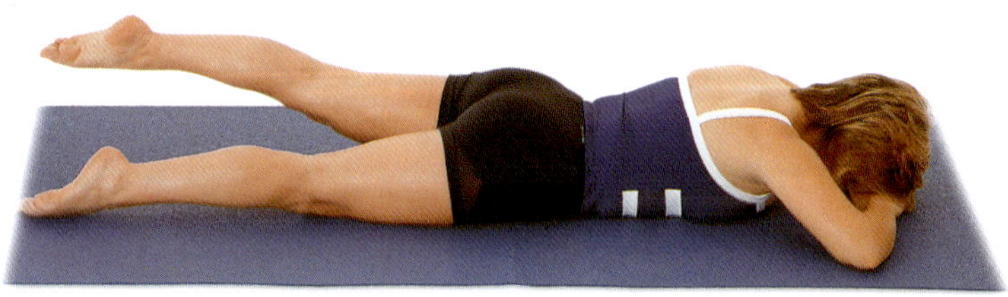

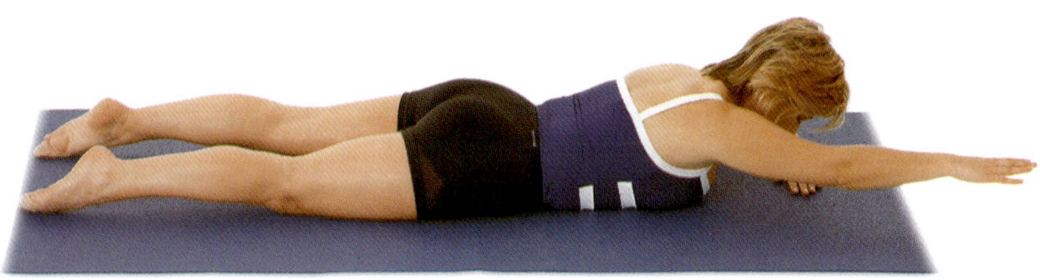

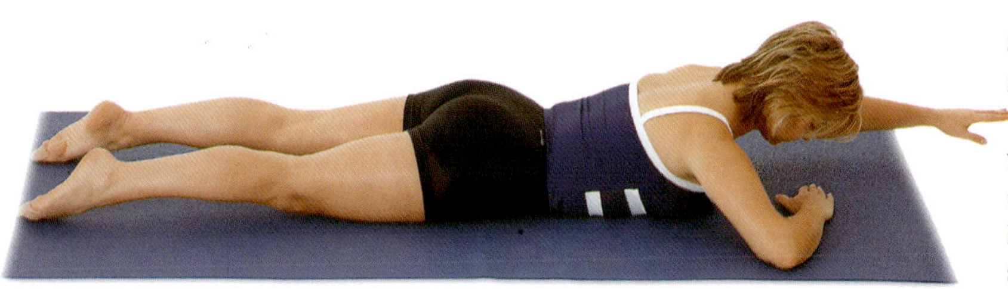

3 Ausatmen und das linke Bein vom Boden heben. Die Zehen ausstrecken und das Bein vom Körper weg dehnen. Dabei den Hals lang halten; Becken und Rippen müssen richtig ausgerichtet bleiben.

4 Einatmen und in die Startposition zurückkehren.

5 Die Bewegung fünfmal mit dem linken, dann fünfmal mit dem rechten Bein wiederholen. Die Wiederholungen allmählich bis auf zehn steigern. Wenn Sie sicher sind, dass Beine und Becken stabil genug sind, können Sie die Beine abwechselnd heben – dann jedes Bein maximal fünfmal heben.

6 Einatmen, Beckenboden und queren Bauchmuskel anspannen.

7 Ausatmen und den rechten Arm nach vorn strecken. Den Kopf in einer Linie mit dem Arm halten, Schulterblätter nach unten ziehen, den Hals lang halten. Sie sollten keine Anspannung im Oberkörper spüren – der andere Arm bleibt zur Stabilisierung gebeugt.

8 Einatmen und in die Startposition zurückkehren. Fünfmal mit dem rechten, dann fünfmal mit dem linken Arm wiederholen; allmählich bis auf zehnmal steigern. Wenn Sie sicherer werden, können Sie die Arme abwechselnd ausstrecken – jeden maximal fünfmal.

Katzenbuckel 2

Halten Sie während der ganzen Übung die Verbindung zum Zentrum. Die Wirbelsäule bei der Rückkehr in die Ausgangsstellung nicht durchhängen lassen: Stellen Sie sich vor, dass Sie ein Tablett auf dem Rücken balancieren – Kopf und Hals in einer Linie mit der Wirbelsäule, die Schultern stabil, das Becken neutral.

Ziel: *Wirbelsäule mobilisieren, Stabilität verbessern*

Gut für: *Wirbelsäule, Schultern, Nacken und Bauch*

1 Auf alle viere (Hände und Knie) gehen, Wirbelsäule und Schultergürtel in Neutralposition, Knie unter den Hüften und Hände unter den Schultern.

2 Einatmen, Beckenboden und queren Bauchmuskel anspannen. Den Körper dabei neutral halten.

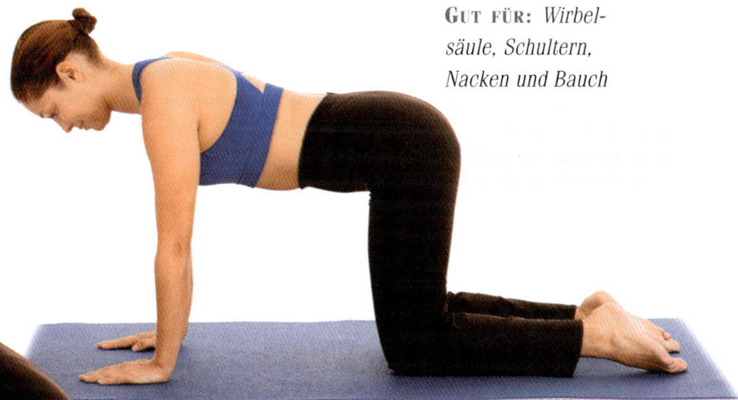

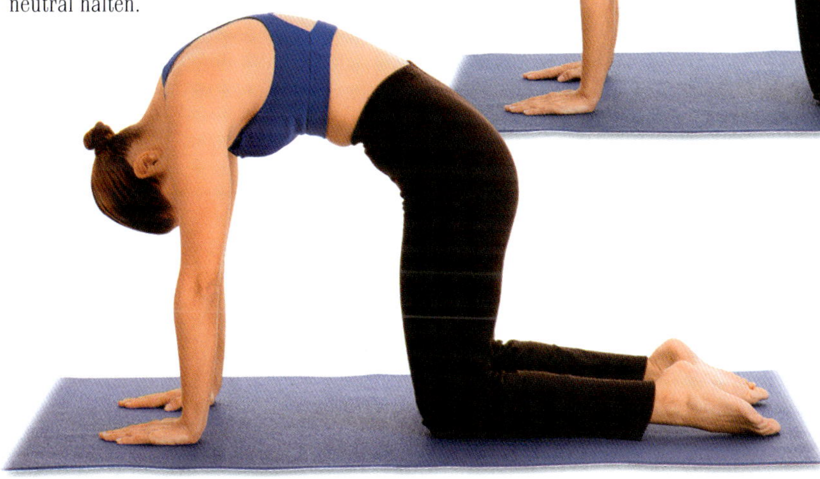

3 Ausatmen, die Bauchmuskulatur bleibt angespannt und zur Wirbelsäule gezogen. Die Wirbelsäule vom Steißbein an hochwölben. Den Kopf zwischen den Armen hängen lassen.

4 Am oberen Ende der Bewegung einatmen und die Wirbelsäule so dehnen, dass Ihr Rücken einen ausgeprägten Katzenbuckel bildet. Dabei die Kontraktion des queren Bauchmuskels halten.

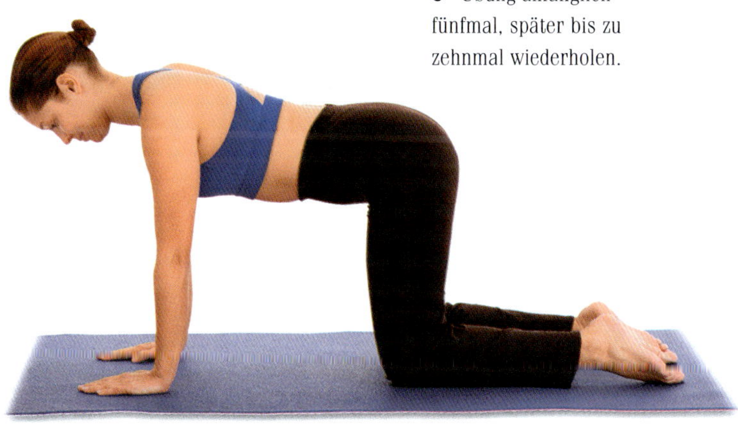

5 Ausatmen und die Wirbelsäule in die Ausgangsstellung zurückkehren lassen; dabei den Kopf wieder heben.

6 Übung anfänglich fünfmal, später bis zu zehnmal wiederholen.

Supermann

Auch bei dieser Übung müssen Sie durchgehend die Verbindung zum Zentrum wahren und die Schultern stabil, Kopf und Hals in einer Linie mit der Wirbelsäule und das Becken in Neutralposition halten. Achten Sie besonders darauf, dass beim Strecken des Beins das Becken waagerecht bleibt und die Hüfte nicht wegsackt. Wenn Sie bei dieser Übung Kniebeschwerden spüren, sollten Sie auf sie verzichten.

1 Gehen Sie auf alle viere (Hände und Knie), Wirbelsäule und Schultergürtel in Neutralposition, Knie unter den Hüften und Hände unter den Schultern.

2 Einatmen, Beckenboden und queren Bauchmuskel anspannen. Die Wirbelsäule vom Steißbein bis zum Scheitel strecken.

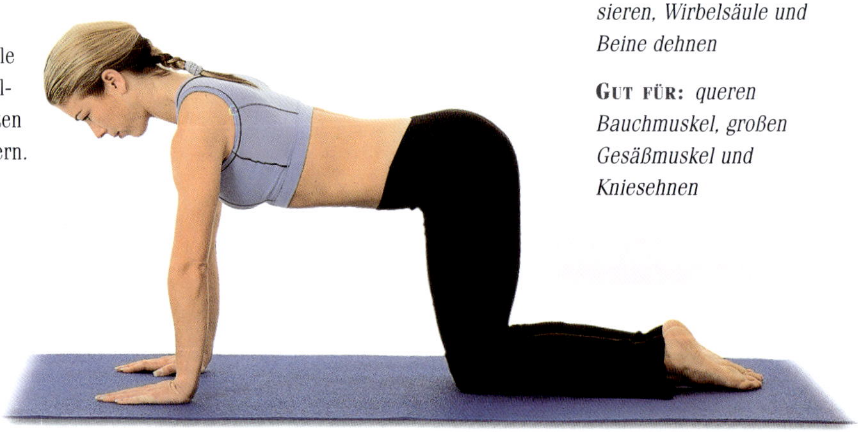

Ziel: *Zentrum stabilisieren, Wirbelsäule und Beine dehnen*

Gut für: *queren Bauchmuskel, großen Gesäßmuskel und Kniesehnen*

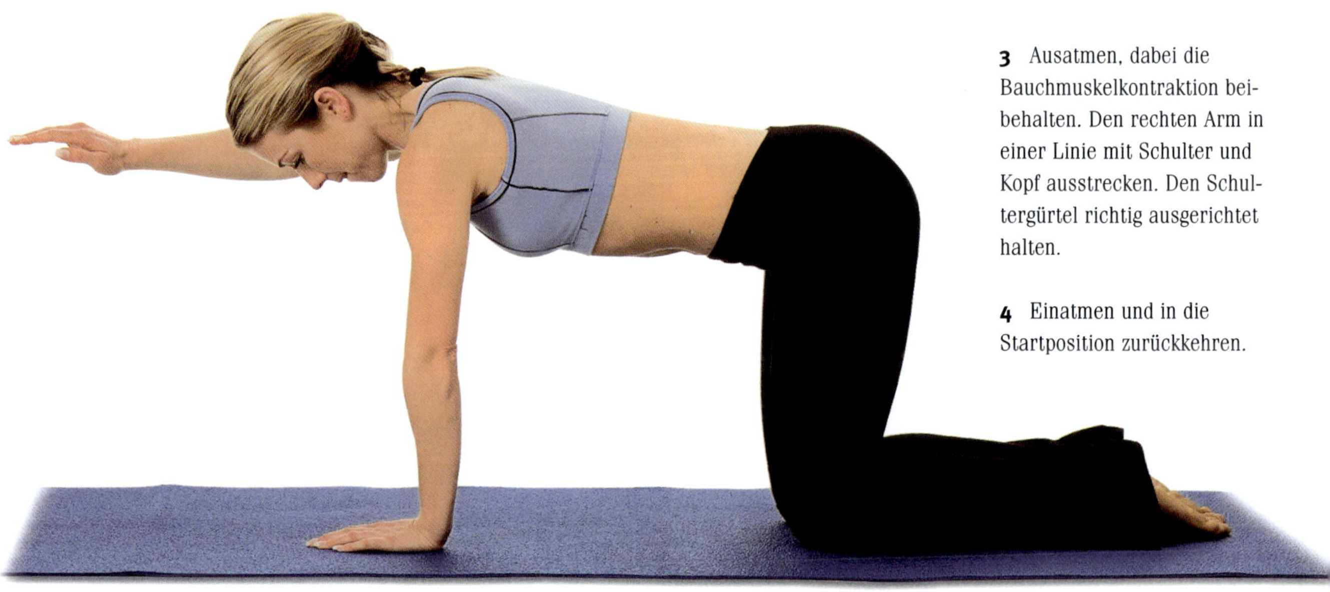

3 Ausatmen, dabei die Bauchmuskelkontraktion beibehalten. Den rechten Arm in einer Linie mit Schulter und Kopf ausstrecken. Den Schultergürtel richtig ausgerichtet halten.

4 Einatmen und in die Startposition zurückkehren.

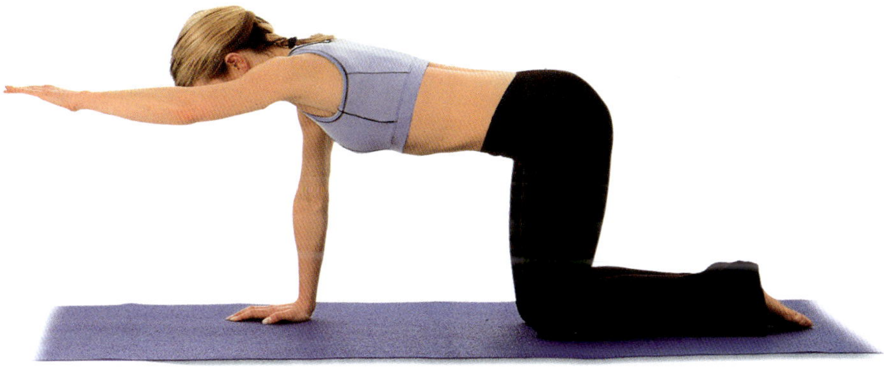

5 Die Bewegung fünfmal mit dem rechten, dann fünfmal mit dem linken Arm wiederholen. Allmählich bis auf zehn Wiederholungen steigern. Wenn Ihre Arme und Schultern stabil genug sind, können Sie die Arme abwechselnd ausstrecken (jeden Arm drei- bis maximal fünfmal).

6 Einatmen, Beckenboden und queren Bauchmuskel anspannen. Wirbelsäule bis zum Scheitel strecken.

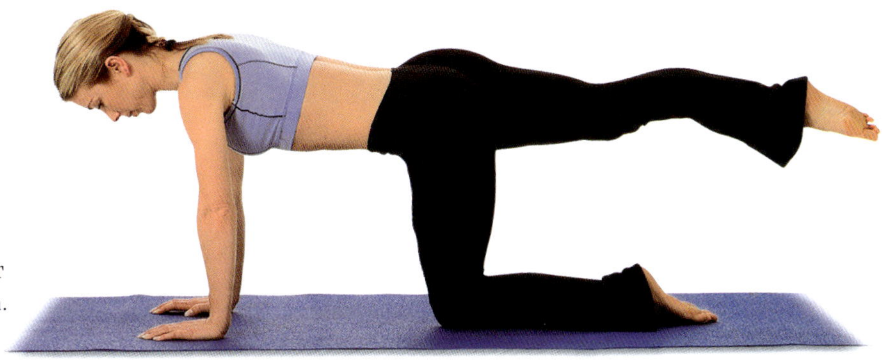

7 Ausatmen, dabei die Bauchmuskelkontraktion beibehalten. Das rechte Bein in einer Linie mit der Hüfte ausstrecken. Der Beckengürtel muss richtig ausgerichtet bleiben.

8 Einatmen und in die Startposition zurückkehren.

9 Die Bewegung fünfmal mit dem rechten, dann fünfmal mit dem linken Bein wiederholen. Allmählich auf zehn Wiederholungen steigern. Wenn Ihre Beine stabil genug sind, können Sie die Beine abwechselnd strecken (jedes Bein drei- bis maximal fünfmal).

Steigerung

1 Wenn Sie die Bein- und Armbewegungen sicher beherrschen, können Sie beide kombinieren, indem Sie zuerst den rechten Arm und das rechte Bein, dann den linken Arm und das linke Bein zusammen ausstrecken.

2 Kombinieren Sie die Bewegungen über Kreuz: Rechten Arm und linkes Bein, dann linken Arm und rechtes Bein zusammen ausstrecken.

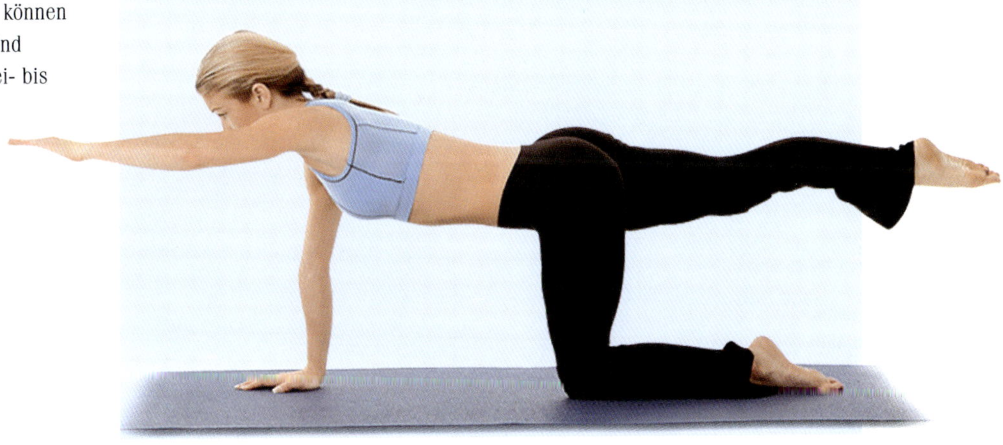

Beinschwinge 2

Für diese Übung muss das Körperzentrum wirklich stark sein, da sonst die Gefahr besteht, dass der Körper nach vorn rollt oder nach hinten kippt. Denken Sie also, obwohl dies eine Beinübung ist, ständig an Ihr Zentrum. Es kann hilfreich sein, ein gefaltetes Handtuch zwischen Arm und Kopf zu legen, damit der Hals in einer Linie mit der Wirbelsäule ausgerichtet bleibt.

1 Legen Sie sich auf die Seite, die Hüften parallel übereinander, die Beine gerade ausgestreckt. Den unteren Arm mit der Handfläche nach oben ausstrecken, sodass Sie von den Fingern bis zu den Zehen eine gerade Linie bilden.

2 Die Beine leicht nach vorn abwinkeln, ohne die Haltung der Wirbelsäule zu verändern, die vom Kopf bis zum Steißbein gerade bleiben soll.

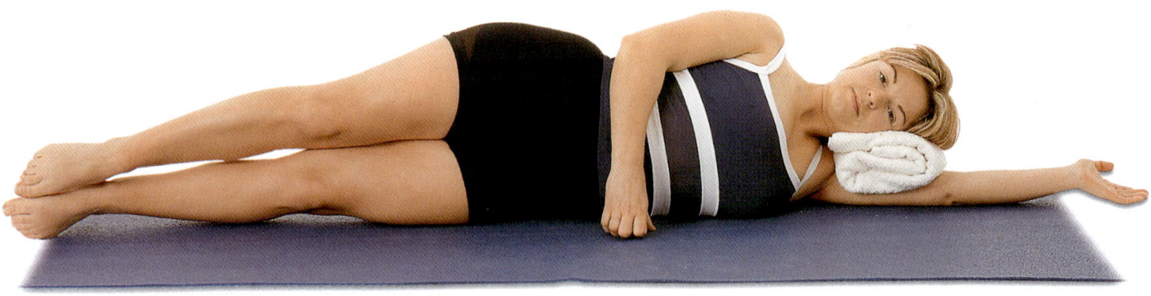

3 Aus dieser Haltung das obere Bein bis auf Hüfthöhe anheben und so weit zurücknehmen, dass es eine Linie mit der Hüfte bildet; dabei den Fuß anwinkeln. Achten Sie darauf, dass das Knie nach vorn zeigt und sich nicht zum Boden dreht. Den oberen Arm beugen und die Hand auf den Bauch legen, um ein Feedback zu erhalten. Die obere Schulter entspannt und richtig ausgerichtet, den Schultergürtel in Neutralposition halten. Der Kopf liegt auf dem unteren Arm und bildet eine Linie mit der Wirbelsäule.

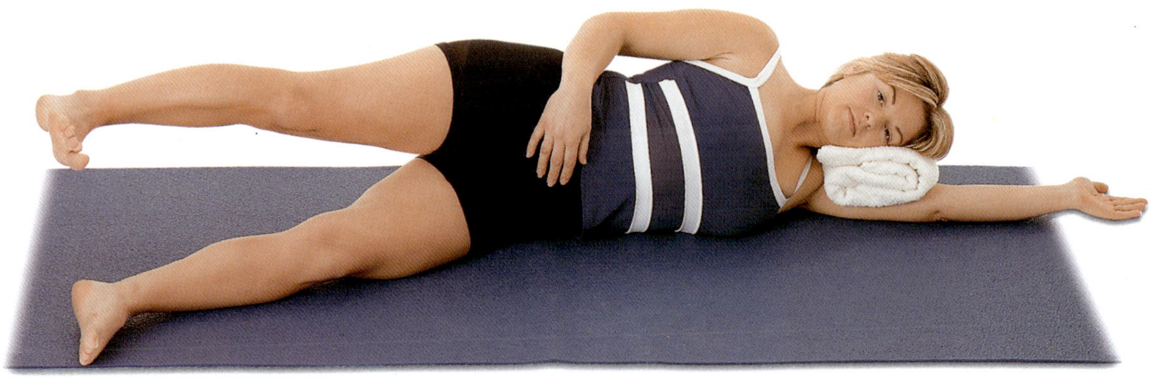

Ziel: *Zentrum stärken und stabilisieren, Hüften und Bauch trainieren*

Gut für: *Hüftbeugemuskeln, queren Bauchmuskel und großen Gesäßmuskel*

4 Einatmen, Beckenboden und queren Bauchmuskel anspannen. Den Fuß angewinkelt halten, die Ferse durchstrecken. Das Bein bis zum 90°-Winkel nach vorn führen, wobei das Becken in Neutralposition bleibt. Wenn Sie am Anfang keine 90° erreichen, gehen Sie so weit, wie Sie können, ohne die Form zu verlieren, und steigern Sie sich allmählich.

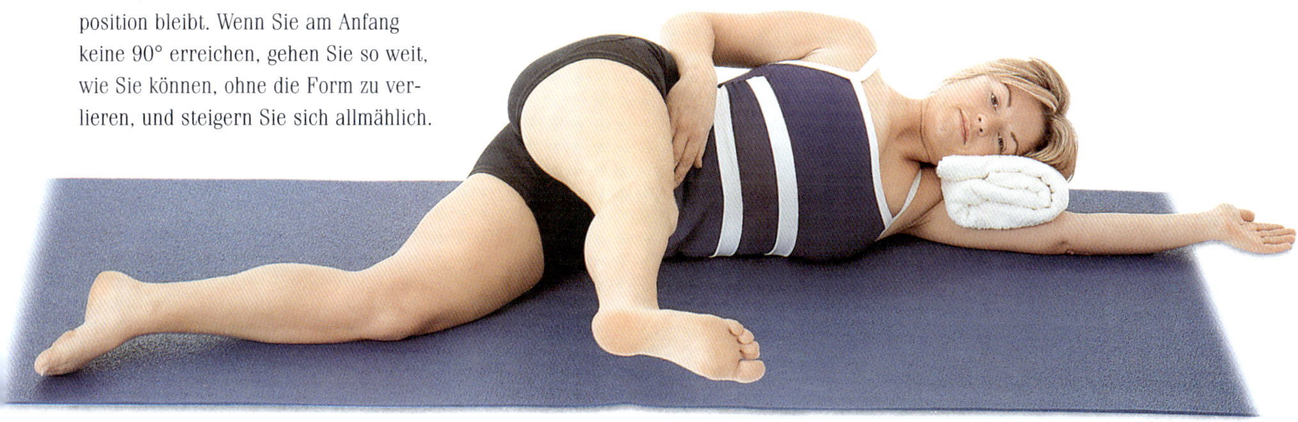

5 Ausatmen, den Fuß strecken und das Bein in die Startposition zurücknehmen; dabei das Becken in Neutralposition und das Bein auf Hüfthöhe halten. Wiederholen Sie die Bewegung fünfmal mit diesem Bein, drehen Sie sich dann um, und führen Sie sie mit dem anderen Bein aus. Steigern Sie sich langsam auf maximal zehn Wiederholungen pro Bein.

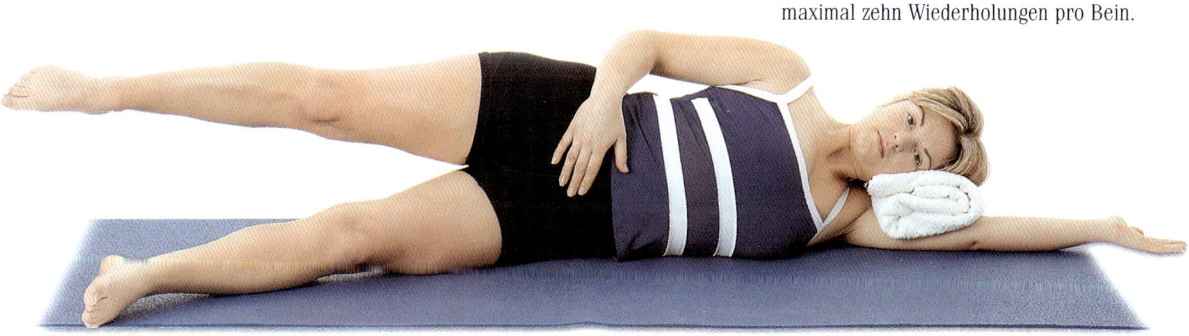

Beinseithebung 2

Wie bei der vorigen Übung muss das Zentrum auch hier sehr stark sein, damit der Körper nicht wegrollt oder kippt. Sie sollten also auch hier während der ganzen Übung an Ihr Zentrum denken.

Ziel: *Zentrum stärken und stabilisieren; Hüften, Bauch, Kniesehnen und Waden trainieren*

Gut für: *Gesäß- und Oberschenkelabduktoren, queren Bauchmuskel*

1 Legen Sie sich auf die Seite, die Hüften übereinander, die Beine ausgestreckt. Den unteren Arm mit der Handfläche nach oben ausstrecken, sodass Sie von den Fingerspitzen bis zu den Zehen eine gerade Linie bilden.

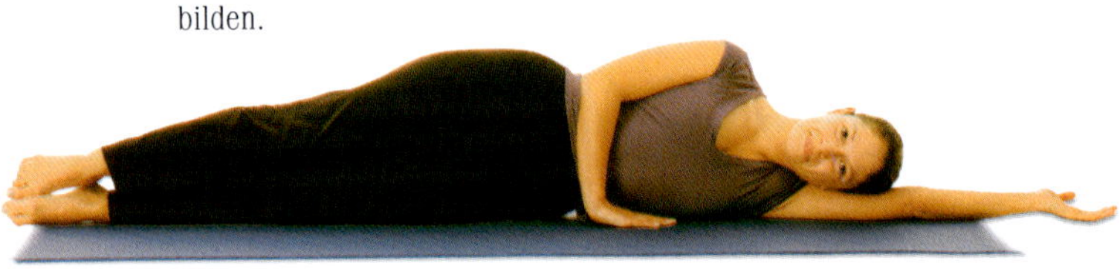

2 Die Beine leicht nach vorn abwinkeln, ohne die Haltung der Wirbelsäule zu verändern, die vom Kopf bis zum Steißbein gerade bleiben soll.

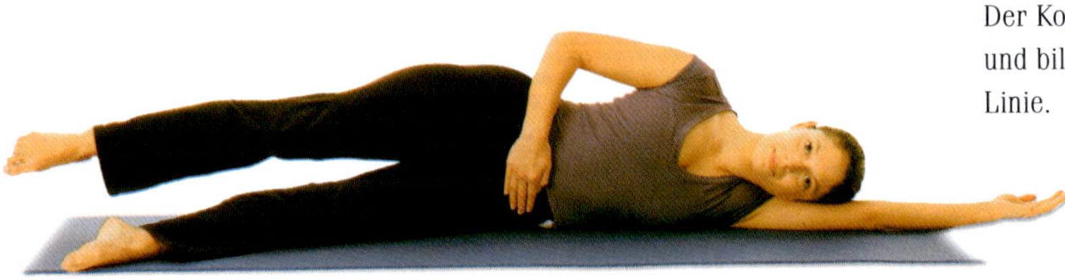

3 Aus dieser Haltung das obere Bein bis auf Hüfthöhe anheben und so weit zurücknehmen, dass es eine Linie mit der Hüfte bildet. Den Fuß strecken. Achten Sie darauf, dass das Knie nach vorn zeigt und sich nicht zum Boden dreht. Den oberen Arm beugen und die Hand auf den Bauch legen, um Feedback zu erhalten. Die obere Schulter entspannt und richtig ausgerichtet, den Schultergürtel in Neutralposition halten. Der Kopf liegt auf dem unteren Arm und bildet mit der Wirbelsäule eine Linie.

4 Einatmen, Beckenboden und queren Bauchmuskel anspannen. Den Fuß durchstrecken und das Bein langsam aus der Hüfte bis auf maximal 25° anheben. Das Bein bis in die Zehenspitzen dehnen.

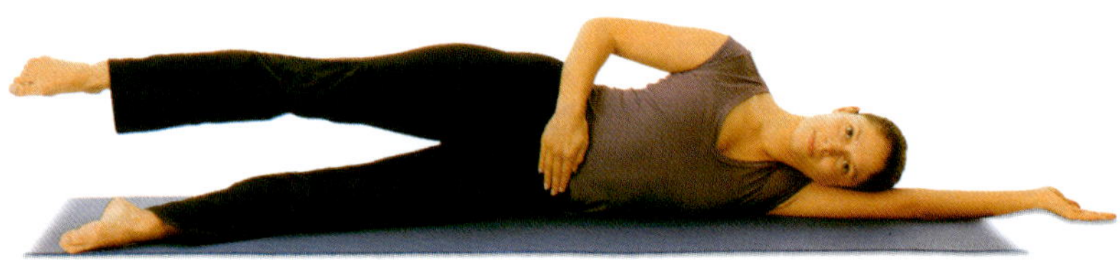

5 Ausatmen und am oberen Ende der Bewegung den Fuß anwinkeln und das Bein wieder in die Ausgangsposition senken; dabei die Ferse durchdrücken.

6 Die Übung fünfmal als fließende Bewegung wiederholen – keine Pausen an ihrem oberen oder unteren Ende einlegen –, dann umdrehen und mit dem anderen Bein ausführen. Allmählich bis auf maximal zehn Wiederholungen steigern.

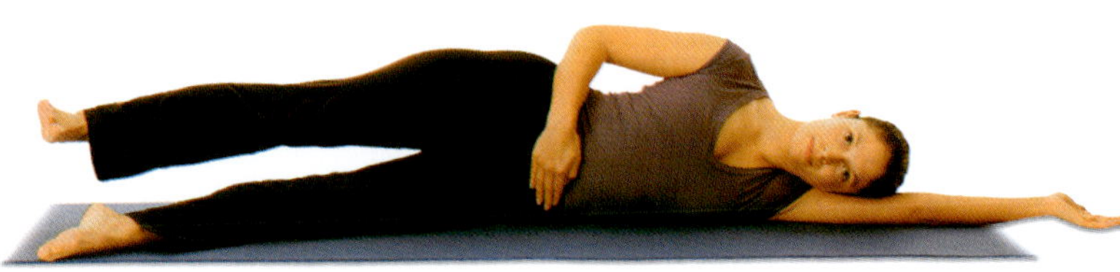

Beinkreisen

Diese Übung ist ideal als Abschluss der Beinübungsserie. Voraussetzung ist, wie schon bei den vorigen Übungen, ein sehr starkes Zentrum, um ein Wegrollen oder -kippen des Körpers zu vermeiden. Achten Sie darauf, die Kreise aus der Hüfte auszuführen, statt nur mit den Füßen oder Zehen zu wackeln.

1 Legen Sie sich auf die Seite, die Hüften übereinander, die Beine zusammen ausgestreckt. Strecken Sie den unteren Arm mit der Handfläche nach oben aus, sodass Sie von den Fingern bis zu den Zehen eine gerade Linie bilden.

2 Jetzt die Beine leicht nach vorn abwinkeln, ohne die Haltung der Wirbelsäule zu verändern, die vom Kopf bis zum Steißbein gerade bleiben soll.

3 Aus dieser Haltung das obere Bein bis auf Hüfthöhe anheben und so weit zurücknehmen, dass es eine Linie mit der Hüfte bildet. Den Fuß strecken. Achten Sie darauf, dass das Knie nach vorn zeigt und sich nicht zum Boden dreht. Den oberen Arm beugen und die Hand auf den Bauch legen, um Feedback zu erhalten. Die obere Schulter entspannt und richtig ausgerichtet, den Schultergürtel in Neutralposition halten. Der Kopf liegt auf dem unteren Arm und bildet mit der Wirbelsäule eine Linie.

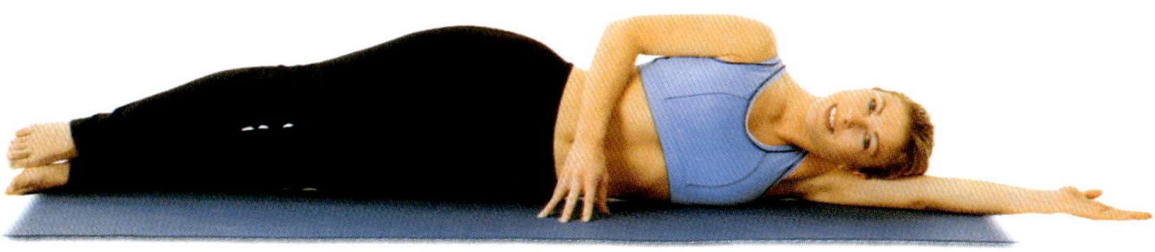

4 Tief und weit einatmen, dabei den Beckenboden und den queren Bauchmuskel anspannen.

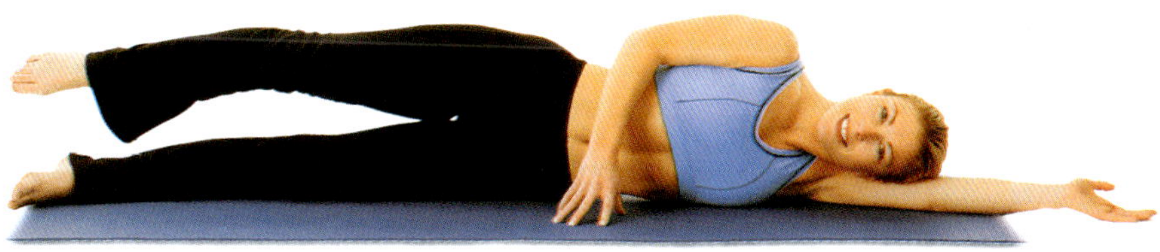

5 Ausatmen und mit dem Bein kleine Kreise beschreiben – fünf nach vorn und fünf nach hinten. Stellen Sie sich vor, dass Ihr Bein in einem kleinen Zylinder steckt und Sie es an der inneren Zylinderwand entlangführen. Fünfmal wiederholen, umdrehen und mit dem anderen Bein weitermachen. Später bis auf zehnmal steigern.

Ziel: *Hüften, Gesäß und Oberschenkel trainieren, Hüfte mobilisieren*

Gut für: *queren Bauchmuskel und Beweglichkeit der Hüfte*

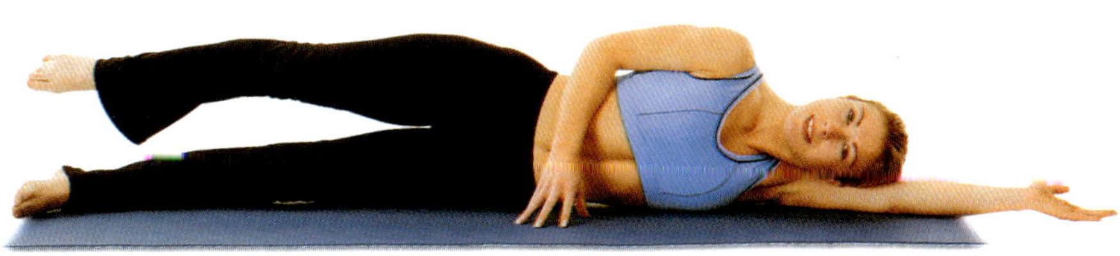

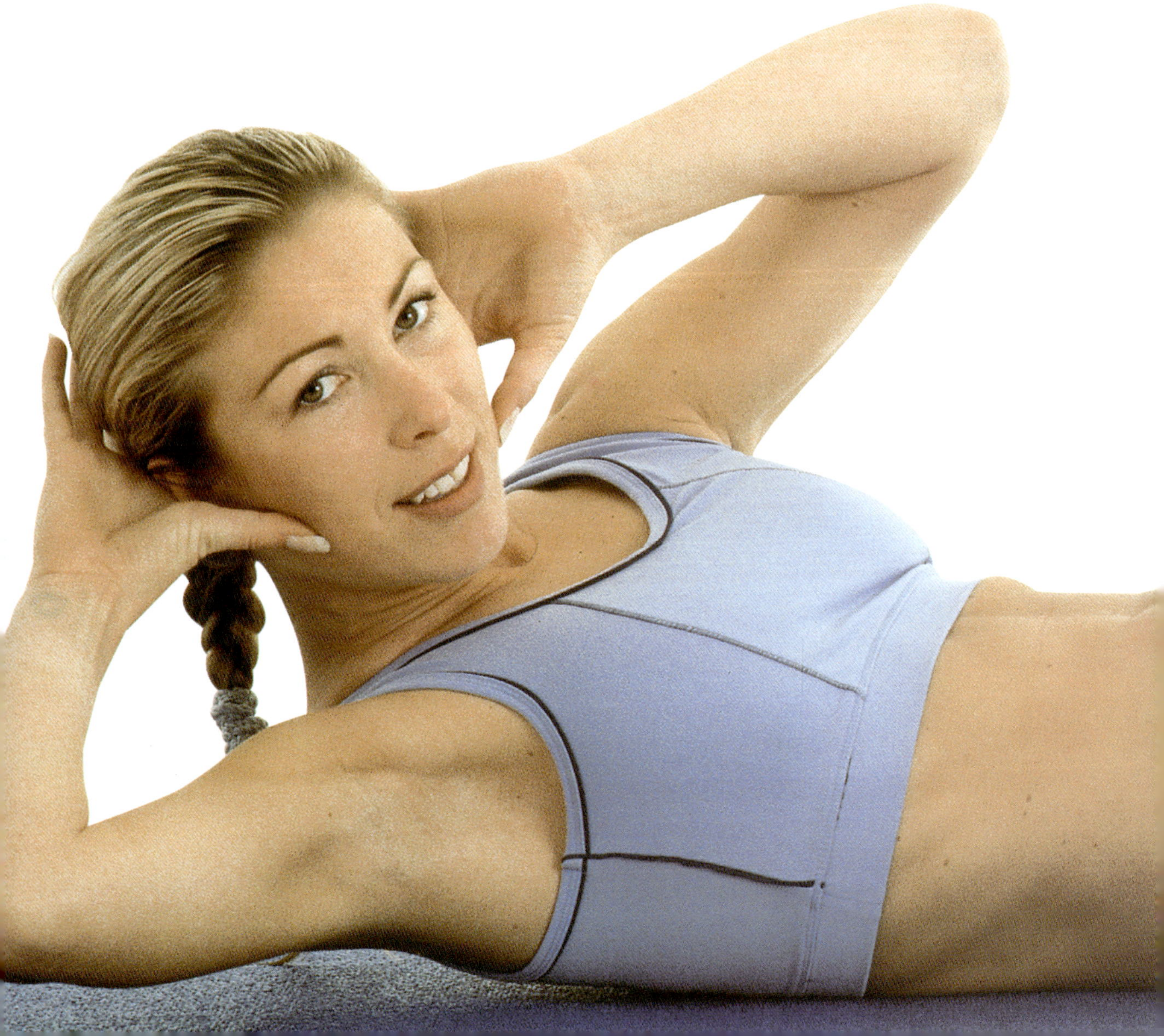

8 Fortgeschrittene Übungen

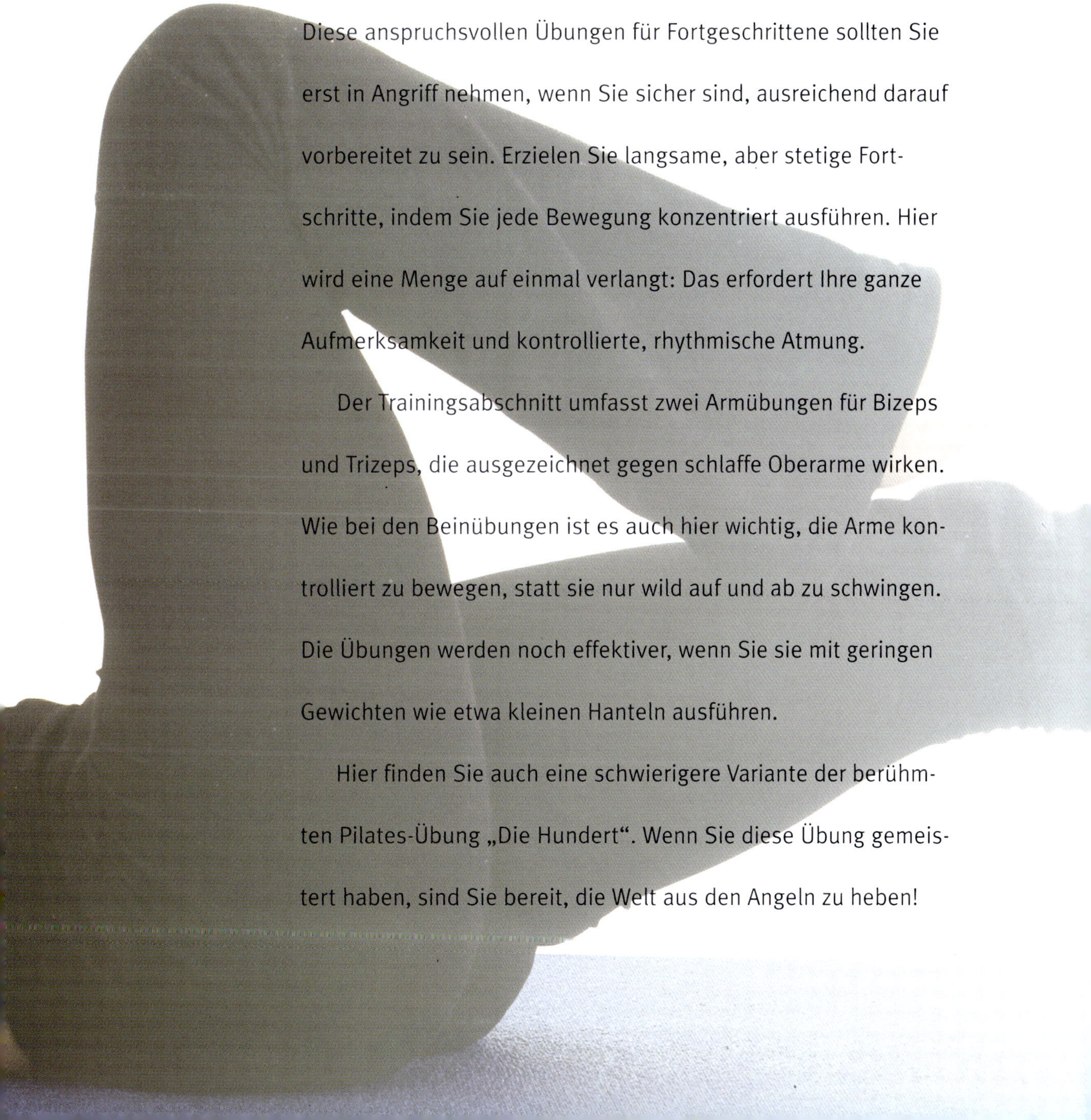

Diese anspruchsvollen Übungen für Fortgeschrittene sollten Sie erst in Angriff nehmen, wenn Sie sicher sind, ausreichend darauf vorbereitet zu sein. Erzielen Sie langsame, aber stetige Fortschritte, indem Sie jede Bewegung konzentriert ausführen. Hier wird eine Menge auf einmal verlangt: Das erfordert Ihre ganze Aufmerksamkeit und kontrollierte, rhythmische Atmung.

Der Trainingsabschnitt umfasst zwei Armübungen für Bizeps und Trizeps, die ausgezeichnet gegen schlaffe Oberarme wirken. Wie bei den Beinübungen ist es auch hier wichtig, die Arme kontrolliert zu bewegen, statt sie nur wild auf und ab zu schwingen. Die Übungen werden noch effektiver, wenn Sie sie mit geringen Gewichten wie etwa kleinen Hanteln ausführen.

Hier finden Sie auch eine schwierigere Variante der berühmten Pilates-Übung „Die Hundert". Wenn Sie diese Übung gemeistert haben, sind Sie bereit, die Welt aus den Angeln zu heben!

Radfahren in Seitenlage

Die halb aufgerichtete Seitenlage stellt eine Steigerung gegenüber den Beinübungen der früheren Abschnitte dar. In dieser Haltung müssen Sie besonders darauf achten, die Rippen nicht zum Boden durchsacken zu lassen. Halten Sie die Verbindung der Rippen zum Kraftzentrum, sodass Ihr Körper vom Becken bis zu den Schultern eine kraftvolle Einheit bildet.

1 Legen Sie sich auf die Seite, die Hüften genau übereinander und die Beine zusammen ausgestreckt. Strecken Sie den unteren Arm mit der Handfläche nach oben aus, sodass Sie von den Fingerspitzen bis zu den Zehen eine gerade Linie bilden. Halten Sie den Kopf in einer Linie mit der Wirbelsäule, das Kinn nach vorn gerichtet.

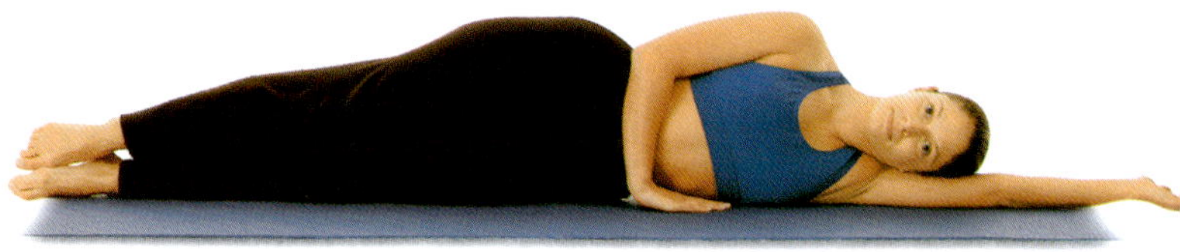

2 Einatmen, dabei die Hand des oberen Arms flach auf den Boden legen, um die Aufrichtbewegung zu unterstützen.

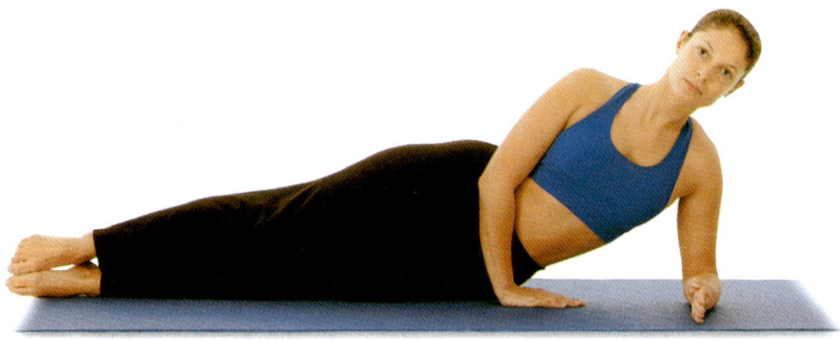

3 Ausatmen und den unteren Arm so zum Körper anziehen, dass sich der Ellenbogen genau unter der Schulter befindet, während der Unterarm seitlich auf dem Boden aufliegt; die Finger weisen rechtwinklig vom Körper weg. Die obere Schulter in Neutralposition halten, der obere Arm bleibt mit der Hand (bei zunehmender Kraft nur mit den Fingerspitzen) auf dem Boden abgestützt.

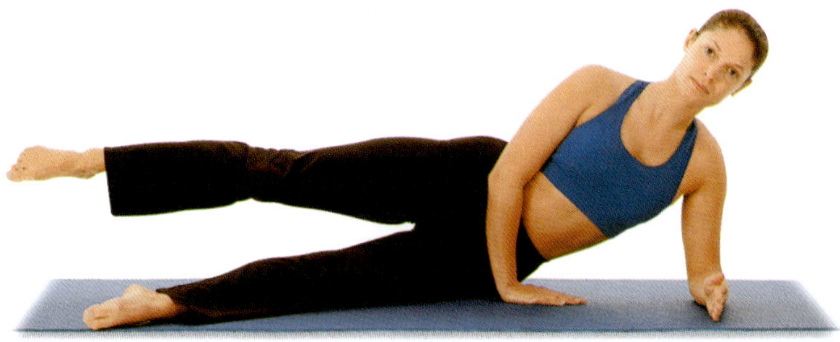

4 Jetzt die Beine leicht nach vorn abwinkeln, ohne die Haltung der Wirbelsäule zu verändern, die vom Kopf bis zum Steißbein gerade bleiben soll.

5 Aus dieser Haltung das obere Bein bis auf Hüfthöhe anheben und so weit zurücknehmen, dass es eine Linie mit der Hüfte bildet. Den Fuß strecken. Achten Sie darauf, dass das Knie nach vorn zeigt und sich nicht zum Boden dreht.

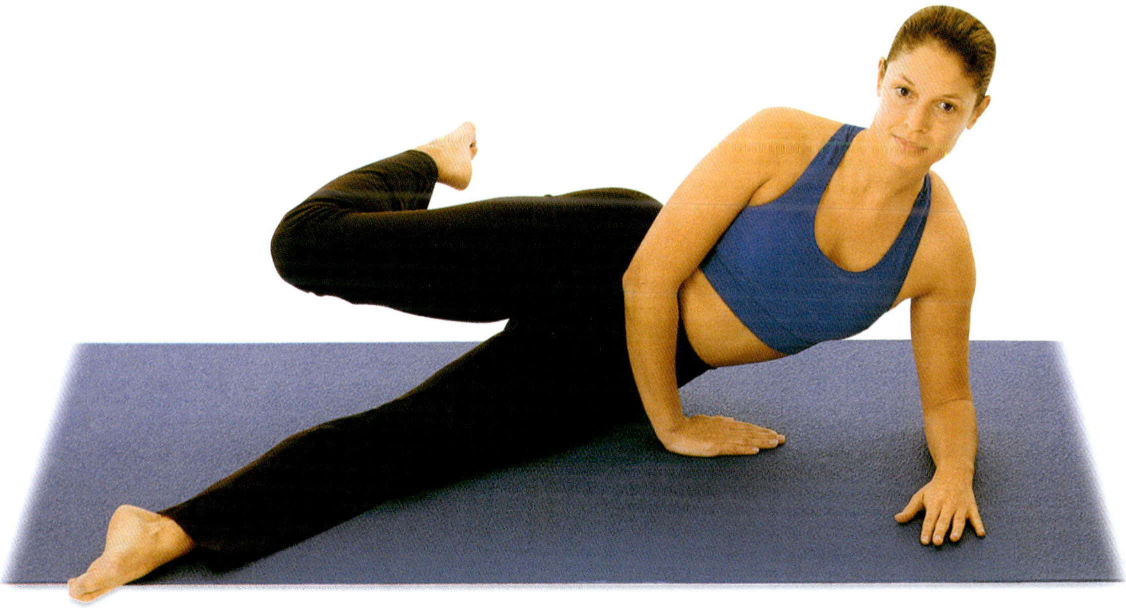

6 Einatmen und das auf Hüfthöhe gehaltene obere Bein zuerst im Knie nach hinten abknicken – Ferse zum Gesäß –, dann nach vorne führen, wobei das Knie im 90°-Winkel gebeugt bleibt.

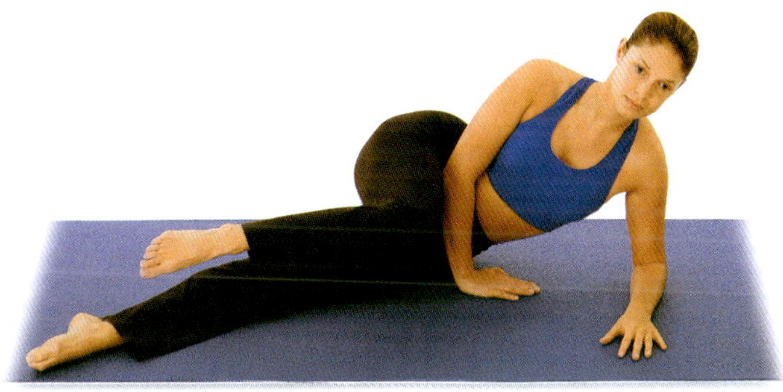

Ziel: *Hüften kräftigen und mobilisieren, Gesäßmuskeln und Kniesehnen trainieren*

Gut für: *Hüften, großen Gesäßmuskel und Kniesehnen*

7 Die Übung fünfmal als fließende Bewegung ohne Pausen wiederholen. Dabei die Verbindung zum Zentrum halten, damit der Körper unter dem Gewicht des gestreckten Beins nicht vorwärts kippt.

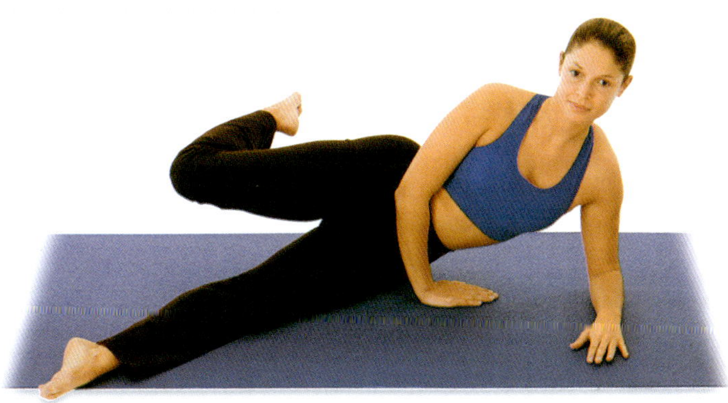

8 Umdrehen und die Bewegung fünfmal mit dem anderen Bein wiederholen. Allmählich auf maximal zehn Wiederholungen pro Bein steigern.

Beinseithebung 3

Ziel: *Inneren und äußeren Oberschenkel dehnen und kräftigen*

Gut für: *Bauch, inneren und äußeren Oberschenkel*

Achten Sie darauf, bei dieser Übung das Bein nicht einfach nur zu heben und zu senken, sondern die Arbeit des inneren Oberschenkelmuskels vom Knie bis zum Schambein und den Widerstand, den er gegen die Schwerkraft leistet, wirklich zu spüren. Wie bei der vorigen Übung dürfen auch hier die Rippen nicht nach unten durchsacken – Sie sollten die Verbindung der Rippen zum Kraftzentrum halten.

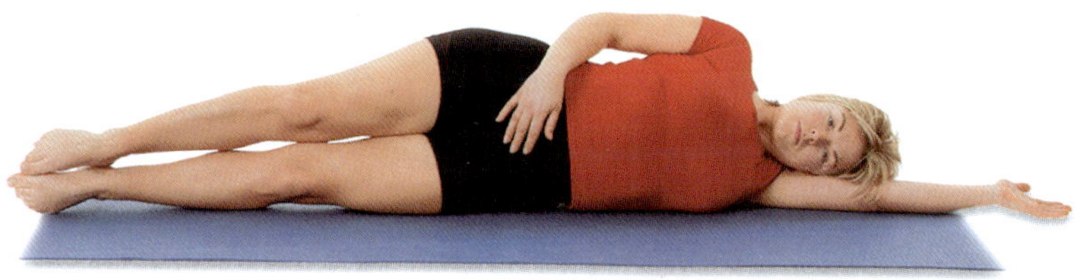

1 Legen Sie sich auf die Seite, die Hüften übereinander, die Beine ausgestreckt. Den unteren Arm mit der Handfläche nach oben ausstrecken, sodass Sie von den Fingerspitzen bis zu den Zehen eine gerade Linie bilden. Den Kopf in einer Linie mit der Wirbelsäule halten, das Kinn nach vorn gerichtet.

2 Einatmen, dabei die Hand des oberen Arms flach auf den Boden legen, um die Aufrichtbewegung zu unterstützen.

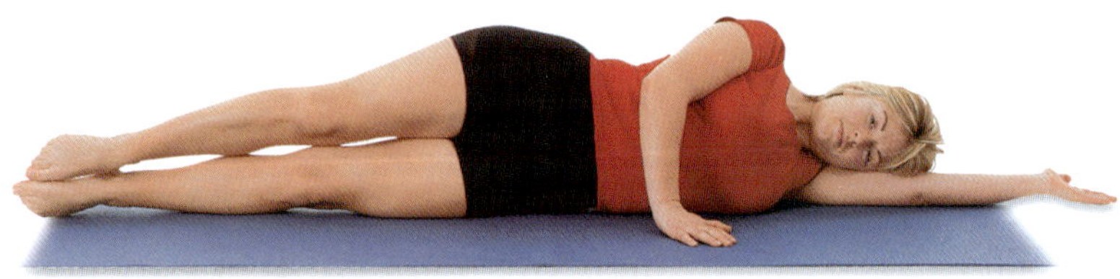

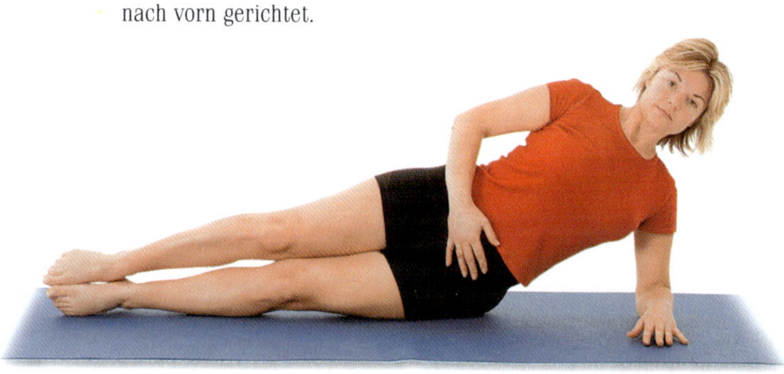

3 Ausatmen und den unteren Arm so zum Körper anziehen, dass sich der Ellenbogen genau unter der Schulter befindet und der Unterarm flach auf dem Boden aufliegt, die Finger vom Körper wegweisend. Die obere Schulter bleibt in Neutralposition. Die Hand des oberen Arms auf den Nabel legen, um Feedback zu erhalten.

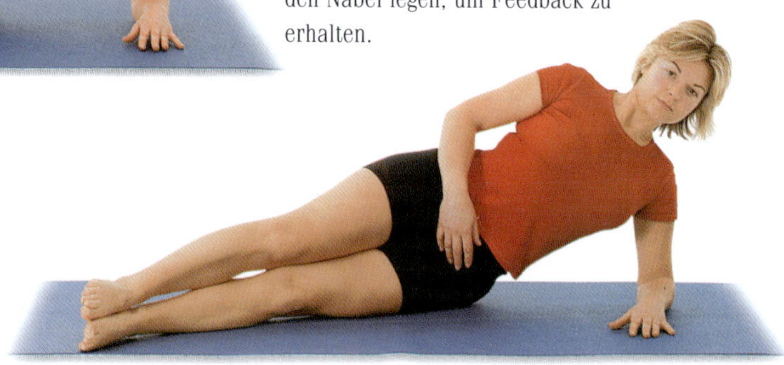

4 Die Beine leicht nach vorn abwinkeln, ohne die Haltung der Wirbelsäule zu verändern, die vom Kopf bis zum Steißbein gerade bleiben soll.

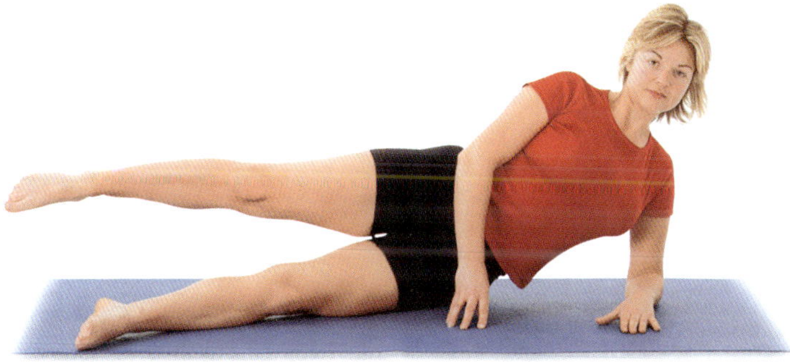

5 Das obere Bein bis auf Hüfthöhe anheben und so zurücknehmen, dass es eine Linie mit der Hüfte bildet. Dann das obere Knie im 90°-Winkel beugen und den Fuß vor dem unteren Bein auf den Boden stellen.

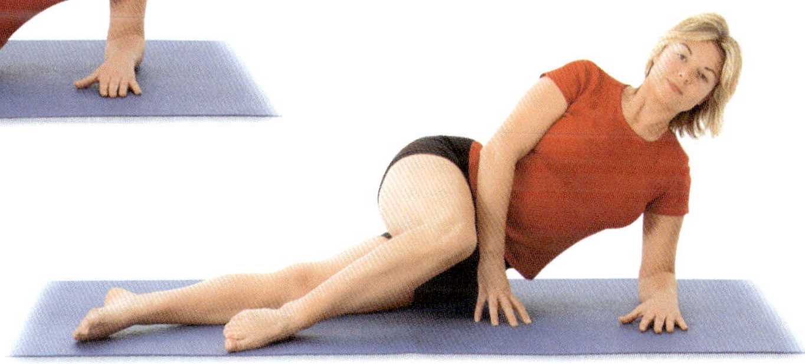

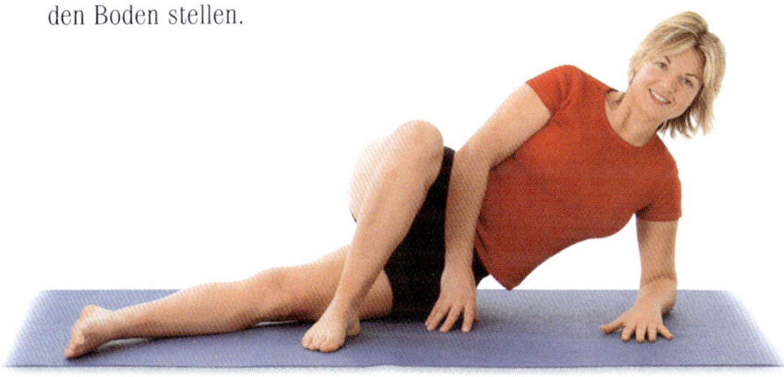

6 Einatmen und das untere Bein anheben. Das Bein bleibt gestreckt, ohne das Knie durchzudrücken.

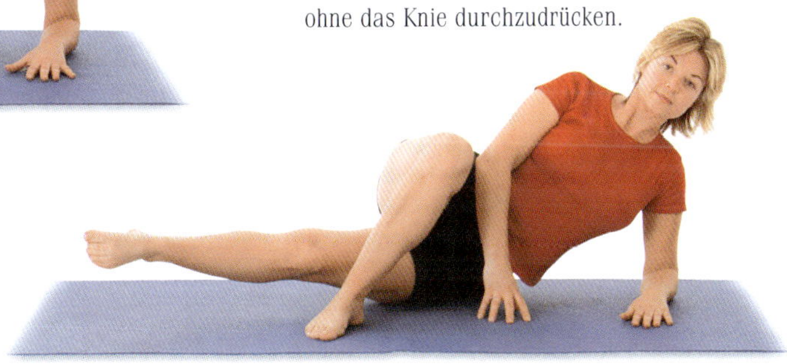

7 Ausatmen und das Bein wieder senken, ohne dabei den Boden zu berühren.

8 Die Bewegung fünfmal wiederholen, ohne zwischendurch den Boden zu berühren.

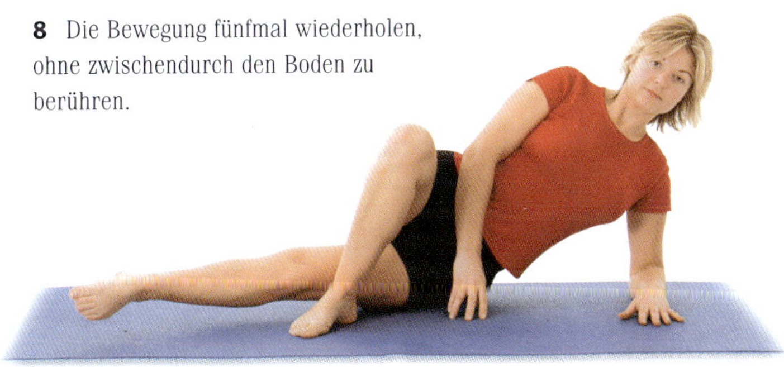

9 Umdrehen und die Bewegung fünfmal mit dem anderen Bein wiederholen. Wiederholungen allmählich bis auf maximal zehn pro Seite steigern.

Bizepsübung

Diese Übung strafft die Vorderseiten der Oberarme. Stellen Sie sich vor, dass Sie den Unterarm aus einem Scharnier am Ellenbogen heben. Für diese und die nächste Übung brauchen Sie entweder kleine Hanteln oder zwei ähnlich schwere handliche Konservendosen.

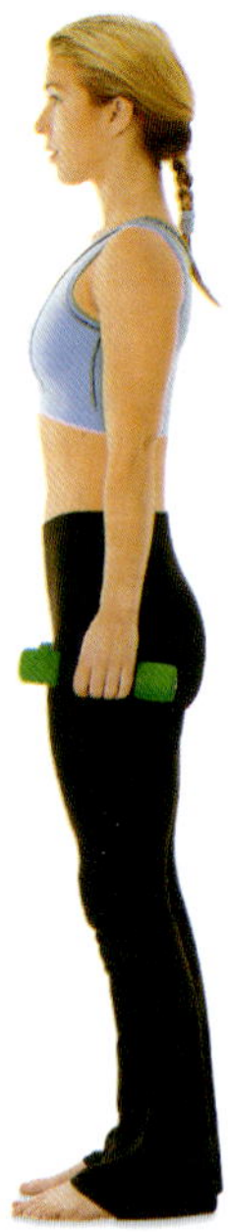

1 Stehen Sie aufrecht, die Knie nicht durchgedrückt, Füße hüftbreit auseinander. Arme locker hängen lassen, die Handflächen nach innen gedreht. Schultern in Neutralposition entspannen und darauf achten, auch sonst keinerlei Anspannung im Körper zu spüren.

Ziel: *Muskel an der Vorderseite des Oberarms trainieren, der die Beugung des Unterarms bewirkt*

Gut für: *Bizeps*

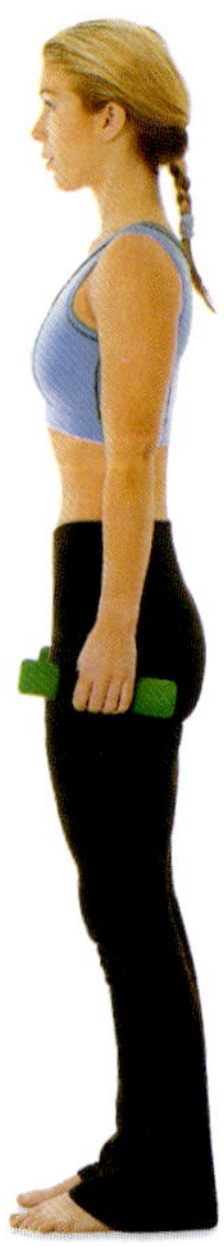

2 Einatmen, dann ausatmen und Verbindung zum Zentrum herstellen: Beckenboden sanft hochziehen, Nabel zur Wirbelsäule ziehen.

3 Einatmen und die Schultern zu den Ohren hochziehen, dann ausatmen und die Schulterblätter in Neutralposition sinken lassen.

4 Einatmen.

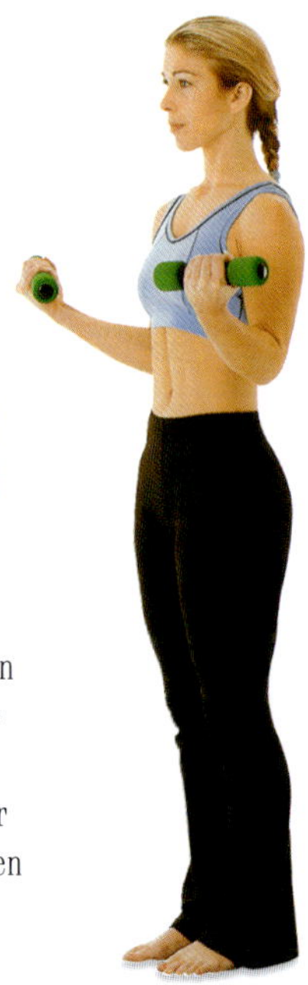

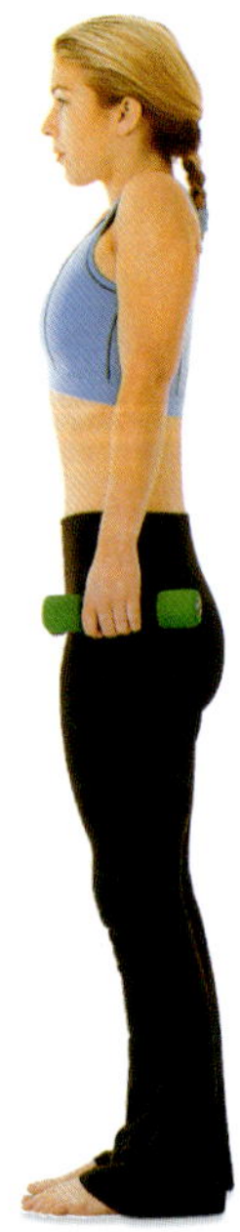

5 Ausatmen, Unterarme im Ellenbogen anwinkeln und nach oben ziehen. Arme dabei so drehen, dass die Handflächen nach oben weisen. Am oberen Ende der Bewegung befinden sich die Handflächen knapp unterhalb des Kinns vor den Schultern.

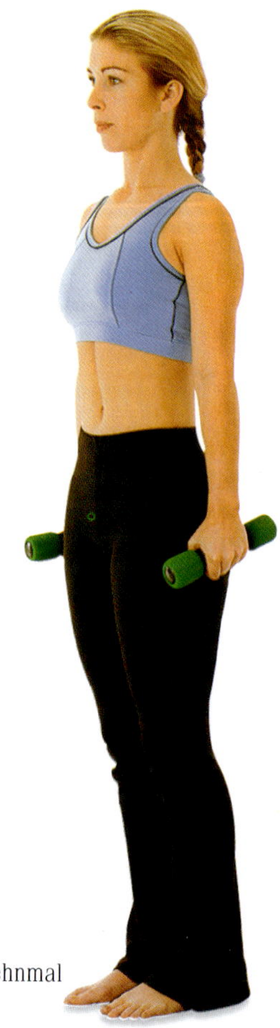

6 Einatmen, die Arme wieder senken und dabei so drehen, dass die Handflächen nach innen zum Körper weisen.

7 Die Übung insgesamt zehnmal wiederholen.

Trizepsübung

Diese Übung trainiert den Trizeps an der Rückseite des Oberarms, der gerade bei Frauen zum Erschlaffen neigt. Achten Sie unbedingt darauf, bei der Vorwärtsbeugung die Verbindung zum Zentrum zu halten, um die Wirbelsäule vor Überlastung zu schützen.

Ziel: *Muskel an der Rückseite des Oberarms trainieren, der das Strecken des Unterarms bewirkt*

Gut für: *Trizeps*

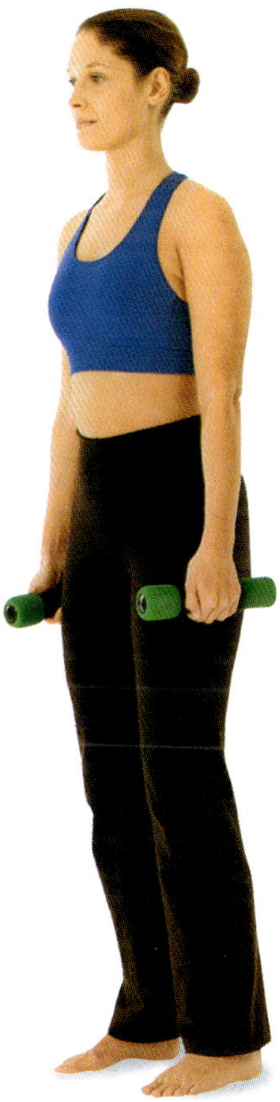

1 Stehen Sie aufrecht, die Knie nicht durchgedrückt, Füße hüftbreit auseinander. Arme locker hängen lassen, die Handflächen nach innen gedreht. Schultern in Neutralposition entspannen und darauf achten, dass Sie auch sonst keinerlei Anspannung im Körper spüren.

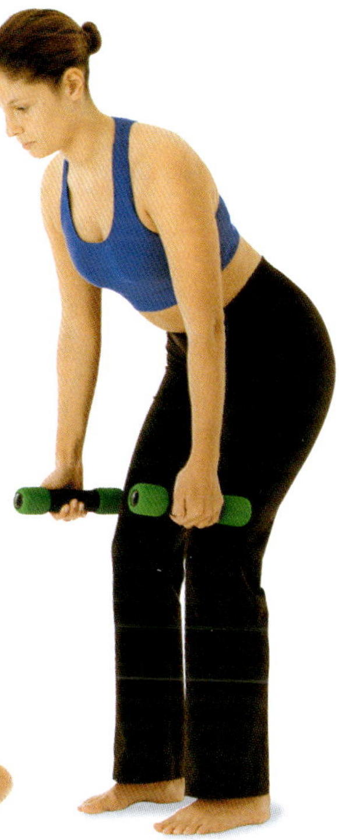

2 Einatmen, dann ausatmen und Verbindung zum Zentrum herstellen: Beckenboden sanft hochziehen, Nabel zur Wirbelsäule ziehen.

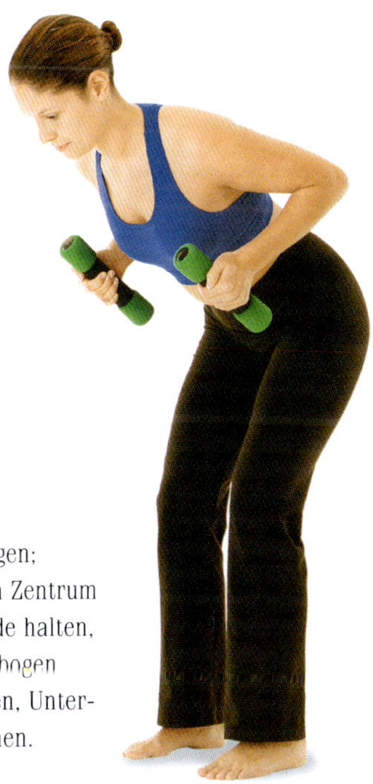

3 Aus der Hüfte vorbeugen; dabei die Verbindung zum Zentrum halten. Wirbelsäule gerade halten, Knie leicht beugen. Ellenbogen beugen und zurücknehmen, Unterarme hochziehen. Einatmen.

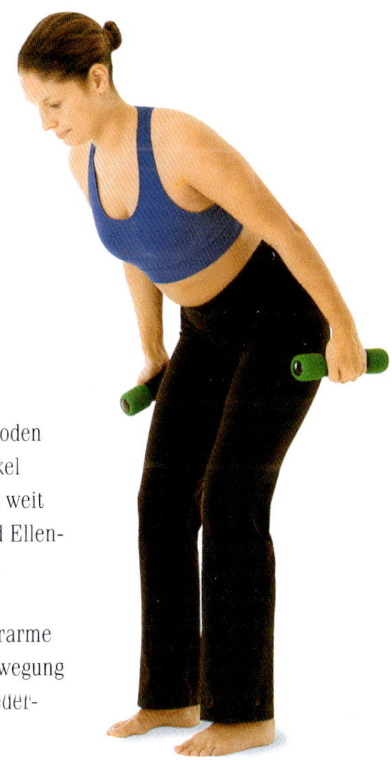

4 Ausatmen, Beckenboden und queren Bauchmuskel anspannen. Unterarme weit nach hinten führen und Ellenbogen wieder strecken.

5 Einatmen und Unterarme wieder beugen. Die Bewegung insgesamt zehnmal wiederholen.

Die Hundert für Fortgeschrittene

Dies ist gewissermaßen die „Krönung“ des Pilates-Programms, auf die Sie sich mit allen bisherigen Übungen vorbereitet haben. Unerlässliche Voraussetzung ist eine hundertprozentige Kernstabilität, d. h. die ganze Kraft, die Sie sich durch frühere Übungen, wie etwa die Bauchübungen 1 und 2, die Unterbauchübungen 1 und 2, die Beckenkippübungen 1 und 2 oder die Hüftbeugungen, erworben haben. Bei der Übung muss das Becken neutral und der Schultergürtel stabil bleiben; der Rücken darf weder auf den Boden gepresst noch hochgewölbt werden.

1 Liegen Sie auf dem Rücken, die Knie im 45°-Winkel gebeugt, Füße in einer Linie mit den Knien, Arme neben dem Körper, Handflächen nach unten.

2 Einatmen, den Rumpf lang machen und entspannen.

3 Ausatmen, Beckenboden hochziehen, Nabel zur Wirbelsäule ziehen.

4 Einatmen.

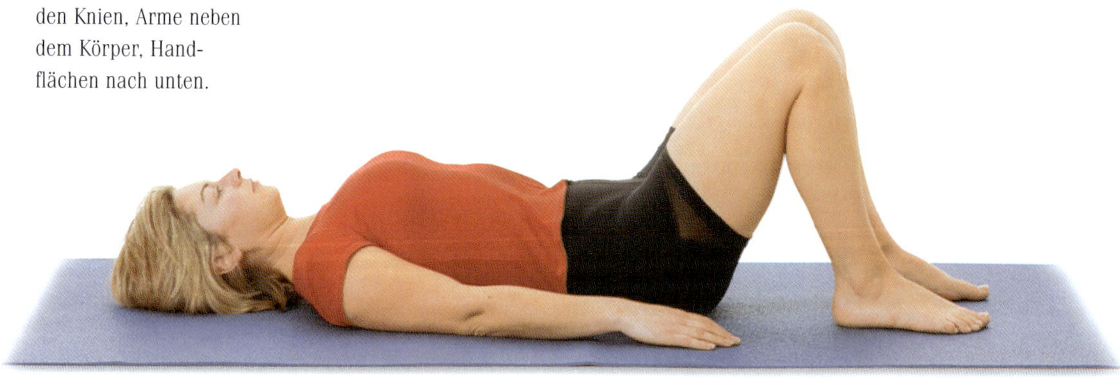

5 Ausatmen, Verbindung zum Zentrum halten, das rechte Bein heben, bis das Knie im 90°-Winkel gebeugt ist, dabei den Fuß strecken.

6 Einatmen, das Bein im 90°-Winkel halten.

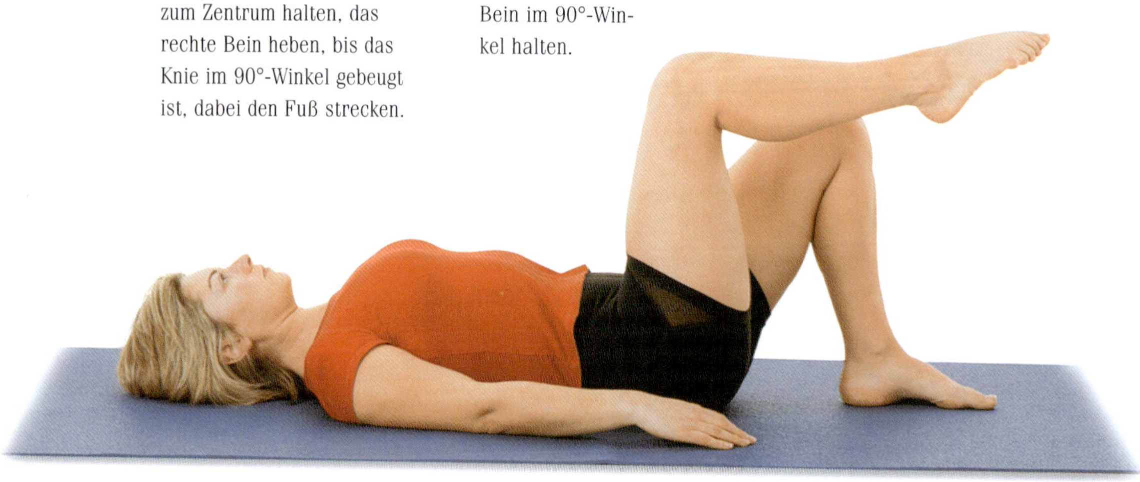

7 Ausatmen, die Verbindung zum Zentrum beibehalten und das linke Bein auf 90° Kniebeugung anheben, ebenfalls mit gestrecktem Fuß.

8 Einatmen.

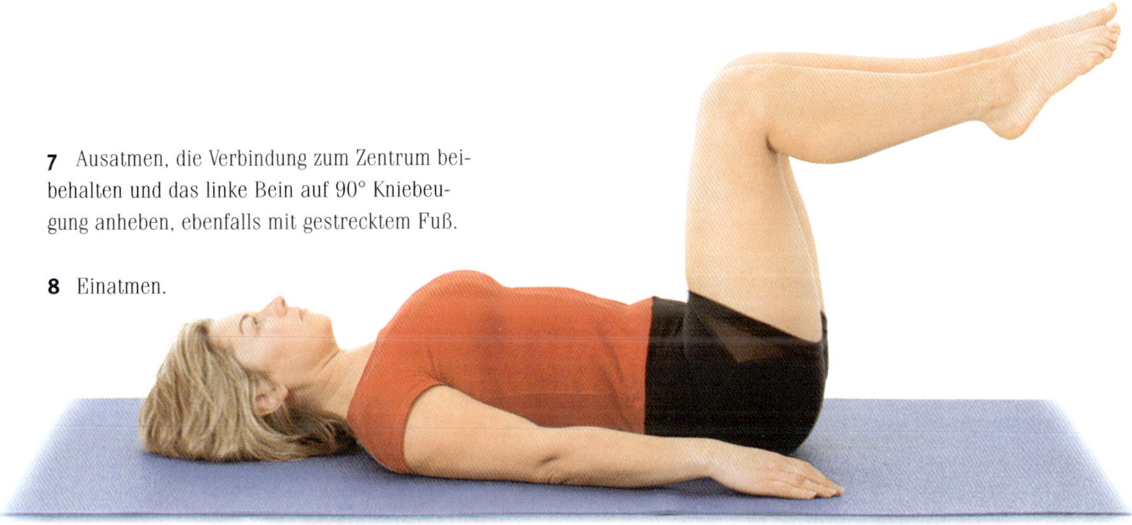

9 Ausatmen, Oberkörper nach vorn beugen, dabei die Arme auf Schulterhöhe anheben. Den Schultergürtel ohne Anspannung in Neutralposition halten. Jetzt sind Ober- und Unterkörper zum Zentrum gebeugt.

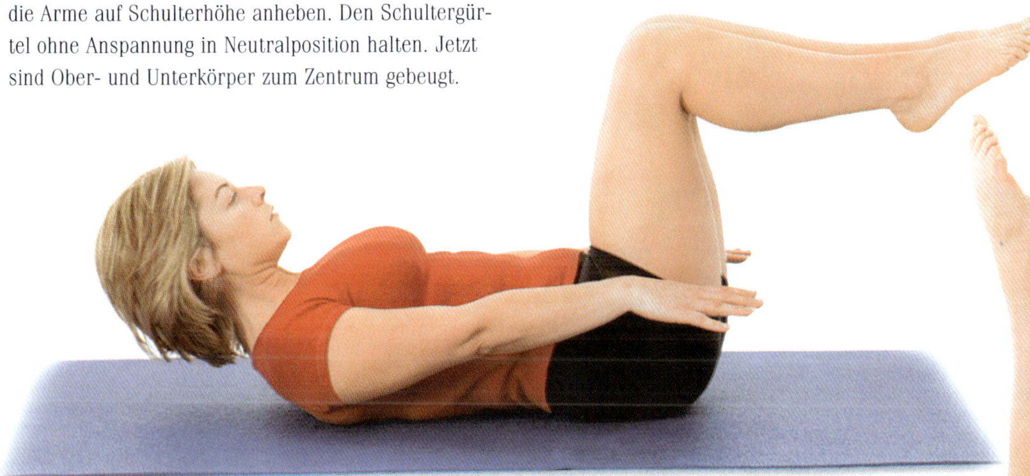

10 Die Beine senkrecht nach oben strecken. Einatmen und die Position halten, während Sie bis fünf zählen – den Oberkörper nicht zum Boden zurücksinken lassen. Ausatmen, noch mal bis fünf zählen, dabei die Verbindung mit dem Zentrum halten.

11 Die Position halten und weiteratmen, dabei jeweils auf fünf ein- und ausatmen. Ziel ist es, die Übung zehnmal zu wiederholen, ohne die Form zu verlieren – zehn Wiederholungen zu je zehn Atemzyklen ergeben die „Hundert".

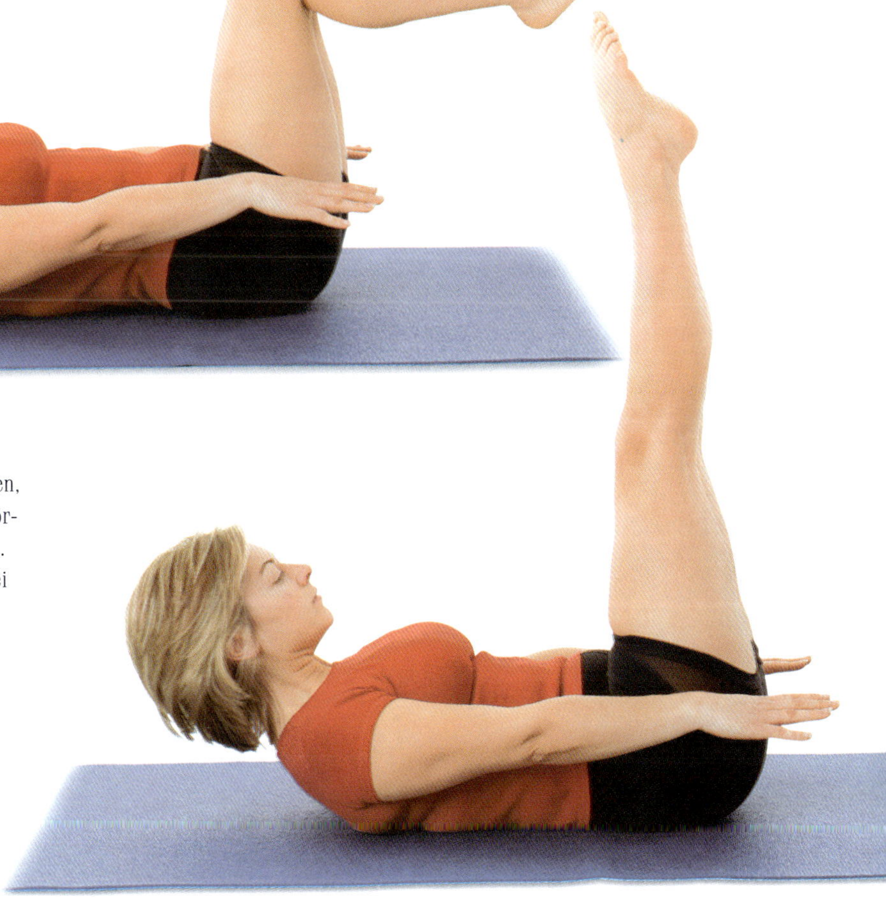

Rumpfbeugen

Auch bei dieser Übung muss das Becken in Neutralposition und der Schultergürtel stabil bleiben. Eine gute Kernstabilität ist ebenfalls unerlässlich, da Sie eine kontrollierte Rumpfdrehung unter Einsatz der schrägen Bauchmuskeln anstreben, bei der der Körper nicht unkontrolliert hin- und herschaukeln darf. Halten Sie die Ellenbogen während der Übung weit abgespreizt, und erliegen Sie nicht der Versuchung, sie nach innen zum Kopf zu ziehen.

1 Liegen Sie auf dem Rücken, Knie im 45°-Winkel gebeugt, Füße in einer Linie mit den Knien, Arme neben dem Körper, Handflächen nach unten.

2 Einatmen, den Rumpf lang machen und entspannen.

3 Ausatmen, Beckenboden hochziehen, Nabel zur Wirbelsäule ziehen.

4 Einatmen.

5 Ausatmen und ein Knie langsam anheben, als ob es von einer unsichtbaren Schnur nach oben gezogen würde. Bewegung anhalten, wenn das Knie über der Hüfte und im 90°-Winkel gebeugt ist.

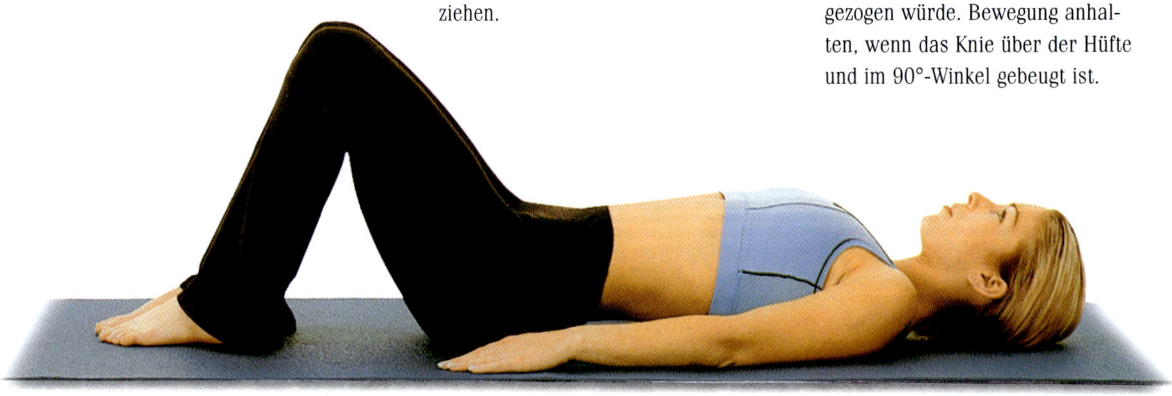

Ziel: *Becken stabilisieren, schräge Bauchmuskeln und Unterbauch kräftigen, Hüften mobilisieren*

Gut für: *queren und schrägen Bauchmuskel, Hüftstreck- und -beugemuskeln*

6 Einatmen, Kontraktion des queren Bauchmuskels bei 30 % halten, das Bein mit gestrecktem Fuß um 90° gebeugt halten.

7 Ausatmen, Verbindung zum Zentrum beibehalten und das andere Knie auf 90° Beugung anheben.

8 Einatmen.

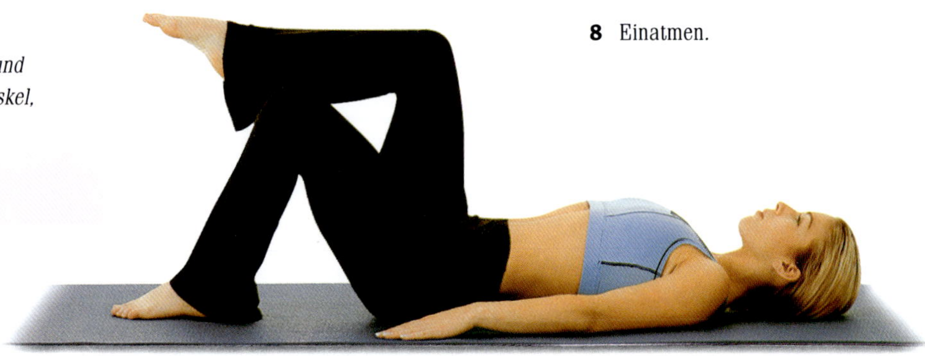

9 Ausatmen, Oberkörper nach vorn beugen, dabei die Arme auf Schulterhöhe heben. Der Schultergürtel bleibt neutral ohne Anspannung. Jetzt sind Ober- und Unterkörper zum Zentrum gebeugt.

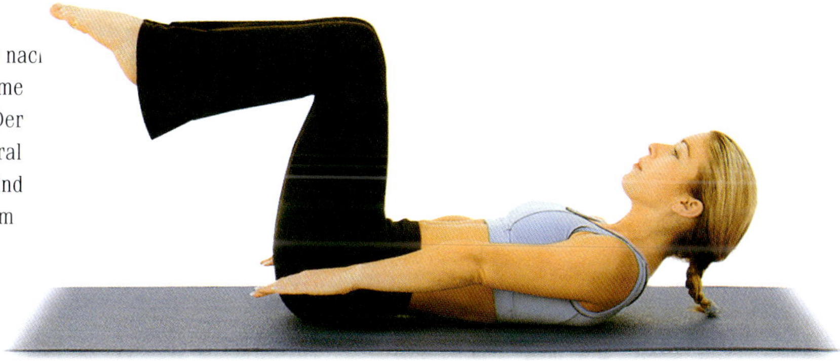

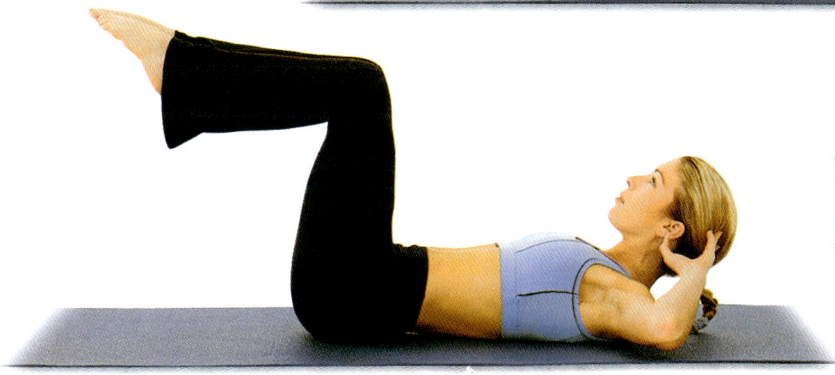

10 Die Hände an die Kopfseiten legen; darauf achten, dass die Ellenbogen weit abgespreizt bleiben. Zur Vorbereitung einatmen.

11 Ausatmen, das rechte Bein vom Zentrum wegstrecken und die Taille drehen, sodass sich die rechte Schulter dem linken Knie zuneigt.

12 Einatmen, Körper und Bein zum Zentrum zurückführen.

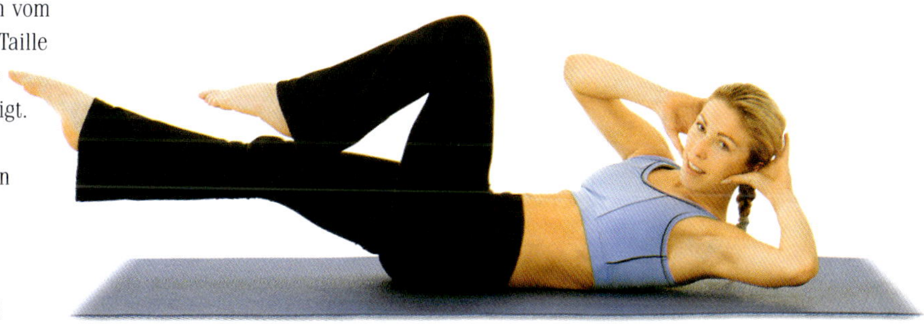

13 Ausatmen, das linke Bein vom Zentrum wegstrecken und die Taille so drehen, dass sich die linke Schulter zum rechten Knie neigt. Die Übung zuerst fünfmal, später bis zu zehnmal wiederholen.

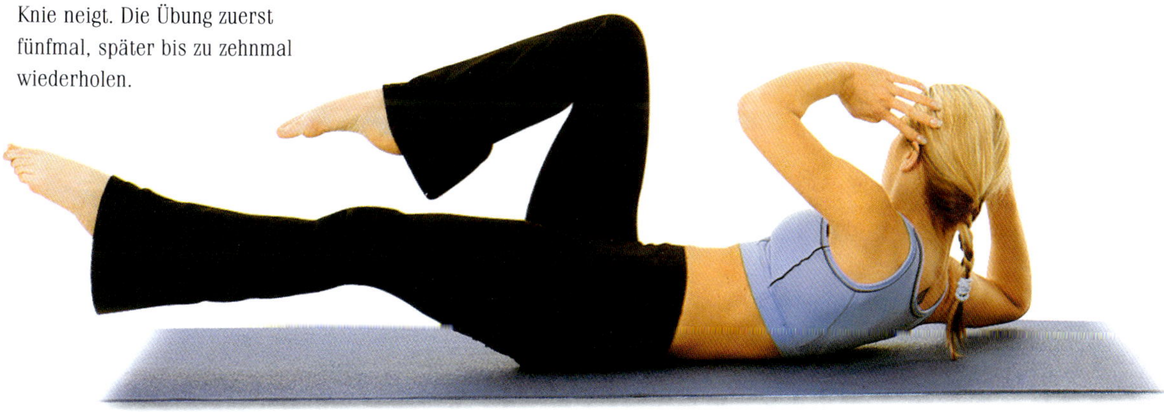

Register